AME 医学评论 2B013

降糖药临床试验及糖尿病热点问题专家评论

名誉主编　宁　光　林丽香

主　　编　陈　刚　温俊平

副 主 编　吴绮楠　田建卿　黄惠彬

中南大学出版社
www.csupress.com.cn
·长沙·

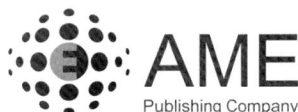

图书在版编目（CIP）数据

　　降糖药临床试验及糖尿病热点问题专家评论/陈刚，温俊平主编. —长沙：中南大学
出版社，2019.9
　　ISBN 978 - 7 - 5487 - 3557 - 1
　　Ⅰ.①降… Ⅱ.①陈… ②温… Ⅲ.①糖尿病—药物—药效试验 Ⅳ.①R977
　　中国版本图书馆CIP数据核字（2019）第032588号

AME 医学评论 2B013

降糖药临床试验及糖尿病热点问题专家评论

JIANGTANGYAO LINCHUANGSHIYAN JI TANGNIAOBING REDIANWENTI ZHUANJIAPINGLUN

名誉主编：宁光　林丽香
主编：陈刚　温俊平
副主编：吴绮楠　田建卿　黄惠彬

□丛书策划　郑　杰　汪道远

□项目编辑　陈海波　廖莉莉

□责任编辑　谢新元　张开平

□责任校对　石曼婷

□责任印制　易红卫　潘飘飘

□版式设计　王　李　林子钰

□出版发行　中南大学出版社

　　　　　　社址：长沙市麓山南路　　　　　邮编：410083

　　　　　　发行科电话：0731-88876770　　　传真：0731-88710482

□策 划 方　AME Publishing Company

　　　　　　地址：香港沙田石门京瑞广场一期，16 楼 C

　　　　　　网址：www.amegroups.com

□印　　装　天意有福科技股份有限公司

□开　　本　889×1194　1/16　□印张 15　□字数 505 千字　□插页

□版　　次　2019 年 9 月第 1 版　□2019 年 9 月第 1 次印刷

□书　　号　ISBN 978 - 7 - 5487 - 3557 - 1

□定　　价　120.00 元

编者风采

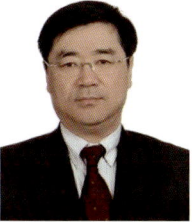

名誉主编： 宁光 主任医师 教授

中国工程院院士、上海交通大学附属瑞金医院副院长、上海市内分泌代谢病研究所所长、国家代谢性疾病临床医学研究中心主任

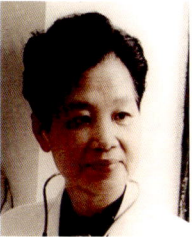

名誉主编： 林丽香 主任医师 二级教授

福建省立医院内分泌科

享受国务院特殊津贴。1985年美国明尼苏达大学医学院访问学者。至今发表学术论文160多篇。参加编写《中华内科学》《中华临床药物学》《临床内分泌学》等多部专著，获中华医学会科技奖两项及省厅科技进步奖15项。曾任《中华内分泌代谢杂志》《中国糖尿病杂志》《国外医学内分泌分册》等10多个杂志编委。曾任中华内分泌学会第一届至第五届委员，福建省内分泌学会主任委员，福建省糖尿病防治专家委员会主任委员，福建省内科学会副主任委员，福建省卫生组高级职称评委会主任委员，福建省医疗事故评定委员会主任委员，福建省干部保健委员会专家组副组长，福建省突发公共事件医疗救护组长，中国女医师协会理事，福建省社区卫生服务协会副会长，第七届省政协委员。

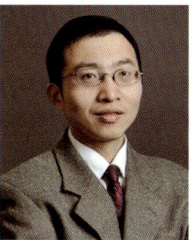

主编： 陈刚 主任医师 医学博士 哈佛大学Joslin糖尿病中心博士后 博士生导师

福建省立医院

国家有突出贡献中青年专家、国家百千万人才；国家卫生计生突出贡献中青年专家；中华医学会糖尿病学分会青年委员会副主任委员；中华医学会糖尿病学分会代谢性大血管病变学组副组长；美国糖尿病学会会员，美国内分泌学会会员，美国甲状腺学会会员，美国骨矿盐研究会会员，美国垂体学会会员。人民卫生出版社教材《内分泌内科学》和《临床诊断学英文版》编委；获中华医学科技奖三等奖1项；JCEM 和 Diabetes Care 审稿专家；《中华内分泌代谢杂志》《中华糖尿病杂志》编委。在SCI杂志发表论文40余篇，其中影响因子超过5分的有7篇，多篇论文在美国骨矿盐研究学会（ASBMR）年会、美国甲状腺学会（ATA）年会、美国内分泌学会科学年会口头发言或壁报交流。

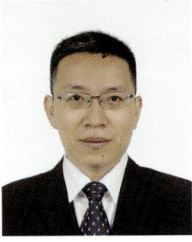

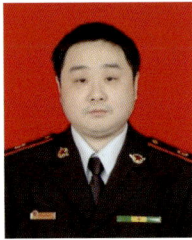

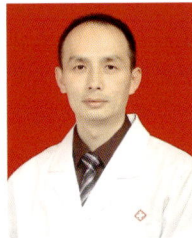

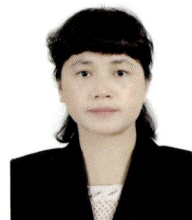

编者（以姓氏拼音为序）：

蔡梁椿
福建省立医院

陈刚
福建省立医院

陈寒
福建省立医院

陈鑫
福建省立医院

陈彦
福建省立医院

杜晓娟
福建省立医院

黄惠彬
福建省立医院

黄延玲
厦门大学附属中山医院

黄银琼
福建医科大学附属第二医院

黄莹莹
福建省立医院

江嘉林
福建省立医院

雷小添
第三军医大学（陆军军医大学）第一附属医院

冷蔚玲
第三军医大学（陆军军医大学）第一附属医院

李连涛
福建省立医院

李倩
福建省立医院

李小明
福建省立医院

梁继兴
福建省立医院

林帆
福建省立医院

林丽香
福建省立医院

林苗
福建省立医院

林纬
福建省立医院

林燕玲
福建省立医院

林媛敏
福建省立医院

茅雅倩
福建省立医院

宁光
上海交通大学医学院附属瑞金医院

潘金兴
福建省立医院

潘书遥
福建省立医院

邱榕哲
福建省立医院

田建卿
厦门弘爱医院

许桂平
福建省立医院

温俊平
福建省立医院

许丽贞
福建医科大学省立临床医学院

吴丽娟
福建省立医院

郑丘琳
福建医科大学省立临床医学院

吴绮楠
重庆大学附属肿瘤医院

郑炜平
福建省立医院

辛宁
福建省立医院

郑圆圆
福建省立医院

进展介绍（以姓氏拼音为序）：

蔡梁椿
福建省立医院

李连涛
福建省立医院

陈刚
福建省立医院

李倩
福建省立医院

陈寒
福建省立医院

李小明
福建省立医院

陈彦
福建省立医院

林苗
福建省立医院

杜晓娟
福建省立医院

林纬
福建省立医院

黄惠彬
福建省立医院

林燕玲
福建省立医院

黄延玲
厦门大学附属中山医院

林媛敏
福建省立医院

黄银琼
福建医科大学附属第二医院

茅雅倩
福建省立医院

江嘉林
福建省立医院

潘金兴
福建省立医院

潘书遥
福建省立医院

邱榕哲
福建省立医院

田建卿
厦门弘爱医院

温俊平
福建省立医院

吴丽娟
福建省立医院

吴绮楠
重庆大学附属肿瘤医院

辛宁
福建省立医院

许桂平
福建省立医院

许丽贞
福建医科大学省立临床医学院

郑丘琳
福建医科大学省立临床医学院

郑圆圆
福建省立医院

进展点评

Adriana Coppola
Diabetes and endocrine and metabolic diseases Unit and the Centre for Applied Clinical Research (Ce.R.C.A.) Clinical Institute "Beato Matteo" (Hospital Group San Donato), Vigevano, Italy

Amin Jayyous
Academic Health System, Hamad General Hospital, Doha, Qatar

Anastasios Tentolouris
Diabetes Center, First Department of Propaedeutic Internal Medicine, Medical School, National and Kapodistrian University of Athens, Laiko General Hospital, Athens, Greece

Andreas Sourlas
School of Medicine, University of Crete, Heraklion, Greece

Angelo Villano
Institute of Cardiology, Catholic University of the Sacred Heart, University Hospital Policlinic A. Gemelli Foundation, Rome, Italy

Anke H. Maitland-van der Zee
Department of Respiratory Medicine, Academic Medical Centre, University of Amsterdam, Amsterdam, The Netherlands

Anndres H. Olson
Department of Medical Education and Clinical Sciences, Elson S. Floyd College of Medicine, Washington State University, Spokane, WA, USA

Augusto Fusco
Physical Medicine and Neurorehabilitation Operative Unit, Salus Infirmorum Clinic, Rome, Italy

Brian Tomlinson
Research Center for Translational Medicine, Shanghai East Hospital Affiliated to Tongji University School of Medicine, Shanghai 200120, China; Department of Medicine & Therapeutics, Chinese University of Hong Kong, Shatin, Hong Kong, China

Bruno Rivas-Santiago
Medical Research Unit-Zacatecas-IMSS

Carel W. le Roux
Diabetes Complications Research Centre, Conway Institute, University College Dublin, Dublin, Ireland; Gastrosurgical laboratory, Sahlgrenska Academy, University of Gothenburg, Gothenburg, Sweden

Carmine Gazzaruso
Diabetes and endocrine and metabolic diseases Unit and the Centre for Applied Clinical Research (Ce.R.C.A.) Clinical Institute "Beato Matteo" (Hospital Group San Donato), Vigevano, Italy; Interdepartmental Center for Research in Molecular Medicine (CIRMC), University of Pavia, Pavia, Italy

Colomba Falcone
Interdepartmental Center for Research in Molecular Medicine (CIRMC), University of Pavia, Pavia, Italy; Department of Cardiology, Istituti Clinici di Pavia e Vigevano, University Hospital, Pavia, Italy

Conor F. Murphy
Diabetes Complications Research Centre, Conway Institute, University College Dublin, Dublin, Ireland

Constantine E. Kosmas
Department of Medicine, Division of Cardiology, Mount Sinai Hospital, New York, NY, USA

Cristian Guja
National Institute of Diabetes, Nutrition and Metabolic Diseases "Prof. N.C. Paulescu", Bucharest, Romania; "Carol Davila" University of Medicine and Pharmacy, Bucharest, Romania

Delia Silverio
Cardiology Clinic, Cardiology Unlimited, PC, New York, NY, USA

Diane Farrar
Bradford Institute for Health Research, Bradford Royal Infirmary, Bradford, UK

Didac Mauricio
Department of Endocrinology & Nutrition, Hospital de la Santa Creu i Sant Pau, Autonomous University of Barcelona, Barcelona, Spain; CIBER of Diabetes and Associated Metabolic Diseases, Instituto de Salud Carlos III, Barcelona, Spain

Eddy DeJesus
Department of Medicine, Bronx-Lebanon Hospital Center, Bronx, NY, USA

Eliscer Guzman
Department of Medicine, Division of Cardiology, Montefiore Medical Center, Bronx, NY, USA

Fan Lin
Fujian Provincial Hospital

Fariba Ahmadizar
Department of Epidemiology, Erasmus University Medical Center, Rotterdam, The Netherlands

Frederik Persson
Steno Diabetes Center Copenhagen, Gentofte, Denmark

Gang Chen
Fujian Provincial Hospital

Guiping Xu
Fujian Provincial Hospital

Hidekatsu Yanai
Department of Internal Medicine, National Center for Global Health and Medicine Kohnodai Hospital, Chiba, Japan

Hood Thabit
Manchester University Hospitals NHS Foundation Trust, Manchester Academic Health Science Centre, Manchester, UK; Division of Diabetes, Endocrinology and Gastroenterology, Faculty of Biology, Medicine and Health, University of Manchester, Manchester, UK

Huibin Huang
Fujian Provincial Hospital

Indrajeet Mahata
Department of Medicine, Tulane School of Medicine, Tulane Heart and Vascular Institute, New Orleans, LA, USA

Ioanna Eleftheriadou
Diabetes Center, First Department of Propaedeutic Internal Medicine, Medical School, National and Kapodistrian University of Athens, Laiko General Hospital, Athens, Greece

Jassim Al-Suwaidi
Cardio-Metabolic Institute, Hamad General Hospital, Doha, Qatar

Jens Juul Holst
Department of Biomedical Sciences. Copenhagen University Hospital Hvidovre, Faculty of Health and Medical Sciences, University of Copenhagen, Copenhagen, Denmark

Jialin Jiang
Fujian Provincial Hospital

Jinxing Pan
Fujian Provincial Hospital

Jixing Liang
Fujian Provincial Hospital

Jun Shirakawa
Department of Endocrinology and Metabolism, Graduate School of Medicine, Yokohama-City University, Yokohama 236-0004, Japan

Junping Wen
Fujian Provincial Hospital

Keith C. Ferdinand
Department of Medicine, Tulane School of Medicine, Tulane Heart and Vascular Institute, New Orleans, LA, USA

Kyriaki V. Bouza
Iatriki Diagnosi Group, PC, Athens, Greece

Lawrence A. Lavery
Department of Plastic Surgery, University of Texas Southwestern Medical Center, Dallas, Texas, USA Correspondence to: Lawrence A. Lavery, DPM, MPH. Department of Plastic Surgery, University of Texas Southwestern Medical Center, 5323 Harry Hines Blvd, Dallas, Texas, USA

Li Shao
The VIP Department, Shanghai East Hospital, Tongji University School of Medicine, Shanghai 200120, China

Liantao Li
Fujian Provincial Hospital

Massimo Leggio
Department of Medicine and Rehabilitation, Cardiac Rehabilitation Operative Unit, San Filippo Neri Hospital – Salus Infirmorum Clinic, Rome, Italy

Matthew D Campbell
Institute of Sport, Physical Activity, and Leisure, Leeds Beckett University, Leeds, UK

Miao Lin
Fujian Provincial Hospital

Michel Farnier
Department of Cardiology, CHU Dijon Bourgogne, and Lipid Clinic, Point Medical, Dijon, France

Muhammad Abdul-Ghani
Academic Health System, Hamad General Hospital, Doha, Qatar

Nicholas R. Randall
Department of Medical Education and Clinical Sciences, Elson S. Floyd College of Medicine, Washington State University, Spokane, WA, USA

Nidal Asaad
Cardio-Metabolic Institute, Hamad General Hospital, Doha, Qatar

Nikolaos Tentolouris
Diabetes Center, First Department of Propaedeutic Internal Medicine, Medical School, National and Kapodistrian University of Athens, Laiko General Hospital, Athens, Greece

P. Andrew Crisologo
Department of Plastic Surgery, University of Texas Southwestern Medical Center, Dallas, Texas, USA Correspondence to: Lawrence A. Lavery, DPM, MPH. Department of Plastic Surgery, University of Texas Southwestern Medical Center, 5323 Harry Hines Blvd, Dallas, Texas, USA

Paul Chan
Division of Cardiology, Department of Internal Medicine, Wan Fang Hospital, Taipei Medical University, Taipei, China

Peter D. Montan
Cardiology Clinic, Cardiology Unlimited, PC, New York, NY, USA

Priscilla Lamendola

Institute of Cardiology, Catholic University of the Sacred Heart, University Hospital Policlinic A. Gemelli Foundation, Rome, Italy

Qian Li

Fujian Provincial Hospital

Qi'nan Wu

Endocrinology Department, The First Affiliate Hospital of the Third Military Medical University

Rikke Borg

Department of Nephrology, Zealand University Hospital, Roskilde, Denmark; Department of Clinical Medicine, University of Copenhagen, Copenhagen, Denmark

Rubén Casado-Arroyo

Department of Cardiology, Hôpital Erasme, Université Libre de Bruxelles, Brussels, Belgium Correspondence to: Rubén Casado-Arroyo. Department of Cardiology, Hôpital Erasme, Université Libre de Bruxelles, 1070 Brussels, Belgium

Rucsandra Dănciulescu Miulescu

National Institute of Diabetes, Nutrition and Metabolic Diseases "Prof. N.C. Paulescu", Bucharest, Romania; "Carol Davila" University of Medicine and Pharmacy, Bucharest, Romania

S John Weisnagel

Department of Endocrinology and Nephrology, Faculty of Medicine, Diabetes Research Unit, CHU Research Centre, Laval University, Québec, Canada

Sherif Helmy

Cardio-Metabolic Institute, Hamad General Hospital, Doha, Qatar

Sten Madsbad

Department of Endocrinology, Copenhagen University Hospital Hvidovre, Faculty of Health and Medical Sciences, University of Copenhagen, Copenhagen, Denmark

Thomas F. Heston

Department of Medical Education and Clinical Sciences, Elson S. Floyd College of Medicine, Washington State University, Spokane, WA, USA; Department of Family Medicine, University of Washington, Seattle, WA, USA

Tiziana Montalcini

Department of Clinical and Experimental Medicine, Nutrition Unit, University Magna Grecia, Catanzaro, Italy

Waseem Majeed

Manchester University Hospitals NHS Foundation Trust, Manchester Academic Health Science Centre, Manchester, UK

Wei Lin

Fujian Provincial Hospital

Weiping Zheng

Fujian Provincial Hospital

Xiaoming Li

Fujian Provincial Hospital

Yan Chen

Fujian Provincial Hospital

Yanling Huang

Zhongshan Hospital Xiamen University

Yaqian Mao

Fujian Provincial Hospital

Yasuo Terauchi

Department of Endocrinology and Metabolism, Graduate School of Medicine, Yokohama-City University, Yokohama 236-0004, Japan

Yinqiong Huang

Fujian Medical University 2nd Affiliated Hospital

Yoshifumi Saisho

Department of Internal Medicine, Keio University School of Medicine, Tokyo, Japan

Yuanmin Lin

Fujian Provincial Hospital

Yuanyuan Zheng

Fujian Provincial Hospital

Zhong-Min Liu

Department of Cardiac Surgery, Shanghai East Hospital, Tongji University, Shanghai 200120, China

点评翻译（以姓氏拼音为序）：

蔡梁椿
福建省立医院

陈刚
福建省立医院

陈鑫
福建省立医院

陈彦
福建省立医院

杜晓娟
福建省立医院

黄惠彬
福建省立医院

黄延玲
厦门大学附属中山医院

黄莹莹
福建省立医院

雷小添
第三军医大学（陆军军医大学）第一附属医院

冷蔚玲
第三军医大学（陆军军医大学）第一附属医院

李连涛
福建省立医院

李小明
福建省立医院

林苗
福建省立医院

林纬
福建省立医院

林燕玲
福建省立医院

潘书遥
福建省立医院

田建卿
厦门弘爱医院

审校（以姓氏拼音为序）：

梁继兴
福建省立医院

陈刚
福建省立医院

温俊平
福建省立医院

吴绮楠
重庆大学附属肿瘤医院

丛书介绍

学术期刊是否会灭亡？这个问题曾经令我很困惑，一度迷茫。

随着互联网的发展，纸质期刊即将成为古董。针对临床研究而言，试想一下，随着科技的进一步发展，如果临床研究数据开放成为主流的话，会发生怎样的改变？

虽然"大数据"的呼声很高，但是，"大数据临床研究"却进步很慢，其瓶颈就在于数据能否开放。没有开放的数据就意味着统计分析只能局限在某个地区或者某几个地区，这样的研究最多称为"数据大研究"，不能叫"大数据研究"。"大数据"与"数据大"是完全不同的两个概念。大数据包括多个纬度：一方面，针对某个个体而言，其相关的全程数据即可以足够大；另一方面，针对整个群体而言，希望纳入尽量多的个体，类似"集合"概念中的"全集"，从而实现所谓的"基于真实世界"的临床研究。

之所以要推崇"基于真实世界的临床研究"，是因为随着样本量的改变，针对同一问题、同一研究方法，其结果和结论将"可能"发生改变，而且，这个"可能"发生的概率非常高。这也是为什么很多顶尖的学术期刊，其刊登的论文中，经常会出现作者采用同样的方法，将其结果在另外一组人群进行验证。其结果在一个人群得到"验证"，仅仅说明其结果可重复。那么在第二个人群、第三个人群……其结果能否同样重复？所以，如果从另外一个角度去思考验证这个工作的话，其等于"自欺之人"。

当临床研究数据开放成为主流的时候，我们可以很容易将多个中心的数据整合在一起进行统计分析，同时也可以在多个人群中对其进行验证。那样的话，是不是就可以轻松在《新英格兰医学杂志》杂志上发表文章？

我想答案是否定的。因为当临床研究数据开放成为主流的时候，整个出版行业尤其是学术期刊的出版，将产生革命性的变化！当前《新英格兰医学杂志》和《柳叶刀》等杂志为什么具有如此大的影响力？其中，很大部分的原因在于其影响因子很高。为什么他们能够有很高的影响因子？因为他们刊登了一系列重要的临床研究结果，尤其是随机对照研究，而这些临床研究结果一旦发表之后，将被其他相关的论文所引用，而这些引用直接与影响因子相关。

当临床研究数据开放成为主流的时候，我们只要打开互联网，就会看到数据库在不断更新，点击某个按钮，就会出现针对"当前数据"的统计结果，再点击某个按钮，就会出现基于某个人群的验证结果。而一段时间（1个月或1天）之后，随着数据库的更新，其统计结果可能会发生改变。试想一下，那个时候还会有人在杂志上发表某个研究的结果吗？即使有人热衷于去写这样的文章，我想《新英格兰医学杂志》这类期刊也不会愿意去刊登，因为没有读者会对这样随时会被颠覆的结果感兴趣。

那么，摆在我们面前的一个很严肃的问题是，学术期刊是否会灭亡？有一天，在一个课堂上，老师给我们每位同学发了一篇来自《哈佛商业评论》的《案例研究》栏目的文章。每期《哈佛商业评论》都刊载一篇文章，先是介绍某个案例，紧接着邀请两位专家针对这个案例提出自己的观点，可能是相反的，也可能是相近的。老师希望我们去认真阅读这个案例，一方面用自己的语言归纳这个案例，另一方面希望我们能够学会站在不同的角度去独立思考问题。

正是这一节课，不仅让我找到了答案，更重要的是让我不再那么困惑与迷茫。学术期刊不管是否会灭亡，但是至少在内容方面会发生革命性的改变，不再是重点关注那些生硬的、冰冷的结果，而是更多地去关注对问题的思考、理念的更新和具有人文气息的学术与艺术。

此后，我们不断探索和实践，针对某一话题，例如关于早期非小细胞肺癌，应该选择传统手术还是立体定向放疗，邀请来自不同国家、不同专业的意见领袖，在我们AME旗下的杂志上发表自己的观点和声音。百家争鸣，百花齐放。而后，我们将其进行归类和合并，以"AME医学评论"系列丛书的形式，采用中英文版本同步出版发行，希望能够给更多的临床一线医生读者一份思考，进而帮助到更多患者。

这套"AME医学评论"系列丛书，可能只有开始，没有结尾，因为将不断有新的话题摆在我们面前，对我们是挑战，也是一种激励。

也许，您手捧的这本书，即将讨论的是一个沉重的话题，但是希望她能够是一本轻松的读物，当您合起这本书的时候，能够带给您一份深刻的思考，哪怕是一点点的启发，足矣！

总之，这是一群爱好医学评论和学术论文写作的人，写给爱好临床科研和阅读医学评论的人的医学丛书。是为序。

汪道远

2016年4月4日晚，于悉尼飞北京的航班

序

    2016年8月19日至20日，全国卫生与健康大会在北京召开，习近平总书记出席会议并发表重要讲话。习总书记强调，没有全民健康，就没有全面小康，要把人民健康放在优先发展的战略地位，要坚定不移贯彻预防为主方针，要重视重大疾病防控，优化防治策略，最大程度减少人群患病。健康中国2030规划纲要提出，到2030年重大慢性病过早病死率比2015年降低30%。重大慢性病包括心血管疾病、癌症、慢性呼吸系统疾病和糖尿病等，已经成为全球人类死亡与疾病负担的主要原因。2016年4月发表在*Lancet*杂志的最新数据显示：目前全球年龄标化的糖尿病患病率，男性从1980年的4.3%上升到2014年的9.0%，女性从1980年的5.0%上升到2014年的7.9%；全球成人糖尿病患者总数从1980年的1亿上升到4亿2 200万；中低收入国家成人糖尿病患病率增长速度高于发达国家；全球糖尿病患者总数最高的前三个国家包括中国（占全球糖尿病患者总数的24.4%）、印度（占全球糖尿病患者总数的15.3%）和美国（占全球糖尿病患者总数的5.3%）；糖尿病每年的直接医疗费用在中国约为1 700亿美元，在美国约为1 000亿美元，在印度约为730亿美元。2013年9月宁光院士在*JAMA*发表了中国糖尿病流行病学现状。文章显示，目前中国成人糖尿病的患病率为11.6%（而1980年我国糖尿病患病率仅为0.67%），男性患病率为12.1%，女性为11%；糖尿病前期的患病率为50.1%，男性患病率为52.1%，女性为48.1%；糖尿病的诊断率仅30.1%，仅25.8%的糖尿病患者接受治疗，在接受治疗的糖尿病患者中仅39.7%血糖控制达标。福建省立医院林丽香、陈刚等在Obesity Reviews上发表文章显示，中国福建省汉族20~74岁糖尿病患病率15年之内由2.5%快速上升为7.19%。

    由此可见，无论是从省级层面，还是从国家级和全球层面来看，随着人口的老龄化与生活方式的变化，糖尿病从少见病变成一个流行病，给家庭和国家带来沉重的经济负担。要最大程度减少糖尿病给国家医保带来的巨大压力，首先要贯彻预防为主的方针，做好糖尿病的四级预防。其中包括由政府主导的零级预防，将预防工作的关口前移，还包括一级预防（病因预防）、二级预防（早发现、早诊断、早治疗）和三级预防。糖尿病防控除了预防之外，对于已经诊断为糖尿病的患者要着眼于减少糖尿病并发症。

    为了更好地治疗糖尿病，我们应该不断更新理念，认真思考糖尿病治疗领域中存在的争议，用规范的临床试验来解决争议，从而达到提高治疗水平的目的。近年来随着新型长效德谷胰岛素、sGLT1/2抑制药、GLP-1受体激动药、DPP4抑制药的问世，给糖尿病的治疗带来了更多的选择，但是这些新药是否能够降低糖尿病患者心血管事件的发生率？是否能改善糖尿病患者的生活质量？是否符合国家卫生经济学？安全性如何？等等，这些问题均值得临床医生去思考，去查阅最新的临床研究。《降糖药临床试验及糖尿病热点问题专家评论》一书由福建省立医院陈刚教授、温俊平教授担任主编。全书共分6个部分、38个章节，该书邀请了国内外数十名专家学者就2017—2018年最新降糖药临床试验和糖尿病热点问题发表评述，以方便国内医学同仁了解糖尿病的最新国内外研究前沿进展、了解国内外专家对研究的评述、拓宽眼界与思维，以期推动学科交流与发展。我很高兴为本书写序，相信该书的出版能为临床医生更深入了解近1年来降糖药临床试验带来帮助，给糖尿病的治疗带来新的理念，造福广大糖尿病患者。

林丽香

2018年6月15日于福州

前言

随着社会经济的发展及人们生活方式的变化，全球的糖尿病患病率快速增长，尤其在中国，糖尿病的患病率从1980年的0.67%飙升到2013年的10.9%，而仅49.2%的中国糖尿病患者治疗达标是我国糖尿病治疗的现状。控制不佳的糖尿病引起的肾病、视网膜病变、神经病变等微血管病变严重影响糖尿病患者的生活质量，而造成的心血管疾病更是导致糖尿病患者寿命缩短的主要原因。幸运的是，随着科技的进步，近年来不断有新的降糖药的面世，比如DPP4抑制药、sGLT1/2抑制药、GLP-1受体激动药和新型的长效胰岛素德谷胰岛素等。在这些新型降糖药广泛应用于临床前都会进行大样本的随机双盲的临床试验，包括药物的有效性和安全性，尤其是2008年以后所有的降糖药都要进行以心血管事件为临床终点的CVOTs的心血管安全性验证。因此，本书着重将近一年多以来公布的这些临床试验进行重点概述并邀请专家进行点评，以期启发广大糖尿病专科医生和从事糖尿病慢病防控的工作者对糖尿病治疗领域的热点展开讨论，提高我国糖尿病的防治水平，使更多的糖尿病患者得到更好的治疗，减少并发症。

本书将新型降糖药的临床试验研究的文章按照药物种类分为胰岛素、sGLT1/2抑制药、GLP-1受体激动药、DPP4抑制药等分别进行概述及评述。比如在胰岛素部分，SWITCH研究证明新型长效德谷胰岛素在1型糖尿病治疗中发生低血糖的风险优于甘精胰岛素U100，在DEVOTE研究中德谷胰岛素治疗2型糖尿病合并心血管高风险的患者的心血管安全性也得到证实。在这部分还对甘精胰岛素U300和口服胰岛素的研究进行评述。在sGLT1/2抑制药部分，来自于CVD-REAL真实世界研究中，以sGLT2抑制药为起始的治疗方案可以降低2型糖尿病患者的心衰和死亡发生率。CANVAS研究也证明坎格列净可以降低2型糖尿病患者的心血管事件和蛋白尿的进展，恩格列净的心血管和肾脏获益也在EMPA-REGOUTCOME新的研究数据中进一步得到证实。近年来，sGLT1/2抑制药还尝试在1型糖尿病患者中与胰岛素联合使用。比如在DEPICT-1研究中达格列净联合胰岛素可以改善1型糖尿病患者的HbA1c水平而减少低血糖的风险，相似的研究结果在sGLT1/2抑制药Sotagliflozin的临床试验中也得到证实。基于肠促胰素（包括GLP-1受体激动药和DPP4抑制药）的治疗方案近年来在国内外的最新指南中的治疗地位也越来越高，其中原因是这类药物具有良好的心血管安全性、低血糖发生率低等特点，尤其是GLP-1受体激动药还有降低体重的作用。3 mg的利拉鲁肽在美国已经被批准作为减重的药物治疗之一，3 mg利拉鲁肽对减重和降低2型糖尿病风险的获益及胰腺炎和神经精神等安全性问题在本书摘录的SCALE临床试验的三篇最新文献中得到证实。长效GLP-1受体激动药可以减少注射次数提高患者治疗依从性，因此是颇有治疗前景的GLP-1类似物，在本书选译的三种GLP-1受体激动药的周制剂（艾塞那肽长效剂型、索马鲁肽和度拉鲁肽）的心血管安全性和有效性分别在EXSEL、SUSTAIN和REWIND临床试验中得到很好的证实。其中利拉鲁肽的长效剂型索马鲁肽甚至可以降低主要心血管事件MACEs和心血管死亡的风险。另一基于肠促胰素的治疗药物就是DPP4抑制药，通过口服给药减少内源性GLP-1的降解来提高自身GLP-1的血浆浓度，所以较注射GLP-1类似物方便。但DPP4抑制药的安全性问题一直都存在争议，在本书摘录的几篇来自于TECOS研究的有关西格列汀与骨折风险、胰腺炎、CKD和心血管安全性的最新临床试验结果，以及利格列汀的MARLINA-T2D的肾脏安全性的研究结果会使大家对DPP4抑制药的安全性有进一步的认识。

本书除了对上述新型降糖药的最新临床试验文献进行概述及评论，还对包括二甲双胍、吡咯列酮、阿卡波糖和磺脲类药物等传统降糖药的一些最新临床研究进行述评，比如在TOSCA.IT的研究中，吡咯列酮和磺脲类降糖药联合二甲双胍的有效性和心血管安全性得到再次证实。在REMOVAL研究中二甲双胍减少1型糖尿病患者颈动脉内膜中层厚度，因此二甲双胍可以降低1型糖尿病患者心血管疾病的风险。在合并冠心病的中国糖耐量异常的患者使用阿卡波糖的ACE研究中，尽管没有观察到阿卡波糖的心血管获益，但阿卡波糖减少新发糖尿病的风险再次得到证实。

本书的最后部分，对糖尿病合并高脂血症的最新调脂药PCSK9抑制药的有效性、改善心血管事件和对血糖的不良影响等最新的研究进行了评述，还对糖尿病下肢动脉病变的检测方法和最新治疗方法的一些研究进行了概述。

因此，本书主要选取近一年多来一些新型降糖药物的有效性和安全性，尤其是心血管安全性的临床试验，并邀请临床专家结合临床实践和指南对研究结果进行述评，还对一些与糖尿病及其相关合并症/并发症有关的一些最新临床研究中的临床热点进行讨论。通过本书，可以使临床糖尿病工作者一览最新的糖尿病治疗进展，从临床试验的大数据中吸取精华，更好地进行临床实践，更好地服务于广大的糖尿病患者，提高他们的生活质量和寿命。由于时间和水平所限，书中难免存在不足之处，恳请广大读者批评指正。

陈刚、温俊平
2018.6.3榕城

目 录

第一部分
胰岛素

第一章　SWITCH-1研究：德谷胰岛素在降低1型糖尿病患者总体症状性低血糖发作风险方面优于甘精胰岛素U100

解读文献： SWITCH-1随机临床试验:德谷胰岛素和甘精胰岛素U100对于1型糖尿病患者低血糖事件影响的比较

原文标题： Effect of Insulin Degludec *vs* Insulin Glargine U100 on Hypoglycemia in Patients With Type 1 Diabetes The SWITCH-1 Randomized Clinical Trial

原文作者： Lane W[1], Bailey TS[2], Gerety G[3], Gumprecht J[4], Philis-Tsimikas A[5], Hansen CT[6], Nielsen TSS[7], Warren M[8]; Group Information; SWITCH-1

[1]Mountain Diabetes and Endocrine Center, Asheville, North Carolina; [2]AMCR Institute, Escondido, California; [3]Albany Medical College, Albany, New York; [4]Medical University of Silesia, Zabrze, Poland; [5]Scripps Whittier Diabetes Institute, San Diego, California; [6]Medical & Science, Novo Nordisk A/S, Søborg, Denmark; [7]Biostatistics Insulin & Diabetes Outcomes, Novo Nordisk A/S, Søborg, Denmark; [8]Physicians East PA, Greenville, North Carolina; [9]School of Osteopathic Medicine, Campbell University, Lillington, North Carolina.

刊载信息： JAMA. 2017;318(1):33-44

良好的血糖控制能降低糖尿病远期并发症的风险，而低血糖是血糖控制所公认的障碍。低血糖在1型糖尿病（T1DM）治疗中很常见，白天和夜间均可发作，并会导致严重的不良事件，甚至死亡。严重的低血糖发作与病死率、发病率、心血管事件的风险增高相关。对糖尿病患者而言，重度低血糖发作是胰岛素治疗过程中最危急的不良事件，同时将消耗不菲的住院医疗成本。因此，降低严重低血糖的发作风险意味着一个重大的临床进步。德谷胰岛素是一种超长效的基础胰岛素，其半衰期超过24 h，并且相对于甘精胰岛素U100或U300有着更低的日间疗效变异。该SWITCH-1试验旨在探究，在降低T1DM患者总体症状性低血糖发作概率方面，德谷胰岛素的疗效是否非劣于甘精胰岛素U100？

研究采取双盲、随机、交叉设计、非劣性试验，纳入了501名至少有1项低血糖风险的成年T1DM患者，受试者们来自美国的84家及波兰的6家治疗中心，接受为期2×32周的治疗（2014年01月—2016年01月12日，每个32周治疗周期中前16周为滴定治疗阶段，后16周为维持治疗阶段）。低血糖风险包括：①1年内发生过1次以上严重低血糖；②中度肾功能衰竭eGFR=30~59 mL/min/1.73 m^2；③无症状性低血糖；④T1DM病史超过15年；⑤12周内出现血糖≤70 mg/dL和（或）低血糖症状。

受试者以1:1随机接受每日1次的德谷胰岛素（德谷胰岛素组n=249）或甘精胰岛素U100（甘精胰岛素U100组n=252）治疗，而后交叉使用另一种胰岛素，每个治疗组以随机1:1比例进行早晨或者夜间给药。

主要终点事件为维持治疗阶段中严重症状性低血糖或确诊的血糖水平<56 mg/dL事件总体发作率。次要终点事件包括维持治疗阶段中夜间症状性低血糖发作率及严重低血糖发作的患者比例。

501名随机分组的受试者(平均年龄45.9岁，53.7%为男性)中，395名（78.8%）完成了试验。在维持治疗期间，低血糖发作的总体概率为德谷胰岛素组每100暴露人年2200.9例及甘精胰岛素U100组每100暴露人年2462.7例，相对危险度（RR）为0.89。（95% CI：0.85~0.94；劣效性检验：$P<0.001$；优效性检验：$P<0.001$；率差：每100暴露人年−130.31例；95% CI：−193.5~−67.16）。夜间症状性低血糖发生率为德谷胰岛素组每100暴露人年277.1例及甘精胰岛素U100组每100暴露人年428.6例，相对危险度（RR）为0.64。(95% CI：0.56~0.73；劣效性检验：$P<0.001$；优效性检验：$P<0.001$；率差：每100暴露人年−61.94例；95% CI：−83.85~−40.03）。维持治疗期间，德谷胰岛素组比甘精胰岛素U100组有着更低的严重低血糖发生率（德谷胰岛素组：10.3%，95% CI：7.3%~13.3%，甘精胰岛素U100组：17.1%，95% CI：13.4%~20.8%；McNemar检验：$P=0.002$；率差：−6.8%；95% CI：−10.8%~−2.7%）。

对于16周的维持性治疗阶段，德谷胰岛素治疗在降低总体症状性低血糖发作、夜间发作及严重发作率方面优于甘精胰岛素U100。该试验中，低血糖发作减少体现在重度低血糖发生率及比例的降低。另外，可以观察到治疗后达到HbA1c<7%的患者低血糖发生率均较低。

总结：潘书遥，福建省立医院内分泌科
审校：梁继兴，福建省立医院内分泌科

[点 评1]

德谷胰岛素U100相比于甘精胰岛素U100能降低1型糖尿病患者严重症状性低血糖症风险

原文标题：Insulin degludec U100 is associated with lower risk for severe and symptomatic hypoglycemia as compared with insulin glargine U100 in subjects with type 1 diabetes

原文作者：Anastasios Tentolouris, Ioanna Eleftheriadou, Nikolaos Tentolouris, Diabetes Center, First Department of Propaedeutic Internal Medicine, Medical School, National and Kapodistrian University of Athens, Laiko General Hospital, Athens, Greece

Correspondence to: Nikolaos Tentolouris. First Department of Propaedeutic Internal Medicine, Medical School, National and Kapodistrian University of Athens, Laiko General Hospital, 17 Agiou Thoma St, Athens 11527, Greece. Email: ntentol@med.uoa.gr.

Provenance: This is a Guest Editorial commissioned by Section Editor Kaiping Zhang, PhD (AME College, AME Group, Hangzhou, China).

Comment on: Lane W, Bailey TS, Gerety G, *et al*. Effect of Insulin Degludec *vs* Insulin Glargine U100 on Hypoglycemia in Patients With Type 1 Diabetes: The SWITCH-1 Randomized Clinical Trial. JAMA 2017;318:33-44.

刊载信息：Ann Transl Med 2018;6(3):63. doi: 10.21037/atm.2017.12.28

View this article at: http://atm.amegroups.com/article/view/17945

美国糖尿病协会非数值化定义低血糖症为"所有异常低血糖浓度事件致个体暴露于潜在危险"。临床上显著低血糖阈值为54 mg/dL（3 mmol/L），而严重的低血糖定义为发生严重的认知障碍并需要他人辅助才能恢复[1]。

低血糖症仍是1型糖尿病（T1DM）患者强化胰岛素治疗及优化血糖控制的主要障碍[2]。糖尿病控制与并发症试验（DCCT）表明，T1DM强化胰岛素治疗显著增加严重低血糖症的发生率[3]。低血糖会导致糖尿病患者的治疗依从性变差，为避免低血糖或从低血糖症中恢复而增加食物摄入量从而导致体重增加，以及生活质量变差，而且会增加心血管、心理和全因发病率及病死率[2,4]。此外夜间低血糖降低睡眠质量及一整天的工作效率[5-6]。

德谷胰岛素U100（Deg-100）是一种半衰期>25 h的长效基础胰岛素类似物，持续作用超过42 h[7]。与甘精胰岛素U100（Gla-100）相比，Deg-100在稳态条件下具有较低的药效动力学变异性，这已通过正常血糖钳夹技术得以证实，因此降糖效果更具可预测性[8]。此外，具有稳定药效的Deg-100适用于不同人群，包括儿童、成人、老年人、来自不同种族和民族背景的患者，以及有肾脏或肝脏疾病的患者[7]。最近，Deg-100被证明其在心血管安全性方面非劣效于Gla-100[9]。

SWITCH-1是比较Deg-100与Gla-100对以门冬胰岛素为餐时胰岛素的T1DM患者的安全性及有效性的随机、双盲、交叉试验，是第一个以观察Deg-100对低血糖症的影响作为主要结果的研究[10]。该研究招募501位T1DM患者。纳入标准要求参与者年龄≥18岁，接受餐时方案或使用胰岛素泵持续皮下胰岛素输注治疗至少26周，糖化血红蛋白（HbA1c）≤10%，体重指数（BMI）≤45 kg/m²，并且满足以下低血糖症危险因素至少一项：①在过去的一年至少发生一次严重低血糖事件；②中度慢性肾衰竭（估计肾小球滤过率30~59 mL/min/1.73 m²）；③无症状低血糖症病史；④糖尿病病程超过15年；⑤招募前12周有低血糖发作（症状和或血糖≤70 mg/dL）。

这是一个3期随机、双盲，两期交叉、多中心、治疗靶向研究。研究持续65周，治疗包括每日注射一次Deg-100或者Gla-100，两组均餐前注射门冬胰岛素2~4次/日，连续两个32周，并且随访1周。每个32周治疗期包括16周滴定期和16周维持期。在前一个16周，根据试验算法并针对预先设定的空腹血糖（FBG）目标71~90 mg/dL，每周对基础胰岛素剂量（滴定期）进行一次最佳滴定。接下来的16周是维持期。根据胰岛素与糖比例和胰岛素敏感性因子，以既往3~4 d的读数为基础，每周进行两次餐时胰岛素滴定，以达到餐前血糖目标71~108 mg/dL。如果估计OR 95%可信区间（CI）的上限≤1.10，主要结局为非劣效性，同时当双侧95%可信区间的上限<1.00，主要结局存在优势。

该研究的主要终点是在维持期总体严重或血糖（<56 mg/dL）证实症状性低血糖事件的发生率。次要终点是夜间（在12：01 pm和5：59 am之间发生严重或血糖证实低血糖事件，两者均包括）症状性低血糖事件的发生率及出现严重的低血糖症患者比例，两者在维持期间均发生。其他低血糖症终点包括严重低血糖症的发生率；在整个治疗期的总体症状性及夜间症状性低血糖症；维持期严重低血糖症发生率；维持期和整个治疗过程的全部症状及夜间症状性低血糖症。其他有效次要终点是不良事件和血糖控制和通过HbA1c和空腹血糖估计血糖控制情况。

对于主要终点，Deg-100取得优势，因为整体严重或血糖确诊的症状性低血糖症的发生率显著低于Gla-100（OR=0.89，95% CI：0.85~0.94，P<0.001）。在次要终点方面，Deg-100组的夜间症状严重或血糖确诊的症状性低血糖症事件显著低于Gla-100组（OR=0.64，95% CI：0.56~0.73，P<0.001）。此外，相比于Gla-100治疗组，Deg-100组在维持期发生严重低血糖及整个治疗期间总体症状性低血糖事件的患者比例较低。通过测定HbA1c判断血糖（BG）控制情况，两组之间无显著差异。然而，经过32周的治疗在因果分析中发现Deg-100组的FBG明显低于Gla-100，估计治疗效果差17 mg/dL（95% CI：-25.5~-8.41 mg/dL，P<0.001）。此外，两组体重变化在第一次治疗期间[2.6 vs. 2.7 kg，差异-0.25 kg（95% CI：-0.99~0.49 kg）P=0.51]及第二次治疗期间

[0.7 vs. 0.0 kg，差异0.75 kg（95% CI：-0.04~1.55 kg）P=0.06]无差异。

该SWITCH-1试验是首个以评估Deg-100及Gla-100治疗对于具有高低血糖风险的T1DM患者低血糖事件的影响对比为主要目标的研究。因此，该SWITCH-1试验的研究结果很难与其他以调查低血糖发生率为次要结果的研究结果相比较。另外，与现有的大部分研究中低血糖的定义不同，该试验仅报告了症状性和（或）严重低血糖发作。令人惊喜的是，该试验的低血糖标准纳入了无症状性的低血糖，而其他研究均将其作为排除标准[11-12]。因此，某些试验中大量的无症状低血糖事件可能未被患者报告，而自述的低血糖发作可能低估了真正低血糖事件的数量。由于试验的交叉设计，受试者在试验中先后暴露于两种基础胰岛素，这将降低其对结果产生太大影响的可能性。

对T1DM患者NN1250+门冬胰岛素治疗及甘精胰岛素+门冬胰岛素治疗的对比研究（BEGIN Basal Bolus Type 1），是一项T1DM患者的3a期开放性研究标签试验。该试验报告了在血糖控制方面，Deg-100相对于Gla-100具有非劣效性[11]。作为次要结果，总体低血糖发生率在两个治疗组中并没有显著差别（OR=1.07，95% CI：0.89~1.28，P=0.48）。另外，两组在严重低血糖发生率方面也没有明显差别（OR=1.38，95% CI：0.72~2.64，P=0.34）。但与SWITCH-1试验相似的是，德谷胰岛素治疗组的夜间低血糖发生率比甘精胰岛素组低25%（OR=0.75，95% CI：0.59~0.96）[11]。对比两项研究，除了结果的不同，我们还应该考虑到BEGIN试验是一个开放性研究标签试验。因此，SWITCH-1试验在Deg-100剂量滴定方面具有更强的严谨性。同时，两项试验中空腹血糖目标值均为71~90 mg/dL，但在BEGIN试验中餐前血糖的目标值为71~90 mg/dL，而在SWITCH-1试验中为71~108 mg/dL。BEGIN试验对餐前血糖的要求更加严格。因此，两项试验的低血糖发生率不具有可比性。

BEGIN试验的52周延长期也报告了相似结果，Deg-100治疗组的夜间低血糖发作较Gla-100组明显降低，然而对于总体确诊的低血糖两组没有显著差别[13]。从另一方面来说，Birkeland等开展的一项小型开放性研究标签试验，就血糖控制方面对Deg-100及Gla-100进行比较，结果显示Deg-100具有非劣性。关于低血糖，其结果与SWITCH-1试验相似，因为Deg-100组的总体低血糖发作和夜间发作明显低于Gla-100组[12]。

大多数研究均认可Deg-100能降低夜间低血糖发生率，但有关总体低血糖发生率方面的数据仍不足。目前许多荟萃分析已解答了德谷胰岛素治疗是否比甘精胰岛素有着更低的低血糖发生率的问题。然而，不同的调查研究使用不同的低血糖入选标准、不同的终点事件及不同的低血糖定义，因此具有很大的异质性[14-16]。Ratner等指出在T1DM患者中，总体确诊的低血糖发生率在德谷胰岛素组及甘精胰岛素组中很相似，但在维持治疗阶段中德谷胰岛素组的夜间低血糖发作更少。另外，Vora等[15]提出了对比于甘精胰岛素，德谷胰岛素治疗具有明显更低的夜间及非严重低血糖发作。Dzygalo等[16]的另一荟萃分析指出Deg-100比Gla-100及地特胰岛素能更好地降低夜间低血糖发作，但因为现有的研究具有较大的异质性，难以评估其对总体低血糖发作的影响。

独立于Deg-100的疗效及安全性之外，许多人已经开始担心在SWITCH-1试验中对于高低血糖风险受试者严格的空腹血糖目标值[17]，以及患者们潜在的心血管事件发病率及病死率。因为众所周知，严重的低血糖会增加心血管事件发病率及病死率[4]。然而，更有趣的是Deg-100/U200和甘精胰岛素U300之间的比较，因为这些最新的基础胰岛素类似物在稳定的状态下具有较低的药效动力学变化，因此，与Gla-100相比，这些最新的基础胰岛素类似物可以显著减少低血糖风险[8,18]。值得注意的是，最近的一项研究表明，在稳定的状态下甘精胰岛素U300与同等剂量[0.4 U/（kg·d）]的Deg-100相比，每日药效的变异性减少了20%[19]。

在这个新兴基础胰岛素类似物的时代，安全地实现空腹血糖低于110 mg/dL和HbA1c低于7%，并降低糖尿病并发症风险这一目标看似有可能实现。这些目标在过去很难实现，因为传统胰岛素比包括Deg-100在内的新型基础胰岛素类似物具有更短的药效持续时间、更大的变异性及不可预见的时间–效应趋势。

参考文献

[1] International Hypoglycaemia Study Group. Glucose Concentrations of Less Than 3.0 mmol/L (54 mg/dL) Should Be Reported in Clinical Trials: A Joint Position Statement of the American Diabetes Association and the European Association for the Study of Diabetes. Diabetes Care 2017; 40: 155-157.

[2] Cryer PE. The barrier of hypoglycemia in diabetes. Diabetes 2008; 57: 3169-76.

[3] Diabetes Control and Complications Trial Research Group, Nathan DM, Genuth S, et al. The effect of intensive treatment of diabetes on the development and progression of long-term complications in insulin-dependent diabetes mellitus. N Engl J Med 1993; 329: 977-986.

[4] Frier BM. Hypoglycaemia in diabetes mellitus: epidemiology and clinical implications. Nat Rev Endocrinol 2014; 10: 711-722.

[5] King P, Kong MF, Parkin H, et al. Well-being, cerebral function, and physical fatigue after nocturnal hypoglycemia in IDDM. Diabetes Care 1998; 21: 341-345.

[6] Frier BM. How hypoglycaemia can affect the life of a person with diabetes. Diabetes Metab Res Rev 2008; 24: 87-92.

[7] Haahr H, Heise T. A review of the pharmacological properties of insulin degludec and their clinical relevance. Clin Pharmacokinet 2014; 53: 787-800.

[8] Heise T, Hermanski L, Nosek L, et al. Insulin degludec: four times lower pharmacodynamic variability than insulin glargine under steady-state conditions in type 1 diabetes. Diabetes Obes Metab 2012; 14: 859-864.

[9] Marso SP, McGuire DK, Zinman B, et al. Efficacy and Safety of Degludec versus Glargine in Type 2 Diabetes. N Engl J Med 2017; 377: 723-732.

[10] Lane W, Bailey TS, Gerety G, et al. Effect of Insulin Degludec vs Insulin Glargine U100 on Hypoglycemia in Patients With Type 1 Diabetes: The SWITCH 1 Randomized Clinical Trial. JAMA 2017; 318: 33-44.

[11] Heller S, Buse J, Fisher M, et al. Insulin degludec, an ultra-longacting basal insulin, versus insulin glargine in basal-bolus treatment with mealtime insulin aspart in type 1 diabetes (BEGIN Basal-Bolus Type 1): a phase 3, randomised, open-label, treat-to-target non-inferiority trial. Lancet 2012; 379: 1489-1497.

[12] Birkeland KI, Home PD, Wendisch U, et al. Insulin degludec in type 1 diabetes: a randomized controlled trial of a new-generation ultra-long-acting insulin compared with insulin glargine. Diabetes Care 2011; 34: 661-665.

[13] Bode BW, Buse JB, Fisher M, et al. Insulin degludec improves glycaemic control with lower nocturnal hypoglycaemia risk than insulin glargine in basal-bolus treatment with mealtime insulin aspart in Type 1 diabetes (BEGIN((R)) Basal-Bolus Type 1): 2-year results of a randomized clinical trial. Diabet Med 2013; 30: 1293-1297.

[14] Ratner RE, Gough SC, Mathieu C, et al. Hypoglycaemia risk with insulin degludec compared with insulin glargine in type 2 and type 1 diabetes: a pre-planned meta-analysis of phase 3 trials. Diabetes Obes Metab 2013; 15: 175-184.

[15] Vora J, Christensen T, Rana A, et al. Insulin degludec versus insulin glargine in type 1 and type 2 diabetes mellitus: a meta-

analysis of endpoints in phase 3a trials. Diabetes Ther 2014；5：435-446.

［16］ Dzygalo K，Golicki D，Kowalska A，et al. The beneficial effect of insulin degludec on nocturnal hypoglycaemia and insulin dose in type 1 diabetic patients：a systematic review and meta-analysis of randomised trials. Acta Diabetol 2015；52：231-238.

［17］ Zulewski H，Keller U. Insulin Analogues and Hypoglycemia in Patients With Type 1 Diabetes. JAMA 2017；318：1828.

［18］ Becker RH，Dahmen R，Bergmann K，et al. New insulin glargine 300 Units mL-1 provides a more even activity profile and prolonged glycemic control at steady state compared with insulin glargine 100 Units mL-1. Diabetes Care 2015；38：637-643.

［19］ Bailey TS，Pettus J，Roussel R，et al. Morning administration of 0.4U/kg/day insulin glargine 300U/mL provides less fluctuating 24-hour pharmacodynamics and more even pharmacokinetic profiles compared with insulin degludec 100U/mL in type 1 diabetes. Diabetes Metab 2017.

译者：潘书遥、杜晓娟，福建省立医院内分泌科
审校：梁继兴，福建省立医院内分泌科

所有的临床试验都有特定的人群和试验观察指标。为了保证试验的安全和符合伦理要求，必然对入选人群和退出标准进行一定的限制，而且制定主要和次要终点也是有特殊要求的。推广任何研究结论至临床实践均要注意试验的特殊性，个体化治疗才是最重要的实践检验临床研究的唯一办法。所谓临床试验就像是提供T型台，而在台上走步模特的步伐和时装要和现实生活的衣着习惯相结合才能成为现实社会真正的流行时尚。每个医生根据指南和临床研究的结论，为每个患者量身打造最合适的临床方案才是试验的最终目的。该文为我们客观看待临床研究提供了理性的剖析方法。

——梁继兴

第二章　DEVOTE研究：高心血管事件风险的2型糖尿病使用德谷胰岛素治疗后心血管事件发生率非劣效于甘精胰岛素

解读文献：德谷胰岛素和甘精胰岛素治疗2型糖尿病的疗效和安全性比较

原文标题：Efficacy and Safety of Degludec versus Glargine in Type 2 Diabetes

原文作者：Marso SP, McGuire DK, Zinman B, Poulter NR, Emerson SS, Pieber TR, Pratley RE, Haahr PM, Lange M, Brown-Frandsen K, Moses A, Skibsted S, Kvist K, Buse JB; DEVOTE Study Group

刊载信息：N Engl J Med. 2017 Aug 24;377(8):723-732. doi: 10.1056/NEJMoa1615692. Epub 2017 Jun 12

相比于非糖尿病患者，糖尿病患者心血管疾病和心血管疾病相关的死亡风险更大。2型糖尿病患者心血管并发症的发病率比非糖尿病患者多2~4倍。观察性研究表明，需要注射胰岛素的2型糖尿病患者心血管事件发生率增加。因此，数个试验研究了严格控制血糖水平对2型糖尿病患者心血管事件风险的影响。这些试验的结果有所不同，UKPDS、ADVANCE和VADT表明，严格控制血糖水平对2型糖尿病患者心血管事件风险呈中性影响。然而，ACCORD表明，更严格控制血糖显著提高心血管原因死亡及任何原因死亡的风险。人们对糖尿病治疗相关的心血管事件的关注得到加强，同时在2008年美国食品与药品监督管理局（FDA）发布了指南。指南中指出，需要确定新降糖治疗方法的心血管事件安全性。这部指南引发数个有关糖尿病患者心血管事件的研究。然而涉及空腹血糖受损、糖耐量受损或2型糖尿患者群的大型临床试验报道，接受甘精胰岛素治疗患者的心血管事件类似于接受标准治疗的患者。ORIGIN试验表明，标准治疗与甘精胰岛素对心血管事件影响没有差异。

为了比较心血管事件高风险的2型糖尿病患者的德谷胰岛素与甘精胰岛素心血管安全性（DEVOTE），研究者在一项随机、双盲、达标治疗、事件驱动的心血管终点试验，随机分配7 637例2型糖尿病患者每日于晚餐至睡前接受一次德谷胰岛素U100（3 818例）或甘精胰岛素U100（3 819例）治疗。时间事件分析的主要结果是首发的重大心血管事件（心血管原因致死、非致死性心肌梗死或非致死性卒中）。严重低血糖症是次要结果。随机分组的6 509位（85.2%）患者确诊有心血管疾病或慢性肾脏疾病或两种疾病均有。在基线时，平均年龄为65岁，平均糖尿病病程为16.4年，平均糖化血红蛋白水平为$8.4\pm1.7\%$；83.9%的患者接受胰岛素治疗。德谷胰岛素组有325例（8.5%）发生主要结局，甘精胰岛素组有356例（9.3%）（风险比0.91；95% CI：0.78~1.06；非劣效性$P<0.001$）。在第24个月，每组的平均糖化血红蛋白水平为$7.5\pm1.2\%$，而在德谷胰岛素组的平均空腹血糖水平显著低于甘精胰岛素组（128 ± 56 mg/dL *vs.* 136 ± 57 mg/dL，$P<0.001$）。德谷胰岛素组有187例患者（4.9%）发生预先设定的严重低血糖症，而甘精胰岛素组有252例患者（6.6%），绝对差为1.7%（率比，0.60；$P<0.001$的优势；优势比，0.73；$P<0.001$

的优势）。不良事件发生率在两组间无差异。

　　在该项具有高心血管事件风险的2型糖尿病患者接受基础胰岛素治疗的心血管事件试验中，研究者发现德谷胰岛素在心血管事件方面不劣于甘精胰岛素，而且在低血糖风险方面更优于甘精胰岛素，严重低血糖

症和夜间严重低血糖症的发生率较低（分别降低了40%和53%，两者分别 $P<0.001$ ）。

总结：杜晓娟，福建省立医院内分泌科
审校：梁继兴，福建省立医院内分泌科

[点 评]

2型糖尿病发病率呈全球暴发式增加。心肌梗死和卒中等心脑血管事件是重要的大血管并发症，给各国政府和患者均带来巨大的经济负担，同时给糖尿病患者家庭带来巨大的精神负担。糖尿病强化治疗措施可能增加低血糖的发生，对多年病程的糖尿病大血管并发症不一定有益。因此新药的使用是否带来心脑血管获益最终延长寿命是值得思考的重要因素。

DEVOTE研究是随机、双盲、大规模、多中心、严谨设计的临床研究，让我们看到对于具有高心血管事件风险的长病程2型糖尿病患者不会因为德谷胰岛素的使用比甘精胰岛素增加心脑血管事件，而且相比较甘精胰岛素能减少严重低血糖和夜间低血糖风险，证实了德谷胰岛素的安全性。当然，由于试验的时长相对短，仍然需要长期的临床观察进一步了解临床心脑血管安全性的长期获益，还需要进一步注意其他风险的发生。

——梁继兴

第三章　1型糖尿病患者随机使用甘精胰岛素300 U/mL或甘精胰岛素100 U/mL治疗12个月后的血糖控制情况和低血糖事件评估（EDITION4）

原文标题：Glycaemic control and hypoglycaemia during 12 months of randomized treatment with insulin glargine 300 U/mL versus glargine 100 U/mL in people with type 1 diabetes (EDITION 4)

原文作者：Home PD[1], Bergenstal RM[2], Bolli GB[3], Ziemen M[4], Rojeski M[5], Espinasse M[6], Riddle MC[7]

[1]Institute of Cellular Medicine - Diabetes, Newcastle University, Newcastle upon Tyne, UK; [2]International Diabetes Center at Park Nicollet, Minneapolis, Minnesota; [3]Department of Medicine, Perugia University Medical School, Perugia, Italy; [4]Sanofi-Aventis Deutschland GmbH, Frankfurt am Main, Germany; [5]Sanofi, Morrisville, Pennsylvania; [6]Sanofi, Paris, France; [7]Department of Endocrinology, Diabetes and Clinical Nutrition, Oregon Health and Science University, Portland, Oregon.

刊载信息：Diabetes Obes Metab. 2018 Jan;20(1):121-128

1型糖尿病（T1DM）患者良好的血糖控制可减少微血管并发症的进展、减低全因病死率。目前的糖尿病相关指南均推荐采用胰岛素类似物治疗T1DM，因为其低血糖相关风险较低。但许多人的血糖控制仍然不理想，仍然被低血糖困扰，同时囿于注射时间的灵活性和体重增加的不良反应。

EDITION是一项世界性的、多中心、随机、开放的试验，EDITION4是为期3期的临床试验，其为我们提供了甘精胰岛素300 U/mL[Gla-300赛诺菲（Sanofi），巴黎，法国]和甘精胰岛素100 U/mL（Gla-100）这两种基础胰岛素在药效以及相关不良反应等方面的对比。

该研究共纳入549名T1DM患者，纳入研究的患者年龄均≥18岁、病程超过1年、糖化血红蛋白（HbA1c）为7.0%~10.0%或53~86 mmol/mol，且已采用基础胰岛素联合餐时胰岛素类似物方案治疗1年以上。所有的患者随机分为4组（按1:1:1:1比例），每日早上或晚上注射一次Gla-300或Gla-100作为基础胰岛素，并同时继续使用餐时胰岛素，观察时间总长为12个月。Gla-300使用改进的Tacti-Pen笔式注射器（Sanofi），可每次增加1.5 U的剂量；Gla-100使用SoloSTAR笔（Sanofi），可每次增加1 U的剂量。所有患者使用基础胰岛素，早餐前自我血糖监测（SMPG）控制目标为4.4~7.2 mmol/L（80~130 mg/dL）；且每周进行基础胰岛素的剂量调整，每次剂量调整间隔时间不能少于3~4 d。所有患者酌情使用餐时胰岛素，餐后2 h SMPG控制目标为<8.9 mmol/L（160 mg/dL）。

试验观察的指标包括HbA1c、静脉空腹血糖（FPG）、8个点的SMPG曲线（03：00、早餐前、早餐后2 h、午餐前、午餐后2 h、晚餐前、晚餐后2 h、睡前）和基础、餐时胰岛素使用的剂量、体重，并同时进行低血糖事件的评估和包括心血管终点事件在内的其他不良事件的评估。

试验结果显示，549名参与者中，有444名完成了12个月的研究（Gla-300组80%；Gla-100组82%）。大多数停药发生在研究的前6个月（Gla-300组43例，Gla-100组39例），在第二个6个月内很少发生（Gla-300组12例，Gla-100组11例）。对治疗中止给出的最常见的解释是"其他原因"，通常描述为个人、家庭或工作冲突的原因。参与者的平均年龄（SD）为47.3（13.7）岁，BMI为27.6（5.1）kg/m^2。治疗12个月后，两组HbA1c均值降低至7.86%（62.4 mmol/mol），较基线降低0.02%（95 CI：–0.13~0.17）或0.2 mmol/mol（–1.5~1.9）。治疗12个月后Gla-100组早上和晚上注射对比，HbA1c变化没有差异；但Gla-300组早上注射时HbA1c下降幅度明显增大，早上注射Gla-300组HbA1c较晚上注射Gla-300组减低0.25%（–0.47~–0.04）或减低2.7 mmol/mol（–5.2~–0.4）。根据8个点的SMPG曲线图，两种胰岛素治疗组血糖均值均较基线降低。Gla-300组的胰岛素使用量较Gla-100组高出20%；尽管注射时间不同，两组之间夜间低血糖的发生率以及不同程度的低血糖事件的发生率均没有差异。各组之间的其他不良事件发生率也没有差异。

EDITION4临床试验的结果表明，在病程超过1年的T1DM患者中，Gla-300对血糖的控制能力和Gla-100相当，在12个月的用药期间，没有发现新的有关耐药性或安全性的问题。在注射时间方面，早晨和晚上注射的血糖曲线几乎没有差异，这提示注射时间可以更加灵活。

总结：陈彦、陈刚，福建省立医院

[点 评]

Gla-300——新型、安全、有效的长效胰岛素

近几十年来，Gla-100是临床糖尿病常用的一个标准治疗方案，其每日一次皮下注射即可提供24 h的胰岛素需要量[1-2]。但新型长效胰岛素Gla-300的问世，为临床医生和患者带来了更为便利的治疗方案[3-5]，其即将于2020年在中国上市。EDITION系列临床试验是一项世界范围内的多中心、开放性、随机试验[6]。前期的EDITION试验结果给予6个月的Gla-300或Gla-100基础胰岛素干预，期间正常给予餐时胰岛素和（或）口服降糖药治疗措施，并进行长达1年的研究。前期的试验结果提示，使用Gla-300的患者夜间低血糖和一天内任意时刻低血糖出现的概率更低、体重增长更少，其他的试验结果和EDITION4结果相似。

相比前期的EDITION试验，EDITION4使得T1DM患者使用Gla-300的概率几乎翻倍，试验同时维持随机化原则。因此EDITION4提供血糖控制的数据更能反映长期趋势，药物耐受性及安全性数据也比前期要可靠的多。EDITION4的结果提示，在完成12个月的治疗后，Gla-300治疗组和Gla-100治疗组相比，低血糖事件的发生率并没有差异，体重变化也没有差异。

综合EDITION4的结果，我们可以发现，Gla-300可以提供更平坦的药效学曲线，其明显的优势在于其注射的时机可以灵活，允许在一天的任何时间注射。除了以上的优势，试验结果也发现，随着时间的推移，Gla-300用药的增加量大于Gla-100，且两种胰岛素早上注射组的用量都增大，目前这一现象的具体原因还不清楚，可从以下几方面分析原因：①试验设计了双重对比（不同胰岛素及不同注射时间对比），使得研究样本偏小（每组140人）。②人体内昼夜激素变化以及体力活动模式的差异使得胰岛素使用剂量变得复杂。③药物长期滞留于皮下导致组织中灭活药物的酶大量增加。

该实验的结果也存在一些不完善的地方：①该试验的停药率高于预期，且研究人群平均年龄及BMI均偏高，故试验结果可能不适合于年轻人或瘦削人群。②SMPG还不能提供更全面的葡萄糖谱评估，需要在临床中继续观察，可使用连续血糖监测（CGM）来更好地确定Gla-300相对于Gla-100的益处。

参考文献

[1] Goldman J, Trujillo JM. iGlarLixi: A Fixed-Ratio Combination of Insulin Glargine 100 U/mL and Lixisenatide for the Treatment of Type 2 Diabetes. Ann Pharmacother 2017, 51: 990-999.

[2] Deerochanawong C, Bajpai S, Dwipayana IMP, et al. Optimizing Glycemic Control Through Titration of Insulin Glargine 100 U/mL: A Review of Current and Future Approaches with a Focus on Asian Populations. Diabetes Ther 2017, 8: 1197-1214.

[3] Bergenstal RM, Bailey TS, Rodbard D, et al. Comparison of Insulin Glargine 300 Units/mL and 100 Units/mL in Adults With Type 1 Diabetes: Continuous Glucose Monitoring Profiles and Variability Using Morning or Evening Injections. Diabetes Care 2017, 40: 554-560.

[4] Heise T, Kaplan K, Haahr HL. Day-to-Day and Within-Day Variability in Glucose-Lowering Effect Between Insulin Degludec and Insulin Glargine (100 U/mL and 300 U/mL): A Comparison Across Studies. J Diabetes Sci Technol 2018, 12: 356-363.

[5] Lingvay I, Chao J, Dalal MR, et al. Efficacy and Safety of Insulin Glargine 300 U/mL Versus Insulin Glargine 100 U/mL in High-Risk and Low-Risk Patients with Type 2 Diabetes Stratified Using Common Clinical Performance Measures. Diabetes Technol Ther 2017, 19: 315-322.

[6] Yki-Järvinen H, Bergenstal RM, Bolli GB, et al. Glycaemic control and hypoglycaemia with new insulin glargine 300 U/ml versus insulin glargine 100 U/ml in people with type 2 diabetes using basal insulin and oral antihyperglycaemic drugs: the EDITION 2 randomized 12-month trial including 6-month extension. Diabetes Obes Metab 2015, 17: 1142-1149.

作者：陈彦、陈刚，福建省立医院

第四章　口服胰岛素对1型糖尿病患者亲属发生糖尿病的预防作用：一项随机对照临床试验

原文标题：Effect of Oral Insulin on Prevention of Diabetes in Relatives of Patients With Type 1 Diabetes A Randomized Clinical Trial

原文作者：Writing Committee for the Type 1 Diabetes TrialNet Oral Insulin Study Group, Krischer JP[1], Schatz DA[2], Bundy B[1], Skyler JS[3], Greenbaum CJ[4]

[1]University of South Florida, Tampa; [2]University of Florida, Gainesville; [3]University of Miami, Miami, Florida; [4]Benaroya Research Institute, Seattle, Washington

刊载信息：JAMA. 2017 Nov 21;318(19):1891-1902. doi: 10.1001/jama.2017.17070.

在糖尿病预防试验（DPT-1）中，与安慰剂相比，口服胰岛素并不能延缓糖尿病的发展，但后期的分析提示，具有更高的胰岛素自身抗体滴度的高风险亚组可能受益。因此，继DPT-1研究之后，1型糖尿病（T1DM）临床试验TrialNet研究应运而生，试图进一步探讨口服胰岛素是否能在延缓T1DM患者自身抗体阳性的亲属T1DM的发病。

TrialNet研究是一项随机，对照，双盲的临床试验，该研究纳入2007年3月2日—2015年12月21日，来自加拿大、美国、澳大利亚、新西兰、英国、意大利、瑞典、芬兰和德国等9个国家的T1DM亲属共560人，随访到2016年12月31日，观察发生糖尿病的时间。纳入标准：①T1DM患者的非糖尿病亲属；②正常葡萄糖耐量；③微小胰岛素自身抗体阳性；④不具有糖尿病保护性的单体型HLA-DQA1*0102和DQB1*0602。所有参与者随机分成两组，7.5 mg/d口服胰岛素组（n=283）及安慰剂组（n=277）。根据抗体谱及胰岛素分泌水平，分为4个研究亚组。主要研究组（n=389）：胰岛细胞自身抗体阳性或谷氨酸脱羧酶和胰岛瘤相关抗原-2自身抗体阳性，第一阶段胰岛素释放高于阈值；次要研究组1（n=55）：抗体谱与主要研究组相同，第一阶段胰岛素释放低于阈值；次要研究组2（n=114）：胰岛细胞自身抗体阳性，谷氨酸脱羧酶或胰岛素瘤相关蛋白-2抗体阳性，第一阶段胰岛素释放高于阈值；次要研究组3（n=3，1人未参与）：抗体谱与次要研究组2相同，第一阶段胰岛素释放低于阈值。结果显示，共有560名参与者[中位数年龄8.2岁；四分位间距（IQR），5.7~12.1岁；男性占60%；90.7%非西班牙裔白人；同时诊断为T1DM的同胞中有57.6%]。在主要研究组（n=389）中，平均随访2.7年（IQR，1.5~4.6年），口服胰岛素组和安慰剂组分别有58例（28.5%）和62例（33%）诊断为糖尿病。与安慰剂相比，口服胰岛素7.5 mg/d，在2.7年内没有延缓或阻止T1DM的发展（HR 0.87，95% CI：0~1.2，P=0.21）。次要研究组1（n=55）中，口服胰岛素组和安慰剂组分别有13名（48.1%）和19名（70.3%）确诊糖尿病。口服胰岛素组糖尿病发病时间明显延长（HR 0.45，95% CI：0~0.82，P=0.006）。次要研究组2（n=114）和次要研究组3（n=3），两组共116人。口服胰岛素组与安慰剂组发生糖尿病时间的HR为1.03（95% CI：0~2.11；P=0.53）。整个队列（n=560）HR为0.83（95% CI：0~1.07；P=0.11），口服胰岛素组与安慰剂组对比没有显着差异。

通过TrialNet研究，得出以下结论：与安慰剂相比，7.5 mg/d口服胰岛素在2.7年内没有延迟或阻止T1DM患者自身抗体阳性的亲属T1DM的发生。但在第一时相胰岛素释放减少的亚组中，可以观察到口服胰岛素治疗存在显著的保护性效果。

总结：黄银琼，福建医科大学附属第二医院内分泌科
许丽贞，福建医科大学省立临床医学院内分泌科

口服胰岛素不能延缓1型糖尿病进展

1型糖尿病（T1DM）占糖尿病患者总数的5%~10%，其中多数为儿童及青少年，需要终生依赖胰岛素治疗，造成无数家庭精神上和经济上的巨大压力。对于T1DM的防治，具有重要的意义。迄今为主，T1DM的病因和发病机制尚未完全明确，胰岛β细胞受到自身免疫攻击而选择性破坏导致胰岛素绝对缺乏已成为共识。

T1DM是一种自身免疫性疾病，T1DM的患者可检测出多种自身抗体。T1DM的亲属患病风险增加15倍，对于T1DM亲属糖尿病发病的防治具有重要的意义。我们可通过检测T1DM亲属，尤其儿童的胰岛自身抗体，而在无症状个体中发现T1DM患者[1-2]。

注射胰岛素是目前T1DM的主要治疗方案，对于非注射胰岛素的开发一直在进行当中。其中对于口服胰岛素的研究是近几年的热点。

近年来，有研究显示口服胰岛素可用于预防T1DM。在动物实验中，口服胰岛素被证实可延缓糖尿病的发生[3]。该保护机制被认为涉及胰岛素特异性调节性T细胞的诱导[4]。而早期的一项研究表明，具有高水平的微量胰岛素自身抗体（mIAA）的个体，服用口服胰岛素可能会延缓糖尿病的发病[5]。

2017年11月21日在JAMA杂志发表的一项大型随机对照试验[6]，TrialNet口服胰岛素预防试验，探讨口服胰岛素应用于不同风险1型糖尿患者群中，其对于T1DM发病的影响。这是迄今为止进行的最大和最长的口服胰岛素预防试验。该研究受试者来自加拿大、美国、澳大利亚、新西兰、英国、意大利、瑞典、芬兰、德国等多个国家，他们是至少有2种自身抗体（包括胰岛素自身抗体）和正常葡萄糖耐量的T1DM患者的亲属。

从2007—2015年，研究人员在9个国家的87个地点筛查了近140 000个T1DM亲属共560人，参加者为3~45岁，一级亲属（儿童，父母或兄弟姐妹）患有T1DM，或3~20岁，二级亲属（叔叔，阿姨，侄女，外甥，表弟，或祖父母）患有T1DM。入选受试者的平均年龄为8.25岁。他们有正常的血糖和两种或两种以上的胰岛自身抗体，包括mIAA，胰岛细胞抗体（ICA），谷氨酸脱羧酶（GAD）抗体或胰岛抗原-2（IA-2）抗体。研究对象分为四组，主要研究组（n=389）：胰岛细胞自身抗体阳性或谷氨酸脱羧酶和胰岛瘤相关抗原-2自身抗体阳性，第一阶段胰岛素释放高于阈值；次要研究组1（n=55）：抗体谱与主要研究组相同，第一阶段胰岛素释放低于阈值；次要研究组2（n=114）：胰岛细胞自身抗体阳性，谷氨酸脱羧酶或胰岛素瘤相关蛋白-2抗体阳性，第一阶段胰岛素释放高于阈值；次要研究组3（n=3）：抗体谱与次要研究组2相同，第一阶段胰岛素释放低于阈值。在每组中，受试者随机接受口服胰岛素或安慰剂7.5 mg/d。每6个月进行口服葡萄糖耐量测试，以评估他们是否患有T1DM。

在平均2.7年的随访期间，58例口服胰岛素组（28.5%）和62例安慰剂组（33%）诊断为糖尿病。与安慰剂相比，口服胰岛素7.5 mg/d，在2.7年内没有延缓或阻止T1DM的发展（HR 0.87，95% CI：0~1.2，P=0.21）。同样地，口服胰岛素对组合的次要研究组2和3或在整个研究样品中对T1DM的发展没有显著影响。然而，在对其中某一亚组，55名第一时相胰岛素释放低于阈值的参与者进行分析时发现，相比安慰剂组，口服胰岛素组确诊为糖尿病的比例明显减少（70.3% vs. 48.1%），且糖尿病发病时间明显较长（平均31个月）（HR 0.45，95% CI：0~0.82，P=0.006）。由此证明，第一时相胰岛素释放减少的患者，其糖尿病风险增加。

与既往研究不同的是，除了探讨口服胰岛素是否可以延缓或预防具有高水平mIAA以及其他胰岛自身抗体的高风险人群的T1DM的发病，他们也同时探讨具有不同胰岛自身抗体谱（次要结果）的个体的信息。尽管在该研究的主要研究组中，服用口服胰岛素和安慰剂相比，并没有获益，该研究也不建议采用口服胰岛素来预防T1DM。然而，令人震奋的是，在一小部分具有相同抗胰岛细胞自身抗体但第一时相胰岛素释放减少的参与者中，发现口服胰岛素治疗存在显著的保护性效果，接受口服胰岛素的患者被诊断为T1DM的时间比安慰剂组明显延长。口服胰岛素在这一部分人群中起了作用，其中的原因可能是这部分人群是T1DM的高危人群，他们可能已经有T1DM，是最容易产生胰岛素依赖的人，推测这些人群对口服胰岛素有反应是因为自身免疫性攻击可能当时已经很活跃了。该研究表明T1DM在不同的人群中表现和发展方式并不相同，部分人群可能会对口服胰岛素产生应答，而部分人群则不会。在该研究中，只有某一亚组表现为对口服胰岛素应答反应，但其中的机制有待进一步的研究，同时这也可以作为开发特定靶向治疗的依据。

此外，为了延续DPT-1研究的结果，该研究中采用的口服胰岛素剂量为7.5 mg/d，而在另一项研究Pre-Point[7]研究提示，仅在接受最高剂量口服胰岛素研究的6名儿童（67.5 mg/d）中才具有潜在的保护性免疫调节作用。因此，是否需要检测较高剂量的口服胰岛素来看看是否能更长地延缓病情，同时还可以测试口服胰岛素和治疗免疫系统的药物联合使用观察其效果。这些均有待进一步的研究。

参考文献

[1] Lindberg B，Ivarsson SA，Landin-Olsson M，et al. Islet autoantibodies in cord blood from children who developed type I (insulin-dependent) diabetes mellitus before 15 years of age. Diabetologia 1999，42：181-187.

[2] Ziegler AG，Rewers M，Simell O，et al. Seroconversion to multiple islet autoantibodies and risk of progression to diabetes in children. JAMA 2013，309：2473-2479.

[3] Zhang ZJ，Davidson L，Eisenbarth G，Weiner HL. Suppression of diabetes in nonobese diabetic mice by oral administration of porcine insulin. Proc Natl Acad Sci U S A 1991，88：10252-10256.

[4] Bresson D，Togher L，Rodrigo E，et al. Anti-CD3 and nasal proinsulin combination therapy enhances remission from recent-onset autoimmune diabetes by inducing Tregs. J Clin Invest 2006，116：1371-1381.

[5] Skyler JS，Krischer JP，Wolfsdorf J，etal. Effects of oral insulin in relatives of patients with type 1 diabetes: the Diabetes Prevention Trial-Type 1. Diabetes Care 2005，28：1068-1076.

[6] Writing Committee for the Type 1 Diabetes TrialNet Oral Insulin Study Group，Krischer JP，Schatz DA，et al. Effect of Oral Insulin on Prevention of Diabetes in Relatives of Patients With Type 1 Diabetes A Randomized Clinical Trial. JAMA 2017，318：1891-1902.

[7] Bonifacio E，Ziegler AG，Klingensmith G，etal. Pre-POINT Study Group. Effects of high-dose oral insulin on immune responses in children at high risk for type 1 diabetes: the Pre-POINT randomized clinical trial. JAMA 2015，313：1541-1549.

作者：黄银琼，福建医科大学附属第二医院内分泌科

第五章　基础胰岛素治疗期间低血糖的评估：拓宽夜间低血糖时间窗定义可更全面评估夜间低血糖事件发生情况

解读文献：基础胰岛素治疗期间低血糖的评估: 低血糖发生的时间分布、使用预定义或拓宽时间窗定义的夜间低血糖发生风险

原文标题：Assessment of hypoglycaemia during basal insulin therapy: Temporal distribution and risk of events using a predefined or an expanded definition of nocturnal event

原文作者：Riddle MC[1], Bolli GB[2], Avogaro A[3], Gimenez Álvarez M[4], Merino-Trigo A[5], Boëlle-Le Corfec E[5], Home PD[6]

[1]Oregon Health & Science University, Portland, OR, USA. Electronic address: riddlem@ohsu.edu; [2]University of Perugia School of Medicine, Department of Medicine, Perugia, Italy; [3]University of Padova, Padova, Italy; [4]Hospital Clinic of Barcelona, Barcelona, Spain; [5]Sanofi, 35100 Paris, France; [6]Newcastle University, Newcastle upon Tyne, UK.

刊载信息：Diabetes Metab. 2017 Dec 11. pii: S1262-3636(17)30583-9.

在使用胰岛素治疗过程中，低血糖反应是血糖控制达标的主要障碍，夜间低血糖尤其令人担忧。夜间低血糖通常被定义为发生于00：00~06：00间的低血糖。然而，这个6 h的时间窗可能并不能包含发生在清醒和早餐之间的全部低血糖事件，也不能包含从夜间基础胰岛素注射到午夜这个时间段。因此，在评估不同胰岛素作用时，将会忽略许多夜间基础胰岛素相关的低血糖事件。

为了评估2型糖尿病患者低血糖事件的时间分布情况，比较使用两种不同时间窗（预定义时间窗和拓宽时间窗）夜间低血糖事件发生频率，同时比较两种不同甘精胰岛素制剂发生夜间低血糖事件的差异，在EDITION1、2、3的基础上进行了后续的研究。EDITION1、2、3是多中心、随机、开放、3a期临床研究（NCT01499082，NCT01499095，NCT01676220）。经过2周的筛查期后，参与者随机分为两组，分别采用甘精胰岛素300 U/mL（Gla-300）和甘精胰岛素100 U/mL（Gla-100），进行为期6个月的治疗，评估低血糖事件的时间分布，同时使用预定义时间窗（即夜间00：00~05：59）和拓宽夜间时间窗（22：00至隔天早餐前血糖测定时），对比两种时间窗的低血糖风险和年事件发生率。结果显示，预定义时间窗中记录了3 026次夜间低血糖事件，在拓宽夜间时间窗中记录了8 315例。拓宽夜间时间窗低血糖事件发生数几乎是预定义时间窗的3倍。使用预定义时间窗，夜间低血糖事件占日总量的15.7%，而在使用拓宽时间窗时占43.1%。不论是在预定义夜间窗（相对危险比RR=0.75；95% CI：0.68~0.83）还是在拓宽时间窗（RR=0.84；95% CI：0.78~0.89），应用Gla-300发生1次以上夜间低血糖事件的参与者百分比均比应用Gla-100时低。

通过该研究，得出以下结论：使用预定义夜间时间窗（即夜间00：00~05：59）会忽略许多夜间低血糖事件。采用拓宽夜间时间窗，可以更全面地评估夜间低血糖事件发生情况。无论使用何种时间窗，与Gla-100方案相比，Gla-300方案明显减少了低血糖事件的发生。

总结：黄银琼，福建医科大学附属第二医院内分泌科
郑丘琳，福建医科大学省立临床医学院内分泌科

[点 评]

随着病程的进展，大多数2型糖尿病患者需要强化治疗。目前，最常用的联合治疗方法是加用基础胰岛素。虽然基础胰岛素可以有效控制大部分患者的高血糖，但它也会增加低血糖的风险[1-2]。对于使用胰岛素治疗的糖尿病患者来说，低血糖尤其夜间低血糖是血糖控制达标的主要障碍[3-4]。

夜间低血糖通常被定义为发生于00：00~06：00间的低血糖。然而，这个6小时时间窗可能并不能包含发生在清醒和早餐之间以及夜间基础胰岛素注射到午夜这两个时间段的全部低血糖事件。在这个时间，空腹状态持续、血糖也持续处于基础胰岛素的调节状态下。为了全面评估低血糖事件的发生，该研究者提出了拓宽夜间时间窗的概念，拓宽夜间时间窗定义为22：00至第二天早餐前血糖测试时。该研究以EDITION1、2、3研究的人群作为研究对象，经过2周的筛查期后，共入选了878名参与者，随机分为两组，分别采用甘精胰岛素300 U/mL（Gla-300）和甘精胰岛素100 U/mL（Gla-100），进行为期6个月的治疗，评估低血糖事件的时间分布，同时使用预先定义夜间窗（即夜间00：00~05：59）和拓宽夜间时间窗（22：00至隔天早餐前血糖测定时），对比两种时间窗的低血糖风险和年事件发生率。结果显示，两种胰岛素的使用都验证了在早上06：00~10：00之间血糖≤3.9 mmol/L（即70 mg/dL）甚至是更严重的低血糖的发生率最高。在使用拓宽夜间窗时发现的低血糖事件增加了近3倍（8 315 vs. 3 026）。使用预定义夜间窗时，发生1次夜间低血糖事件的发生率在Gla-300方案中比Gla-100方案低了25%，而使用拓宽夜间窗时低了16%。年事件发生率在预设定夜间窗和拓宽夜间窗中也分别低了31%和24%。在胰岛素使用导致夜间低血糖事件发生的差异中，所选择的夜间窗有很大的作用（在导致更少低血糖事件的Gla-300方案使用中，选择预定义夜间窗和拓宽夜间窗时发生数分别为556与1 145）。

从该研究结果可以看出，用预定义夜间时间窗（即夜间00：00~05：59）导致许多夜间低血糖事件被忽略，而采用拓宽夜间时间窗，可以更全面地评估夜间低血糖事件发生情况。空腹血糖测定，即早餐前胰岛素测定，通常在07：30左右。因此，当使用预定义夜间窗（00：00~05：59）计算一整夜空腹期中低血糖事件发生率时，许多夜间低血糖事件会被排除在外。在拓宽夜间窗中，报道的夜间低血糖事件发生数几乎是预定义夜间窗的3倍。06：00至早餐前血糖测定时这个时间段中低血糖事件的高发生率原因考虑如下：①自我血糖测定在这个时间段比午夜和凌晨更有可能进行，而且所使用的低血糖定义需要对有症状和无症状低血糖事件进行确认。②睡眠被认为是抑制对低血糖的感知，包括肾上腺素能症状，所以低血糖事件在正常清醒状态下更可能被检测到[5]。③在长时间空腹状态下，长效基础胰岛素可能会增加低血糖风险，部分起床得比较晚、延迟早餐的人可能会比起得早而有一个较短的夜间空腹期的人有更高的低血糖风险。

然而，该研究仍有其局限性。由于睡眠期间血糖检测受到限制，尤其夜间无症状低血糖无法唤醒个体进行血糖检测，也是导致预定义时间窗低血糖事件被低估的原因。在未来的研究中，可通过使用动态血糖监测设备以收集全面的血糖数据[6]。

总之，该研究给我们的启示是：在评估夜间低血糖事件时，采用拓宽夜间时间窗，可以更全面地评估夜间低血糖事件发生情况。无论使用何种时间窗，与Gla-100方案相比，Gla-300方案明显减少了低血糖事件的发生。

参考文献

[1] Inzucchi SE，Bergenstal RM，Buse JB，et al. Management of hyperglycemia in type 2 diabetes，2015：a patient-centered approach：update to a position statement of the American

Diabetes Association and the European Association for the Study of Diabetes. Diabetes Care 2015, 38: 140–149.

[2] Wang C, Mamza J, Idris I. Biphasic vs basal bolus insulin regimen in type 2 diabetes: a systematic review and meta-analysis of randomized controlled trials. Diabet Med 2015, 32: 585–594.

[3] Brod M, Christensen T, Bushnell DM. Impact of nocturnal hypoglycaemic events on diabetes management, sleep quality, and next-day function: results from a four-country survey. J Med Econ 2012, 15: 77–86.

[4] FrierBM, JensenMM, ChubbBD. Hypoglycaemiainadultswithinsulin- treated diabetes in the UK: self-reported frequency and effects. Diabet Med 2016, 33: 1125–1132.

[5] Jones TW, Porter P, Sherwin RS, et al. Decreased epinephrine responses to hypoglycemia during sleep. N Engl J Med 1998, 338: 1657-1662.

[6] Schnell O, Barnard K, Bergenstal R, et al. Role of continuous glucose monitoring in clinical trials: recommendations on report- ing. Diabetes Technol Ther 2017, 19: 391–399.

作者：黄银琼，福建医科大学附属第二医院内分泌科

第二部分 SGLT-1/2抑制药

第六章　CANVAS研究：坎格列净在2型糖尿病患者中的心血管及肾脏作用

原文标题：Canagliflozin and Cardiovascular and Renal Events in Type 2 Diabetes

原文作者：Neal B, Perkovic V, Mahaffey KW, de Zeeuw D, Fulcher G, Erondu N, Shaw W, Law G, Desai M, Matthews DR; CANVAS Program Collaborative Group.

刊载信息：N Engl J Med. 2017 Aug 17;377(7):644-657

2015年，EMPA-REG OUTCOME研究显示，恩格列净是首个经大型RCT研究证实能降低心血管风险的降糖药。但这种心血管获益是恩格列净独有，还是SGLT-2抑制药的类效应呢？坎格列净也是一种SGLT2抑制药，可降低糖尿病患者的血糖和血压，体重和蛋白尿。CAVAS研究报告了坎格列净治疗对心血管、肾的影响和安全性。

CANVAS研究整合了两项临床试验，包含了总共10 142名2型糖尿病合并高心血管风险患者。在试验中，参与者被随机分配接受坎格列净（100 mg QD和300 mg QD组）或安慰剂治疗，平均随访时间为188.2周。主要结局是心血管性死亡、非致死性心肌梗死或非致死性卒中所构成的复合终点。

参与者的平均年龄为63.3岁，35.8%为女性，糖尿病的平均病程为13.5年，65.6%有心血管病史。CANVAS的主要复合终点发生率比安慰剂组低（26.9 vs. 31.5人/1 000人/年；风险比=0.86，95% CI：0.75~0.97，P<0.001，非劣效性；P=0.02）。尽管在测试人群中的肾脏预后并无统计学意义，但研究结果表明，CANVAS仍有潜在的获益–改善白蛋白尿进展（风险比=0.73，95% CI：0.67~0.79）和肾小球滤过率持续减少40%，需

要肾脏替代治疗，或肾因性死亡的复合终点（风险比=0.60，95% CI：0.47~0.77）。CANVAS的不良反应与先前报道一致，但截肢的风险增加（6.3 vs. 3.4人/1 000人/年；风险比=1.97，95% CI：1.41~2.75）。截肢主要发生在脚趾或跖骨水平。

CANVAS的结论写道：在2型糖尿病合并高危心血管疾病风险的患者中，用坎格列净治疗与安慰剂相比，可降低心血管事件风险。同时，坎格列净具有降压、降糖、降体重、减少住院心衰风险（减少33%）的作用。在不良事件方面，坎格列净治疗组与安慰剂组相比，严重不良事件相对较少。两组在不良事件导致停药方面并未观察到差异。不过值得注意的是，坎格列净组脚趾或跖骨水平截肢风险增加，机制目前尚不清楚，该药物对骨代谢和关节的影响值得进一步关注，临床医生处方时应谨慎。

CANVAS研究虽然达到了心血管安全性目标，证明了坎格列净的心血管和肾脏保护作用，是第二种获得了心血管获益证据的SGLT-2抑制药类药物，提示这种获益是此类药物的类效应。但CANVAS主要复合终点的各组分（心血管死亡，非致死性心梗和非致死性卒中）及全因死亡在两组之间并没有显示出统计学差异，这与

EMPA-REG OUTCOME心血管保护结果并不完全一致。不过，尽管如此，很多指南都推荐了SGLT-2用于糖尿病ASCVD患者。此外，CAVAS证实了坎格列净潜在的肾脏保护作用，可以延缓糖尿病合并肾病的病程进展，其结果是令人振奋的，未来可期！

总结：吴绮楠，重庆大学附属肿瘤医院

[点 评]

坎格列净降糖又降心血管风险？可能并不是

原文标题：Canagliflozin lowers blood sugar, but does it also lower cardiovascular risk? Maybe not

原文作者：Thomas F. Heston[1,2], Anndres H. Olson[1], Nicholas R. Randall[1]

[1]Department of Medical Education and Clinical Sciences, Elson S. Floyd College of Medicine, Washington State University, Spokane, WA, USA; [2]Department of Family Medicine, University of Washington, Seattle, WA, USA

Correspondence to: Thomas F. Heston. Department of Medical Education and Clinical Sciences, Elson S. Floyd College of Medicine, Washington State University, PO Box 1495, Spokane, WA 99210-1495, USA. Email: tom.heston@wsu.edu.

Provenance: This is an invited Editorial commissioned by Section Editor Dr. Kaiping Zhang, PhD (AME College, AME Group, China).

Comment on: Neal B, Perkovic V, Mahaffey KW, et al. Canagliflozin and Cardiovascular and Renal Events in Type 2 Diabetes. N Engl J Med 2017;377:644-57.

刊载信息：Ann Transl Med 2017;5(23):473. doi: 10.21037/atm.2017.09.28

View this article at: http://atm.amegroups.com/article/view/17086

1 高血糖被认为是主要心血管危险因素

过去25年，大家已基本共认糖尿病与至少2倍的动脉粥样硬化相关疾病风险相关[1]。长期持续的高血糖是主要的心血管危险因素之一，其独立于年龄，体重指数，收缩压，血胆固醇，吸烟及心血管疾病病史[2]。

2 坎格列净降糖机制、疗效与不良反应

坎格列净是一种SGLT-2抑制药，已获批准用于治疗2型糖尿病，其主要通过减少肾近曲小管S1段重吸收葡萄糖，使糖排泄增多[3]。坎格列净耐受良好，降低糖化血红蛋白（HbA1c）的效果与二甲双胍相当。有一些早期证据表明，坎格列净可能与二甲双胍有协同作用——二甲双胍/坎格列净联用可能是新诊断T2DM患者的一个合理的起始治疗方案[4]。另外，坎格列净似乎

与磺脲类降糖药合用时也能很好耐受[5]。其最常见的不良反应如：女性生殖器真菌感染、尿路感染，尿频，多尿，体液消耗及肾功能受损。极少数糖尿病患者可能出现糖尿病酮症酸中毒[6-8]。由于没有明显的高血糖表现，对严重的代谢异常的识别可能会严重滞后[9]。

坎格列净心血管评估研究（CANVAS）综合了两项试验的数据。与对照组相比，2型糖尿病伴心血管疾病或心血管疾病高危因素的患者接受坎格列净治疗能够显著减少心血管疾病的风险。CANVAS最近的数据分析发现，与对照组相比，坎格列净治疗组能进一步降低HbA1c，降低心血管因素病死率，降低致死性心肌梗死以及非致死性的卒中。然而，那些报道了坎格列净有更高截肢风险的研究，最开始都是在趾或跖骨水平出现的[10]。此研究中升高的截肢风险是意料之外的发现，并且作者并没有进一步给出产生这一情况的假说机制。

3　对CANVAS研究需要留意的问题

CANVAS研究有几项伦理警告值得特别注意：

首先，该研究由生产坎格列净的Janssen制药公司赞助[11]。此外，该制药公司资助的作者是来自一个主要负责"医学写作支持"的市场公司，而该市场公司在官网上宣称他们可以帮助"优化您的产品或者每一步的品牌效应"[12]。因此，制药公司赞助的试验会明显偏向于制药公司[13-14]。此外，此作者几乎没有很明确地阐述这些严重的利益冲突，没有采取足够透明的方法，这可能会导致读者对此并不知情。一项分析发现，那些受到药企赞助的研究较其他没有赞助商的研究相比，有高出4倍的倾向性会得出利于赞助商的结果[15]。

其次，该研究缺乏与心血管疾病相关的统计矫正因素。该研究减少心血管疾病的发病率是因为坎格列净本身还是通过其降糖效果来产生的，目前尚不清楚。作者本可以通过进行HbA1c水平的统计矫正来轻易阐明该问题，但是却被忽略了。近50年来，众所周知糖尿病、血清胰岛素水平及缺血性心脏疾病之间有很强的相关性[16]。最近的研究发现，HbA1c水平与心血管疾病风险的增加及死亡的增加密切相关[17]。应该把坎格列净作为一种自变量，临床结果作为一种因变量，并矫正HbA1c水平来分析这些数据。是否这些分析很可能已经做了，但因对赞助商不利，所以没有被发表？这些我们就不清楚了。

另外，该研究的作者只是用了标准误来描述他们的结果，而没有提供标准差。在大型研究中，平均标准误太窄了，它有效地将患者分为两组。因此，很难辨别个体患者是否有益或者有害。因此，作者不仅应给出演绎后的统计学描述，如标准误，也应给出反映样本变异的描述性统计，如标准差。

我们的结论认为，坎格列净很可能降低2型糖尿病患者的平均血糖。这一研究也强化了糖尿病是心脏和肾脏不良事件危险因素的认识，尤其在患有心血管疾病或有这些高危因素的患者中。有研究表明坎格列净增加了截肢的风险，但坎格列净和截肢的关系还不是特别清楚，可能不具有相关性。坎格列净在心血管或者肾脏疾病中是否有其他非依赖降糖水平的独立影响因素还不清楚。

参考文献

[1] Kannel WB, McGee DL. Diabetes and cardiovascular disease. The Framingham study. JAMA 1979, 241: 2035-2038.

[2] Khaw KT, Wareham N, Bingham S, et al. Association of hemoglobin A1c with cardiovascular disease and mortality in adults: the European prospective investigation into cancer in Norfolk. Ann Intern Med 2004, 141: 413-420.

[3] Rosenthal N, Meininger G, Ways K, et al. Canagliflozin: a sodium glucose co-transporter 2 inhibitor for the treatment of type 2 diabetes mellitus. Ann N Y Acad Sci 2015, 1358: 28-43.

[4] Rosenstock J, Chuck L, González-Ortiz M, et al. Initial Combination Therapy With Canagliflozin Plus Metformin Versus Each Component as Monotherapy for Drug-Naïve Type 2 Diabetes. Diabetes Care 2016, 39: 353-362.

[5] Wilding JP, Charpentier G, Hollander P, et al. Efficacy and safety of canagliflozin in patients with type 2 diabetes mellitus inadequately controlled with metformin and sulphonylurea: a randomised trial. Int J Clin Pract 2013, 67: 1267-1282.

[6] FDA Drug Safety Communication: FDA revises labels of SGLT2 inhibitors for diabetes to include warnings about too much acid in the blood and serious urinary tract infections. Available online: https://www.fda.gov/drugs/ drugsafety/ucm475463.htm

[7] Turner J, Begum T, Smalligan RD. CanagliflozinInduced Diabetic Ketoacidosis: Case Report and Review of the Literature. J Investig Med High Impact Case Rep 2016, 4: 2324709616663231.

[8] Clement M, Senior P. Euglycemic diabetic ketoacidosis with canagliflozin: Not-so-sweet but avoidable complication of sodium-glucose cotransporter-2 inhibitor use. Can Fam Physician 2016, 62: 725-728.

[9] Peters AL, Buschur EO, Buse JB, et al. Euglycemic Diabetic Ketoacidosis: A Potential Complication of Treatment With Sodium-Glucose Cotransporter 2 Inhibition. Diabetes Care 2015, 38: 1687-1693.

[10] Neal B, Perkovic V, Mahaffey KW, et al. Canagliflozin and cardiovascular and renal events in type 2 diabetes. N Engl J Med 2017, 377: 644-657.

[11] Research & Development. Available online: http://www.janssen.com/research-and-development

[12] Cello Health Communications. Making Evidence Matter. Available online: https://www. cellohealthcommunications. com/

[13] Berger E. Ghostwriters, data manipulation and dollar diplomacy: how drug companies pull the strings in clinical research. Ann

Emerg Med 2008, 52: 137-139.

[14] Mandrioli D, Kearns CE, Bero LA. Relationship between Research Outcomes and Risk of Bias, Study Sponsorship, and Author Financial Conflicts of Interest in Reviews of the Effects of Artificially Sweetened Beverages on Weight Outcomes: A Systematic Review of Reviews. PLoS One 2016, 11: e0162198.

[15] Lexchin J, Bero LA, Djulbegovic B, et al. Pharmaceutical industry sponsorship and research outcome and quality: systematic review. BMJ 2003, 326: 1167-1170.

[16] Yudkin J, Kakkar VV, Szanto S. Sugar intake, serum insulin and platelet adhesiveness in men with and without peripheral vascular disease. Postgrad Med J 1969, 45: 608-611.

[17] Selvin E, Steffes MW, Zhu H, et al. Glycated hemoglobin, diabetes, and cardiovascular risk in nondiabetic adults. N Engl J Med 2010, 362: 800-811.

译者：冷蔚玲，第三军医大学（陆军军医大学）第一附属医院内分泌科

第七章　CVD-REAL研究：起始SGLT-2抑制药较其他降糖药物相比可降低T2DM患者心衰和死亡

原文标题：Lower Risk of Heart Failure and Death in Patients Initiated on SGLT-2 Inhibitors Versus Other Glucose-Lowering Drugs: The CVD-REAL Study

原文作者：Kosiborod M[1], Cavender MA[2], Fu AZ[2], Wilding JP[2], Khunti K[2], Holl RW[2], Norhammar A[2], Birkeland KI[2], Jørgensen ME[2], Thuresson M[2], Arya N[2], Bodegård J[2], Hammar N[2], Fenici P[2]; CVD-REAL Investigators and Study Group*

[1]From Saint Luke's Mid America Heart Institute and University of Missouri-Kansas City (M.K.); University of North Carolina, Chapel Hill (M.A.C.); Georgetown University Medical Center, Washington, DC (A.Z.F.); University of Liverpool, United Kingdom (J.P.W.); University of Leicester, United Kingdom (K.K.); University of Ulm, Germany (R.W.H.); Karolinska Institutet, Stockholm, Sweden (A.N., N.H.); University of Oslo, Norway (K.I.B.); Oslo University Hospital, Norway (K.I.B.); Steno Diabetes Center, Copenhagen, Gentofte, Denmark (M.E.J.); National Institute of Public Health, Southern Denmark University, Copenhagen (M.E.J.); Statisticon AB, Uppsala, Sweden (M.T.); AstraZeneca, Gaithersburg, MD (N.A.); AstraZeneca, Oslo, Norway (J.B.); AstraZeneca Gothenburg, Sweden (N.H.); and AstraZeneca, Cambridge, United Kingdom (P.F.). mkosiborod@saint-lukes.org. [2]From Saint Luke's Mid America Heart Institute and University of Missouri-Kansas City (M.K.); University of North Carolina, Chapel Hill (M.A.C.); Georgetown University Medical Center, Washington, DC (A.Z.F.); University of Liverpool, United Kingdom (J.P.W.); University of Leicester, United Kingdom (K.K.); University of Ulm, Germany (R.W.H.); Karolinska Institutet, Stockholm, Sweden (A.N., N.H.); University of Oslo, Norway (K.I.B.); Oslo University Hospital, Norway (K.I.B.); Steno Diabetes Center, Copenhagen, Gentofte, Denmark (M.E.J.); National Institute of Public Health, Southern Denmark University, Copenhagen (M.E.J.); Statisticon AB, Uppsala, Sweden (M.T.); AstraZeneca, Gaithersburg, MD (N.A.); AstraZeneca, Oslo, Norway (J.B.); AstraZeneca Gothenburg, Sweden (N.H.); and AstraZeneca, Cambridge, United Kingdom (P.F.).

刊载信息：Circulation. 2017 Jul 18;136(3):249-259

众所周知，2型糖尿病（T2DM）患者最大的威胁是其心血管并发症。降糖药物是否具有心血管安全性或心血管保护效应得到了社会各界的密切关注。最近报道，在T2DM患者合并动脉粥样硬化性心血管疾病（CVD）的患者中使用钠–葡萄糖共转运子-2抑制药恩格列净，可减少CVD死亡和因心力衰竭住院（HHF）。CANVAS研究证实了坎格列净对心血管复合终点和肾脏的潜在保护效应。但是由于以上研究均有严格的准入，如糖尿病合并心血管高危风险的患者等，因此，SGLT-2抑制药是否适用于最广大的真实世界的糖尿病患者尚不清楚。研究者比较了多种SGLT-2抑制药与其他降糖药物之间的HHF和心血管死亡。这个新启动的研究来自于6个国家真实世界的临床实践，以确定如果以上获益是否是SGLT-2抑制药的类效应。

数据的收集来自于医疗索赔及美国、挪威、丹麦、瑞典、德国、英国的全国性初级医疗机构/医院的登记记录。起始SGLT-2抑制药的倾向性指数被用以匹配至相应的治疗组。相应国家的HHF，死亡以及它们的复合终点风险比得到了汇总，以确定这些指标加权效应的大小。其中德国没有死亡数据。

倾向性匹配后，有309 056例患者起始了SGLT-2抑制药或其他降糖药物（相应的治疗组154 528例）。坎格列净，达格列净和恩格列净分别占SGLT-2抑制药类药物使用总数的53%，42%和5%。组间的基线特征平衡。经过1年随访，190 164人中有961例因HHF（发病率，0.51/100人/年）。相对于其他降糖药物，使用SGLT-2抑制药有较低的心衰住院率（危险比=0.61，95% CI：0.51~0.73；$P<0.001$）和病死率（风险比=0.49，95% CI：0.41~0.57，$P<0.001$）以及HHF和死亡的复合终点比率（风险比=0.54，95% CI：0.48~0.60，$P<0.001$），各国的数据之间无显著差异。

在这个大型的跨国研究中，SGLT-2抑制药治疗与其他降糖药物治疗相比具有更低的HHF和死亡风险，提示SGLT-2抑制药在这个随机试验中的获益可能是这类药物的类效应，该真实世界的临床实践可广泛适用于T2DM患者。

CVD-REAL研究是全世界首个评价T2DM患者接受新型降糖药物SGLT-2抑制药的HHF和全因死亡风险的大型国际性多中心真实世界研究结果。虽然各种SGLT-2抑制药使用的类别和组分在各个国家不一致，但在各国都获得了基本一致的结果，说明了SGLT-2提供的心血管保护效应是药物的类效应，是一项具有里程碑意义的研究。

总结：吴绮楠，重庆大学附属肿瘤医院

SGLT-2抑制药的心血管获益是个别效应还是类效应？

原文标题：Sodium-glucose cotransporter 2 inhibitors and death and heart failure in type 2 diabetes

原文作者：Hidekatsu Yanai

Department of Internal Medicine, National Center for Global Health and Medicine Kohnodai Hospital, Chiba, Japan

Correspondence to: Hidekatsu Yanai, MD, PhD, FACP. Department of Internal Medicine, Clinical Research and Trial Center, National Center for Global Health and Medicine Kohnodai Hospital, 1-7-1 Kohnodai, Ichikawa, Chiba 272-8516, Japan. Email: dyanai@hospk.ncgm.go.jp.

Provenance: This is an invited Editorial commissioned by Section Editor Dr. Kaiping Zhang, PhD (AME College, AME Group, China).

Comment on: Kosiborod M, Cavender MA, Fu AZ, et al. Lower risk of heart failure and death in patients initiated on sodium-glucose cotransporter-2 inhibitors versus other glucose-lowering drugs: the CVD-REAL study (Comparative Effectiveness of Cardiovascular Outcomes in New Users of Sodium-Glucose Cotransporter-2 Inhibitors). Circulation 2017;136:249-59.

刊载信息：Ann Transl Med 2017;5(23):470. doi: 10.21037/atm.2017.09.22

View this article at: http://atm.amegroups.com/article/view/16844/html

1 EMPA-REG证明恩格列净的心血管获益

1.1 此类获益是个别药物效应？还是SGLT-2药物的类效应？

EMPA-REG试验证明了恩格列净在2型糖尿病（T2DM）中的心血管事件结局：对有高危心血管风险、接受标准治疗的T2DM患者给予恩格列净，患者全因病死率、心血管病死率和心衰导致的住院率均有所减少[1]。这一结果令人惊喜，同时也提出了新的问题：这是恩格列净的个别药物效应还是SGLT-2抑制药这一类药物的效应？

Monami等报道了一项荟萃分析，发现SGLT-2显著降低了全因病死率、心血管病死率和心肌梗死的发生，在卒中方面作用不明显，且在各种SGLT-2之间这些效应没有显著差异[2]。然而，另一项荟萃分析结果显示，仅恩格列净显著降低了患者主要不良心血管事件的风险[3-4]。

1.2 CANVAS研究虽然证明了坎格列净的心血管获益，但CANVAS研究并不能完全回答此类获益是个别药物效应还是药物类效应

最近，坎格列净心血管评估研究（CANVAS）项目报道了坎格列净对心血管和肾脏事件的影响[5]。结果发现，坎格列净降低了心血管疾病（CVD）、非致死性心肌梗死或者非致死性卒中的复合病死率。此外，坎格列净以及恩格列净降低了33%的心衰患者住院率（表1）。这一研究结果支持了SGLT-2的心血管保护作用可能是这一类药物的效应。

然而，我们不能完全相信CANVAS研究回答了SGLT-2的心血管保护效应是药物类效应。

EMPA-REG试验结果和CANVAS研究均显示，SGLT-2明显降低心血管事件的病死率和心衰引起的住院率。然而，所有EMPA-REG试验结果的参与者都有动脉粥样硬化CVD，而CANVAS研究中只有66%的参与

者有CVD史。SGLT-2是否能降低没有CVD的T2DM患者的心衰死亡和住院发生率，仍未知晓。

EMPA-REG试验结果显示，在一个短期的随访阶段，恩格列净治疗降低了心血管死亡率和心衰住院率。在恩格列净治疗的患者中出现的这样一个早期就分离的曲线（即治疗早期就可降低心血管死亡率、心衰住院率），该现象是否能在其他SGLT-2治疗过程中出现也仍是未知的。

1.3 CVD-REAL研究证明了坎格列净、达格列净、恩格列净心血管获益，为"此类获益可能是SGLT-2一大类药的效果"提供有力支持

后来，对新使用SGLT-2的患者展开的心血管结局试验（CVD-REAL研究）回答了以上3个问题[6]。该研究是第一个大型的包括309 056位T2DM患者的真实世界研究，包括13%没有心血管事件的患者及87%有心血管事件的患者[2-4]。CVD-REAL研究还包括了使用各种类型SGLT-2的患者，如坎格列净（53%），达格列净（43%）和恩格列净（5%）。

再者，CVD-REAL的随访研究展示了这些药物短期应用的数据，结果与恩格列净和对照组中观察到的早期分离曲线时间类似。在CVD-REAL研究中，与其他降糖药物对照组相比，SGLT-2治疗和心衰住院率、全因死亡及心衰住院与死亡结合风险的降低显著相关。笔者非常同意CVD-REAL研究者的结论：恩格列净的获益可能是这一类药物的效果。

表1　EMPA-REG实验结果、CANVAS项目和CVD-REAL研究的背景和结局

设计、背景和结果	研究		
	EMPA-REG实验结果	CANVAS项目	CVD-REAL研究
实验设计	RCT	2个RCT集成数据	倾向匹配队列研究
N	7 020	10 142	309 056
平均年龄（岁）	63	63	57
性别（男性，约%）	71	64	56
心血管疾病史（%）	>99	65.6	13
使用SGLT-2抑制药（%）	恩格列净100	坎格列净100	坎格列净53 达格列净42 恩格列净5
随访间期	3.1年	188.2周	全因死亡 SGLT-2：271 d oGLD：251 d 心衰住院日 SGLT-2：239 d oGLD：211 d
全因病死率（RR，%）	32	13（NS）	51
心血管病因病死率（RR，%）	14	14	–
心衰住院率（RR，%）	35	33	39
心衰住院率或心血管病因病死率（RR，%）	34	22	–
心衰住院率或全因病死率（RR，%）	–	–	46

CANVAS：坎格列净心血管评估研究；CVD-REAL：新使用SGLT-2的患者展开的心血管结局试验；EMPA-REG：在2型糖尿病患者清除过多的葡萄糖恩格列净心血管结局事件研究；NS：无统计学意义；oGLD：其他降糖药物；RCT：随机对照试验；RR：降低风险；SGLT-2：钠-葡萄糖转运体蛋白-2抑制药。

1.4 SGLT-2减少心血管事件的可能机制：改善血流动力学因素，而非改善致动脉粥样硬化的代谢危险因素

尽管SGLT-2可能改善引起动脉粥样硬化的代谢危险因素，但其减少心血管事件不大可能用改善代谢危险因素来解释[7]。而血流动力学因素的改善更有可能是其减少心血管事件的原因：在T2DM中，累积的脂肪组织导致胰岛素抵抗增加，使得血管紧张素Ⅱ升高，导致钠潴留[8]。胰岛素抵抗同时引起氧化应激，这增加了血管对盐的敏感性及钠潴留，导致高血压的发展[8]。这种增加体内液体容量及高血压的并发症可能促进了T2DM患者心衰的发展。

图1所示为使用SGLT-2抑制药后eGFR的改变和心衰改善的可能机制[9]。在使用SGLT-2抑制药后的早期（1~2个月内），eGFR明显下降。在这一阶段，渗透性利尿会减少血管内液体体积，产生预防心衰的作用。降低的血压可能继续有预防发生CVD的作用。

SGLT-2可能导致T2DM患者血糖降低，诱发游离脂肪酸氧化从而增加肝脏酮体的产生[10]。SGLT-2促进胰高血糖素的分泌，可能与肝脏酮体产生增加相关[11]。笔者相信SGLT-2增加酮体的形成可能与心衰的预防相关[12]。Ferrannini等假设SGLT-2引起的持续高血酮下，心脏更多的使用酮体供能而不是脂肪酸。这种燃料转换的"节俭物质假说"改善了心脏在线粒体水平上的工作效率[13]。Mudaliar等提出一个"统一假说"来解释

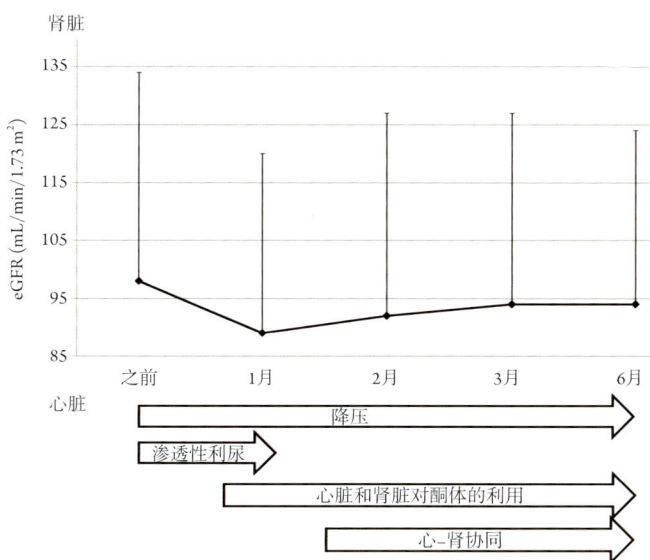

图1　SGLT-2抑制药使用后eGFR的改变及可能的心衰改善机制

SGLT-2的心-肾保护效应[14]。简单来说，糖尿病患者心脏和肾脏不能有效地利用脂肪酸或者葡萄糖作为燃料，但是能够使用像酮体这样节能的超级燃料，这种来自脂肪酸/葡萄糖到酮体的功能转化可能改善心脏和肾脏的功能[14]。

EMPA-REG试验结果和CANVAS项目都显示SGLT-2可以显著改善肾功能。这可能是由于降低血压和肾小球囊内压，利用酮体供能，降低近端小管负荷，改善肾小管间质缺氧和增加红细胞生成素[5,9,15-16]。肾功能的改善可能也通过心肾间的交互作用改善心脏功能。

利尿药如髓袢利尿药被用来治疗心力衰竭。然而，观察性研究发现，利尿药可能对心衰是有害的，并且可能与恶化的肾功能有关[17]。在健康人群中，尿酮体被发现可减少心肌糖摄入并升高心肌血流水平，提示尿酮体对心脏的重要性。尿酮体用来治疗心衰的这一潜在可能[18]，也支持了SGLT-2抑制药用来治疗心衰的有效性。

2　小结

总之，CVD-REAL研究显示了SGLT-2对降低心衰住院和全因死亡风险有显著的作用，同时在EMPA-REG试验结果中也证实了恩格列净的益处可能是药物的类效应[6]。CVD-REAL研究也让我们有机会去思考T2DM患者心衰发展的机制：持续降低血压可防止心衰的发展。在SGLT-2使用的早期阶段，渗透性利尿可能在预防心衰中起了关键的作用。之后，在心/肾功能不全对酮体的利用以预防心衰。在开始使用SGLT-2相对较晚的阶段，由于SGLT-2的肾脏保护作用启动的有利的心肾间的交互作用可预防心衰。

参考文献

[1] Zinman B, Wanner C, Lachin JM, et al. Empagliflozin, cardiovascular outcomes, and mortality in type 2 diabetes. N Engl J Med 2015, 373: 2117-2128.

[2] Monami M, Dicembrini I, Mannucci E. Effects of SGLT-2 inhibitors on mortality and cardiovascular events: a comprehensive meta-analysis of randomized controlled trials. Acta Diabetol 2017, 54: 19-36.

[3] Saad M, Mahmoud AN, Elgendy IY, et al. Cardiovascular outcomes with sodium-glucose cotransporter-2 inhibitors in patients with type II diabetes mellitus: a meta-analysis of placebo-controlled randomized trials. Int J Cardiol 2017, 228:

352-358.

[4] Tang H, Fang Z, Wang T, et al. Meta-analysis of effects of sodium-glucose cotransporter 2 inhibitors on cardiovascular outcomes and all-cause mortality among patients with type 2 diabetes mellitus. Am J Cardiol 2016, 118: 1774-1780.

[5] Neal B, Perkovic V, Mahaffey KW, et al. Canagliflozin and cardiovascular and renal events in type 2 diabetes. N Engl J Med 2017, 377: 644-657.

[6] Kosiborod M, Cavender MA, Fu AZ, et al. Lower risk of heart failure and death in patients initiated on sodium-glucose cotransporter-2 inhibitors versus other glucose-lowering drugs: the CVD-REAL study (Comparative Effectiveness of Cardiovascular Outcomes in New Users of Sodium-Glucose Cotransporter-2 Inhibitors). Circulation 2017, 136: 249-259.

[7] Yanai H, Katsuyama H, Hamasaki H, et al. Sodium-glucose cotransporter 2 inhibitors: possible anti-atherosclerotic effects beyond glucose lowering. J Clin Med Res 2016, 8: 10-14.

[8] Yanai H, Tomono Y, Ito K, et al. The underlying mechanisms for development of hypertension in the metabolic syndrome. Nutr J 2008, 7: 10.

[9] Yanai H, Katsuyama H. A possible mechanism for renoprotective effect of sodium-glucose cotransporter 2 inhibitor: elevation of erythropoietin production. J Clin Med Res 2017, 9: 178-179.

[10] Kashiwagi A, Maegawa H. Metabolic and hemodynamic effects of sodium-dependent glucose cotransporter 2 inhibitors on cardio-renal protection in the treatment of patients with type 2 diabetes mellitus. J Diabetes Investig 2017, 8: 416-427.

[11] Taylor SI, Blau JE, Rother KI. SGLT2 inhibitors may predispose to ketoacidosis. J Clin Endocrinol Metab 2015, 100: 2849-2852.

[12] Yanai H. Sodium-glucose cotransporter 2 inhibitors for heart failure. J Endocrinol Metab 2017, 7: 75-76.

[13] Ferrannini E, Mark M, Mayoux E. CV protection in the EMPA-REG OUTCOME trial: a "Thrifty Substrate" Hypothesis. Diabetes Care 2016, 39: 1108-1114.

[14] Mudaliar S, Alloju S, Henry RR. Can a shift in fuel energetics explain the beneficial cardiorenal outcomes in the EMPA-REG OUTCOME study? A unifying hypothesis. Diabetes Care 2016, 39: 1115-1122.

[15] Wanner C, Inzucchi SE, Lachin JM, et al. Empagliflozin and progression of kidney disease in type 2 diabetes. N Engl J Med 2016;375: 323-34. 16. Sano M, Takei M, Shiraishi Y, et al. Increased hematocrit during sodium-glucose cotransporter 2 inhibitor therapy indicates recovery of tubulointerstitial function in diabetic kidneys. J Clin Med Res 2016, 8: 844-847.

[16] Sano M, Takei M, Shiraishi Y, et al. Increased hematocrit during sodium-glucose cotransporter 2 inhibitor therapy indicates recovery of tubulointerstitial function in diabetic kidneys. J Clin Med Res 2016, 8: 844-847.

[17] Michael Felker G. Diuretic management in heart failure. Congest Heart Fail 2010, 16 Suppl 1: S68-S72.

[18] Gormsen LC, Svart M, Thomsen HH, et al. Ketone body infusion with 3-hydroxybutyrate reduces myocardial glucose uptake and increases blood flow in humans: a positron emission tomography study. J Am Heart Assoc 2017, 6(3). pii: e005066.

译者：冷蔚玲，第三军医大学（陆军军医大学）第一附属医院内分泌科

第八章　在心血管高危的2型糖尿病患者中应用恩格列净与脑血管事件发生的关系

原文标题：Empagliflozin and Cerebrovascular Events in Patients With Type 2 Diabetes Mellitus at High Cardiovascular Risk

原文作者：Zinman B[1], Inzucchi SE[2], Lachin JM[2], Wanner C[2], Fitchett D[2], Kohler S[2], Mattheus M[2], Woerle HJ[2], Broedl UC[2], Johansen OE[2], Albers GW[2], Diener HC[2]; EMPA-REG OUTCOME Investigators (Empagliflozin Cardiovascular Outcome Event Trial in Type 2 Diabetes Mellitus Patients)

[1]From the Lunenfeld-Tanenbaum Research Institute, Mount Sinai Hospital, Toronto, Canada (B.Z.); Division of Endocrinology (B.Z.) and St Michael's Hospital, Division of Cardiology (D.F.), University of Toronto, Canada; Section of Endocrinology, Yale University School of Medicine, New Haven, CT (S.E.I.); The Biostatistics Center, The George Washington University, Rockville, MD (J.M.L.); Comprehensive Heart Failure Center and Renal Division, University of Wuerzburg and Hospital, Germany (C.W.); Boehringer Ingelheim Pharma GmbH and Co. KG, Ingelheim, Germany (S.K., M.M., H.J.W., U.C.B.); Boehringer Ingelheim Norway KS, Asker (O.E.J.); Department of Neurology and Neurological Sciences, Stanford Stroke Center, CA (G.W.A.); and Department of Neurology and Stroke Center, University Hospital Essen, Germany (H.C.D.). zinman@lunenfeld.ca. [2]From the Lunenfeld-Tanenbaum Research Institute, Mount Sinai Hospital, Toronto, Canada (B.Z.); Division of Endocrinology (B.Z.) and St Michael's Hospital, Division of Cardiology (D.F.), University of Toronto, Canada; Section of Endocrinology, Yale University School of Medicine, New Haven, CT (S.E.I.); The Biostatistics Center, The George Washington University, Rockville, MD (J.M.L.); Comprehensive Heart Failure Center and Renal Division, University of Wuerzburg and Hospital, Germany (C.W.); Boehringer Ingelheim Pharma GmbH and Co. KG, Ingelheim, Germany (S.K., M.M., H.J.W., U.C.B.); Boehringer Ingelheim Norway KS, Asker (O.E.J.); Department of Neurology and Neurological Sciences, Stanford Stroke Center, CA (G.W.A.); and Department of Neurology and Stroke Center, University Hospital Essen, Germany (H.C.D.).

刊载信息：Stroke. 2017 May;48(5):1218-1225. doi: 10.1161/STROKEAHA.116.015756. Epub 2017 Apr 6.

糖尿病患者发生心血管事件的危险性和病死率都较非糖尿病患者高，发生卒中的风险更是非糖尿病患者的2倍，再发卒中的风险也明显升高。恩格列净是一种选择性SGLT-2受体抑制药。在"2型糖尿病应用恩格列净心血管结局事件的研究（EMPA-REG OUTCOME trail）"中，恩格列净被用于心血管高风险的2型糖尿病患者的治疗，并且证实减少了3点主要不良心血管事件的风险（包括心血管事件病死率、非致死性心肌梗死、非致死性卒中）（危险比=0.86，95% CI：0.74~0.99，$P=0.04$）。考虑到卒中的预防对2型糖尿病患者的重要

性，以及两组在数值比例上的差异，作者对"2型糖尿病应用恩格列净心血管结局事件的研究"的脑血管事件进行综合分析，包括灵敏度和亚组分析。

此次纳入全球42个国家590个地区共7 020名合并心血管疾病的2型糖尿病患者，并且计算肾小球滤过率>30 mL/min^{-1} 1.73 m^{-2}。这些患者按1:1:1随机分成3个组，并依次给予恩格列净10 mg、25 mg和安慰剂。中位观察时间为3.1年。在改良的意向性治疗分析中，安慰剂组和恩格列净组之间的卒中发生的数值差异主要是由于恩格列净组中有18例患者在末次用药后的

90 d后就发生了首次卒中。在基于治疗期间的事件或最后一次服药≤90 d的敏感性分析中，与安慰剂相比，恩格列净的卒中危险比=1.08（95% CI：0.81~1.45，P=0.60）。安慰剂组和恩格列净组分别有3.0%和3.5%的患者发生1次以上致命性或非致命性卒中；缺血性卒中的发生率，在安慰剂组和恩格列净组中分别为2.7%和3.2%；出血性卒中的发生率，在安慰剂组和恩格列净组中分别为0.3%和0.2%。其中心源性脑梗死是卒中最常见的病因。在对致死或非致死性卒中的敏感性分析中，停药后7 d内、30 d内、90 d内卒中的发生率在安慰剂组和恩格列净组中并没有显著的统计学差异。从亚组分析中发现，和全人群相比，欧洲人群发生卒中的危险比更高（2.04；95% CI：1.26~3.29，P=0.01）。卒中的危险比在HbAlc>8.5%的患者中更高。另外，如既往卒中史、心房颤动、吸烟、高血压等，与卒中风险的治疗无统计学意义。

由于恩格列净的治疗与血液浓缩有关，因此会减少收缩压以及轻度增加血细胞比容，所以作者认为收缩压和血细胞比容可能也与卒中有关。但是停药随访后发现收缩压及血细胞比容又回到基线水平，收缩压下降最多的患者和血细胞比容升高最多的患者，卒中的风险也并未下降。然而值得注意的是，增加的血容量和低血压可能因血液淤积和低灌注而增加卒中发生的风险。在Meta分析中，无论是否患糖尿病，直立性低血压与心血管事件的发生相关，并且包括卒中。在AACORD研究中发现，强化降压方案可以降低卒中发生的风险。

总的来说，在恩格列净心血管事件研究中，有高心血管风险的2型糖尿病患者与安慰剂组相比，并没有减少或增加脑血管事件的发生。

总结：郑圆圆、陈刚，福建省立医院

钠-葡萄糖协同转运蛋白-2（SGLT-2）抑制药：糖尿病新药对心脑血管事件的研究解读

糖尿病是一种慢性疾病，是由多种病因引起的以糖代谢紊乱为主要表现的临床综合征。据统计，到2013年，全球已有3.82亿人患有糖尿病，到2035年这一数字预计将上升到5.92亿，其中2型糖尿病患者占到90%以上。大多数糖尿病患者生活在低收入和中等收入国家[1]。糖尿病治疗药物现在主要有磺酰脲类、α-葡萄糖苷酶抑制药、双胍类、胰岛素等。近年来，钠-葡萄糖协同转运蛋白-2（SGLT-2）抑制药已经成为新的研发热点。SGLT-2主要表达在肾脏近端小管的S1段，是一种低亲和力、高转运能力的转运系统，介导90%肾葡萄糖重吸收。SGLT-2抑制药选择性地抑制SGLT-2，通过增加尿糖的排出而降低血糖[2-3]。SGLT-2能与其他降糖药联合应用，安全性较好。

糖尿病是脑卒中的独立危险因素，脑卒中是导致糖尿病患者死亡和残疾的重要原因。降糖药物除了降糖之外能否降低心血管事件（包括卒中）是临床研究的热点。在目前开展的降糖药物临床试验中，只发现索马鲁肽（GLP-1受体激动药）能够降低缺血性卒中的复发风险[4-5]。SGLT-2抑制药作为降糖药物家族的新成员，目前研究发现该药能够降低脑血管疾病的传统危险因素，如高血糖、高血压、脂质代谢异常、超重或肥胖、高尿酸、肾功能下降和氧化应激等。但是从机制上考虑，该类药物可能会导致低血压和血细胞比容升高，低血压和血细胞比容升高是缺血性卒中的危险因素。SGLT-2抑制药与卒中的关系如何呢？作者通过"2型糖尿病应用恩格列净心血管结局事件的研究（EMPA-REG OUTCOME trail）"发现，使用恩格列净与安慰剂组相比，复发性、致命性或致残性卒中、短暂性脑缺血发作风险无差异；即使在血细胞比容增加最大或收缩压下降最大的患者，卒中风险也并不高。因此得出在2型糖尿病高心血管风险患者中，恩格列净与安慰剂的脑血管事件风险无显著差异。另外，本文的局限性在于此结果不能外推到试验的治疗时间和观察时间或其他临床特征的群体。

SGLT-2抑制药与卒中关系如何的问题还需要更多的临床研究来回答，目前正在进行的两项安慰剂对照研究坎格列净心血管研究（CANVAS，$n=4\,327$）和达格列净心血管研究（DECLARE-TIMI 58，$n=17\,276$）主要是评估坎格列净和达格列净对2型糖尿病合并高危心血管风险（包括卒中）患者心血管事件的疗效[6-7]，这两个研究结果揭晓后有望回答上述问题。

参考文献

[1] Guariguata L, Whiting DR, Hambleton I, et al. Global estimates of diabetes prevalence for 2013 and projections for 2035. Diabetes Res Clin Pract 2014, 103: 137-149.

[2] Malla P, Kumar R, Mahapatra MK, et al. Glucosuria for management of Type 2 diabetes mellitus: an emerging cynosure. Med Res Rev 2014, 34: 1146-1167.

[3] Gangadharan Komala M, Mather A. Empagliflozin for the treatment of type 2 diabetes. Expert Rev Clin Pharmacol 2014, 7: 271-279.

[4] Marso SP, Bain SC, Consoli A, et al. Semaglutide and Cardiovascular Outcomes in Patients with Type 2 Diabetes. N Engl J Med 2016, 375: 1834-1844.

[5] Wilcox R, Bousser MG, Betteridge DJ, et al. Effects of pioglitazone in patients with type 2 diabetes with or without previous stroke: results from PROactive (PROspective

pioglitAzone Clinical Trial In macroVascular Events 04). Stroke 2007, 38: 865-873.

[6] Neal B, Perkovic V, de Zeeuw D, et al. Rationale, design, and baseline characteristics of the Canagliflozin Cardiovascular Assessment Study (CANVAS)--a randomized placebo-controlled trial. Am Heart J 2013, 166: 217-223.e11.

[7] Multicenter Trial to Evaluate the Effect of Dapagliflozin on the Incidence of Cardiovascular Events (DECLARE– TIMI.58). https://clinicaltrials.gov/ct2/show/NCT01730534 Accessed 28/5/2017

作者：郑圆圆、陈刚，福建省立医院

第九章　恩格列净在2型糖尿病合并心血管疾病患者中对尿白蛋白/肌酐比值的作用：对EMPA-REGOUTCOME试验的结果分析

原文标题：Effects of empagliflozin on the urinary albumin-to-creatinine ratio in patients with type 2 diabetes and established cardiovascular disease: an exploratory analysis from the EMPA-REG OUTCOME randomised, placebo-controlled trial

原文作者：Cherney DZI[1], Zinman B[2], Inzucchi SE[3], Koitka-Weber A[4], Mattheus M[5], von Eynatten M[5], Wanner C[6]

[1]Department of Medicine and Department of Physiology, Division of Nephrology, University Health Network, University of Toronto, Toronto, ON, Canada; Toronto General Hospital, Toronto, ON, Canada. Electronic address: david.cherney@uhn. ca; [2]Lunenfeld-Tanenbaum Research Institute, Mount Sinai Hospital, University of Toronto, Toronto, ON, Canada; [3]Section of Endocrinology, Yale School of Medicine, New Haven, CT, USA; [4]Boehringer Ingelheim Pharma GmbH and Co KG, Biberach, Germany; [5]Boehringer Ingelheim Pharma GmbH and Co KG, Ingelheim, Germany; [6]Division of Nephrology, Würzburg University Clinic, Würzburg, Germany.

刊载信息：Lancet Diabetes Endocrinol 2017; 8: 610–621

恩格列净是一种选择性钠-葡萄糖协同转运蛋白-2（SGLT-2）抑制药，能特异性抑制近端肾小管葡萄糖和钠的重吸收。对恩格列净短期治疗效果的汇总分析提示，恩格列净可降低2型糖尿病合并蛋白尿患者的尿蛋白水平。该研究对EMPA-REGOUTCOME随机对照试验结果进行解释性分析，旨在研究恩格列净对2型糖尿病合并心血管疾病患者的尿白蛋白水平短期和长期治疗效果。

从2010年9月1日—2013年4月，该研究在42个国家590个中心进行随机、双盲、安慰剂对照试验。纳入标准为18岁以上，BMI<45 kg/m^2，eGFR>30 mL/min·1.73 m^{2}的2型糖尿病合并心血管疾病的患者。受试者在标准治疗的基础上以1:1:1的比例随机分入恩格列净10 mg、25 mg或安慰剂对照组，研究过程中至少有691例患者发生主要终点事件。采用计算机随机分组，电话及网络互相结合的方式进行分组，患者根据HbA1c，BMI地区及eGFR分层。患者、试验者和分析人员对分组情况实行

三盲。该研究采用混合效应重复测量进行反差分析，指定和事后分析等方法，根据基线尿蛋白水平分析恩格列净治疗组与安慰剂对照组相比尿白蛋白/肌酐比值（UACR）的差异。

该研究共入组7 028例患者，其中7 020例接受药物治疗。在基线水平，4 171例患者（59%的治疗组，包括1 382例安慰剂组，2 789例恩格列净组）为正常尿蛋白，2 013例（29%的治疗组，包括675例安慰剂组，1 338例恩格列净组）为微量白蛋白，769例（11%的治疗组，包括260例安慰剂组，509例恩格列净组）为大量白蛋白尿。中位数治疗时间为2.6年（IQR 2.0~3.4；136周），平均观察时间为3.1年（IQR 2.2~3.6；164周）。治疗12周后，正常蛋白尿水平患者，恩格列净治疗组与安慰剂对照组相比，UACR较基线水平变化−7%（95% CI：−12~−2；$P=0.013$）；微量白蛋白尿患者，UACR变化为−25%（95% CI：−31~−19；$P<0.0001$）；大量白蛋白尿患者，UACR变化为−32%

（95% CI：−41~−23；P<0.0001）。治疗162周后，与安慰剂对照组相比，恩格列净治疗组UACR显著降低。在停药34~35 d后对患者进行随访，恩格列净治疗组UACR水平较基线水平在微量白蛋白尿和大量蛋白尿患者仍有显著差异，分别是−22%（95% CI：−32~−11；P=0.0003）和−29%（95% CI：−44~−10；P=0.0048），而蛋白尿水平正常的患者，其变化无显著差异。经恩格列净治疗后，患者从微量白蛋白降到正常尿蛋白的风险比（HR）为1.43（95% CI：1.22~1.67；P<0.0001），从大量白蛋白尿降到微量白蛋白尿的风险比（HR）为1.82（95% CI：1.40~2.37；P<0.0001），

而从正常蛋白尿水平进展到微量白蛋白尿和大量蛋白尿的风险比下降（HR）为0.84（95% CI：0.74~0.95；P=0.0077）。在发生不良事件，严重不良事件，因蛋白尿水平升高而终止治疗的比例，两组比较无显著差异。在不同基线蛋白尿水平组，恩格列净治疗组发生生殖器炎症的比例与安慰剂对照组相比均显著增高。

综上所述：该研究提示恩格列净短期和长期治疗均能显著降低尿蛋白水平，且这一效果与基线尿蛋白水平无显著相关。

总结：林苗、陈刚，福建省立医院内分泌科

恩格列净降低蛋白尿—来自EMPA–REG OUTCOME研究心肾保护的新希望

原文标题： Empagliflozin reduces albuminuria—a promise for better cardiorenal protection from the EMPA-REG OUTCOME trial

原文作者： Rikke Borg[1,2], Frederik Persson[3]

[1]Department of Nephrology, Zealand University Hospital, Roskilde, Denmark; [2]Department of Clinical Medicine, University of Copenhagen, Copenhagen, Denmark; [3]Steno Diabetes Center Copenhagen, Gentofte, Denmark

Correspondence to: Frederik Persson. Steno Diabetes Center Copenhagen, Niels Steensensvej 1, DK-2820 Gentofte, Denmark. Email: Frederik.ivar.persson@regionh.dk.

Provenance: This is an invited Editorial commissioned by Section Editor Dr. Kaiping Zhang, PhD (AME College, AME Group, Hangzhou, China).

Comment on: Cherney DZI, Zinman B, Inzucchi SE, et al. Effects of empagliflozin on the urinary albumin-to-creatinine ratio in patients with type 2 diabetes and established cardiovascular disease: an exploratory analysis from the EMPA-REG OUTCOME randomised, placebo-controlled trial. Lancet Diabetes Endocrinol 2017;5:610-21.

刊载信息： Ann Transl Med. 2017 Dec; 5(23): 478

View this article at: http://atm.amegroups.com/article/view/17352/html

降低尿蛋白是2型糖尿病治疗中的一个重要环节，与心肾疾病的危险因素和终点事件密切相关[1]。根据以往的临床试验结果，目前临床上ACEI或ARB已经成为降低尿蛋白的标准治疗药物[2-6]。然而在过去的十多年里，许多临床试验试图联合使用两种RAS抑制药以期获得更大的降低尿蛋白效果，然而效果却不理想，联合使用RAS抑制药往往导致高血钾、低血压、急性肾损伤等不良反应而弊大于利[7-9]。直到2015年，EMPA-REG OUTCOME 试验结果在《新英格兰杂志》上发布，首次报道了恩格列净治疗可显著降低2型糖尿病合并心血管疾病患者的心血管事件的发生率[10-13]。后续发布的结果提示，与安慰剂对照组相比，恩格列净显著降低肾脏复合终点事件（即新发糖尿病肾病、糖尿病肾病进展）的风险，延缓糖尿病肾病的进展[14]。然而在心肾疾病高危人群中，钠-葡萄糖协同转运蛋白-2（SGLT-2）抑制药长期治疗是否能降低尿白蛋白水平还不得而知。

该研究对EMPA-REG OUTCOME试验结果进行解释性分析，研究恩格列净治疗对尿蛋白肌酐比值UACR的影响[15]。研究共入组了7 028例患者，在恩格列净治疗12周后，正常蛋白尿、微量蛋白尿及大量蛋白尿组患者UACR分别下降7%，25%和32%。随访3.1年后，恩格列净降低尿蛋白作用持续存在。这种降尿蛋白的效果与各种患者HbA1c变化相一致。对基线水平为微量白蛋白和大量白蛋白患者，恩格列净长期治疗和之后的洗脱随访仅部分降低了UACR水平，这提示恩格列净降低尿蛋白的作用可能与改善肾脏病理结构相关。然而，因为缺乏相关的肾活检病理资料，恩格列净是否可逆转糖尿病肾病肾小球硬化和肾小管间质纤维化还不明确。

从微量白蛋白尿到大量蛋白尿的进展与心肾疾病的预后密切相关，因此该研究还分析了恩格列净治疗与肾脏病进展的关系。结果提示，恩格列净治疗组患者尿蛋白进展的比例较对照组显著降低，在不同基线水平的患者中，恩格列净治疗组蛋白尿和eGFR水平均保持稳定，而安慰剂对照组肾功能有不同程度的下降。恩格列净肾脏保护作用在大量蛋白尿的患者中尤为显著。

该研究提示恩格列净不仅可有效降低血压、控制体重、降糖、稳定肾功能，还具有显著的降低尿蛋白的作用。其机制可能是增加钠的重吸收，钠向肾髓质转运，进一步收缩出球动脉，降低肾小球内压，从而降低尿蛋白[11]。

目前的临床研究结果提示，主要的两种SGLT-2抑制药卡格列净和达格列净均有降低尿蛋白的作用。CANVAS研究提示卡格列净可降低尿蛋白，延缓蛋白尿的进展[16]。正在进行的CREDENCE研究将进一步揭示卡格列净对肾脏主要终点事件的疗效。汇总分析结果提示，达格列净治疗对2型糖尿病肾脏损害的患者有相似的肾脏保护作用。正在进行的达格列净对心血管终点事件的DECLARE-TIMI-58研究已经将肾脏作为次要终点事件。此外进行中的DAPA-CKD研究将入组2型糖尿病和非糖尿病的蛋白尿患者，探讨达格列净对尿蛋白和肾功能不全的作用。近期还将进行一项关于达格列净与心衰竭的研究。这些研究都将揭示SGLT-2抑制药在治疗降糖以外的作用。

1 为何降低尿蛋白如此重要？

经典的假说认为降低尿蛋白可以降低肾小球内压，进一步降低尿白蛋白从肾小球滤过[17]，从而减少炎症反应、内皮损伤、氧化应激和纤维化，延缓肾病的进展。RAS抑制药可扩张入球动脉而SGLT-2可收缩出球动脉，其他的作用还包括抗纤维化、抗炎的作用。根据荟萃分析的研究结果提示，无论以何种药物降低尿蛋白，尿蛋白每降低30%，终末期肾病（ESRD）风险可降低24%[18]。

2 其他治疗糖尿病和尿蛋白的药物

不是所有的降糖药物都有降尿蛋白的作用。虽然有报道胰高血糖素样肽-1（GLP-1）类似物可降低蛋白尿，但到目前为止临床试验仅提示利拉鲁肽有肾脏保护作用[19]。对LEADER研究结果进行分析提示，与安慰剂对照组相比，利拉鲁肽可显著降低患者进展到大量白蛋白尿的比例[20]。

临床上广泛使用的二肽基肽酶-4抑制药（DPPIV）是否也具有肾脏保护作用，临床结果不十分一致。最近发表的MARLINA研究提示，利格列汀较安慰剂对照组可降低6%的尿蛋白，然而结果无统计学意义[21]。SAVOR-TIMI-53研究显示，沙格列汀显著下降UACR水平，但对心血管和肾脏终点事件并无影响[22]。目前关于DPPIV抑制药肾脏保护作用的更多研究正在进行当中。

综上所述，该研究提示SGLT-2抑制药在RAS抑制药的基础上降低尿蛋白，在高危人群中有心肾保护组作用。其疗效还需更多的研究进一步明确。而近期发表的研究结果可能改写治疗指南。

参考文献

[1] Parving HH, Persson F, Rossing P. Microalbuminuria: a parameter that has changed diabetes care. Diabetes Res Clin Pract 2015, 107: 1-8.

[2] Parving HH, Lehnert H, Brochner-Mortensen J, et al. The effect of irbesartan on the development of diabetic nephropathy in patients with type 2 diabetes. N Engl J Med 2001, 345: 870-878.

[3] Brenner BM, Cooper ME, de Zeeuw D, et al. Effects of losartan on renal and cardiovascular outcomes in patients with type 2 diabetes and nephropathy. N Engl J Med 2001, 345: 861-869.

[4] Lewis EJ, Hunsicker LG, Clarke WR, et al. Renoprotective effect of the angiotensin-receptor antagonist irbesartan in patients with nephropathy due to type 2 diabetes. N Engl J Med 2001, 345: 851-860.

[5] de Zeeuw D, Remuzzi G, Parving HH, et al. Proteinuria, a target for renoprotection in patients with type 2 diabetic nephropathy: lessons from RENAAL. Kidney Int 2004, 65: 2309-2320.

[6] de Zeeuw D, Remuzzi G, Parving HH, et al. Albuminuria, a therapeutic target for cardiovascular protection in type 2 diabetic patients with nephropathy. Circulation 2004, 110: 921-927.

[7] Parving HH, Brenner BM, McMurray JJ, et al. Cardiorenal end points in a trial of aliskiren for type 2 diabetes. N Engl J Med 2012, 367: 2204-2213.

[8] Fried LF, Emanuele N, Zhang JH, et al. Combined Angiotensin inhibition for the treatment of diabetic nephropathy. N Engl J Med 2013, 369: 1892-1903.

[9] Mann JF, Schmieder RE, McQueen M, et al. Renal outcomes

with telmisartan, ramipril, or both, in people at high vascular risk (the ONTARGET study): a multicentre, randomised, double-blind, controlled trial. Lancet 2008, 372: 547-553.

[10] Zinman B, Wanner C, Lachin JM, et al. Empagliflozin, Cardiovascular Outcomes, and Mortality in Type 2 Diabetes. N Engl J Med 2015, 373: 2117-2128.

[11] Heerspink HJ, Perkins BA, Fitchett DH, et al. Sodium Glucose Cotransporter 2 Inhibitors in the Treatment of Diabetes Mellitus: Cardiovascular and Kidney Effects, Potential Mechanisms, and Clinical Applications. Circulation 2016, 134: 752-772.

[12] Ferrannini E, Mark M, Mayoux E. CV Protection in the EMPA-REG outcome Trial: A "Thrifty Substrate" Hypothesis. Diabetes Care 2016, 39: 1108-1114.

[13] Verma S, McMurray JJV, Cherney DZI. The Metabolodiuretic Promise of Sodium-Dependent Glucose Cotransporter 2 Inhibition: The Search for the Sweet Spot in Heart Failure. JAMA Cardiol 2017, 2: 939-940.

[14] Wanner C, Inzucchi SE, Lachin JM, et al. Empagliflozin and Progression of Kidney Disease in Type 2 Diabetes. N Engl J Med 2016, 375: 323-334.

[15] Cherney DZI, Zinman B, Inzucchi SE, et al. Effects of empagliflozin on the urinary albumin-to-creatinine ratio in patients with type 2 diabetes and established cardiovascular disease: an exploratory analysis from the EMPA-REG OUTCOME randomised, placebo-controlled trial. Lancet Diabetes Endocrinol 2017, 5: 610-621.

[16] Neal B, Perkovic V, Mahaffey KW, et al. Canagliflozin and Cardiovascular and Renal Events in Type 2 Diabetes. N Engl J Med 2017, 377: 644-657.

[17] . Rossing P, Fioretto P, Feldt-Rasmussen B, et al. Diabetic Nephropathy. In: Skorecki KL, Chertow GM, Marsden PA, et al. editors. Brenner and Rector's The Kidney. 10th edition. Philadelphia: Elsevier, 2016: 1283-1321.

[18] Heerspink HJ, Kropelin TF, Hoekman J, et al. DrugInduced Reduction in Albuminuria Is Associated with Subsequent Renoprotection: A Meta-Analysis. J Am Soc Nephrol 2015, 26: 2055-2064.

[19] von Scholten BJ, Persson F, Rosenlund S, et al. The effect of liraglutide on renal function: A randomized clinical trial. Diabetes Obes Metab 2017, 19: 239-247.

[20] Mann JFE, Orsted DD, Brown-Frandsen K, et al. Liraglutide and Renal Outcomes in Type 2 Diabetes. N Engl J Med 2017, 377: 839-848.

[21] Groop PH, Cooper ME, Perkovic V, et al. Linagliptin and its effects on hyperglycaemia and albuminuria in patients with type 2 diabetes and renal dysfunction: the randomized MARLINA-T2D trial. Diabetes Obes Metab 2017, 19: 1610-1619.

[22] Mosenzon O, Leibowitz G, Bhatt DL, et al. Effect of Saxagliptin on Renal Outcomes in the SAVOR-TIMI 53 Trial. Diabetes Care 2017, 40: 69-76.

译者：林苗、陈刚，福建省立医院内分泌科

第十章　Sotagliflozin联合胰岛素治疗1型糖尿病的疗效

原文标题： Effects of Sotagliflozin Added to Insulin in Patients with Type 1 Diabetes

原文作者： Satish K. Garg, M.D., Robert R. Henry, M.D., Phillip Banks, M.S., John B. Buse, M.D., Ph.D., Melanie J. Davies, M.D., Gregory R. Fulcher, M.D.,Paolo Pozzilli, M.D., Diane Gesty-Palmer, M.D., Ph.D., Pablo Lapuerta, M.D.,Rafael Simó, M.D., Ph.D., Thomas Danne, M.D.,Darren K. McGuire, M.D., M.H.Sc., Jake A. Kushner, M.D.,Anne Peters, M.D., and Paul Strumph, M.D.

From the University of Colorado Denver, Aurora (S.K.G.); the University of California at San Diego, San Diego (R.R.H.); Lexicon Pharmaceuticals, The Woodlands (P.B., D.G.-P., P.L., P.S.), the University of Texas Southwestern Medical Center, Dallas (D.K.M.), and Baylor College of Medicine and Texas Children's Hospital, Houston (J.A.K.) - all in Texas; the Diabetes Research Center, University of North Carolina School of Medicine, Durham (J.B.B.); the University of Leicester and University Hospitals of Leicester NHS Trust, Leicester, United Kingdom (M.J.D.); the University of Sydney, Sydney (G.R.F.); University Campus Bio-Medico of Rome, Rome (P.P.); Vall d'Hebron Research Institute, Barcelona, and CIBERDEM-Instituto de Salud Carlos III, Madrid (R.S.); Diabetes Center Auf der Bult, Hannover Medical School, Hannover, Germany (T.D.); and the University of Southern California, Los Angeles (A.P.).

刊载信息： N Engl J Med,2017,377(24):2337-2348

目前，全球成年1型糖尿病患者已经高达2 900万人次，并且这个数字仍在不断增长中。就现阶段的医疗水平而言，威胁1型糖尿病患者生命的主要是各种并发症包括严重的低血糖以及糖尿病酮症酸中毒。对于成年1型糖尿病患者而言，理想的疾病控制状态除了维持糖化血红蛋白水平低于7%外，还应该不伴有体重增加、低血糖和酮症酸中毒等风险增加。然而在成年1型糖尿病患者中不到三分之一的患者糖化血红蛋白低于7%，并且绝大多数伴有超重或者肥胖。相关研究提示，在绝大多数1型糖尿病患者中，仅仅依赖胰岛素治疗已不能有效控制糖尿病的发展。Sotagliflozin是一种新型口服钠-葡萄糖协同转运蛋白-1和2（SGLT-1和SGLT-2）双重抑制药，主要分布在肾近曲小管和小肠的SGLT-1可以有效降低餐后血糖，而SGLT-2主要在肾近曲小管可以有效减少肾脏葡萄糖的重吸收。因此本课题组评估在胰岛素疗法的基础上联合Sotagliflozin治疗1型糖尿病的有效性和安全性。

该课题组采用多中心、随机、双盲、安慰剂对照试验，在全球19个国家133个研究中心开展研究。课题组制定了纳入试验研究的标准，即：年龄18周岁及以上的男性或者非妊娠期女性的1型糖尿病患者，接受胰岛素治疗至少1年以上，能够进行每日血糖的自我检测，且在试验前每日胰岛素用量维持在稳定水平至少2周，同时满足糖化血红蛋白在7%~11%以及BMI≥18.5；此外，首要的排除标准为：试验前1个月发生严重的低血糖或者酮症酸中毒，或者实验前6个月发生2次以上严重的低血糖或者酮症酸中毒，或者肾小球滤过率低于45 mL/min。所有患者在接受2周安慰剂治疗的磨合期后，符合条件的1 405名患者被随机分配成Sotagliflozin治疗组（699人，每天400 mg）和安慰剂组（703人），开展为期24周的试验，并评估Sotagliflozin治疗的有效性和安全性。

最终有1 402名符合标准的患者完成本次试验，经过专业的统计分析得出：①Sotagliflozin治疗组中有

200名（28.6%）患者糖化血红蛋白低于7%且不伴有严重的低血糖和酮症酸中毒，而安慰剂组仅有107名（15.2%）患者达到以上标准（$P<0.001$）；②包括糖化血红蛋白下降百分比（–46%）、体重（–2.98 kg）、收缩压（–3.5mm Hg）、平均每日胰岛素注射量（–2.8 U/每天）等其他指标，Sotagliflozin治疗组较安慰剂组也下降更明显（$P\leqslant0.002$）；③严重低血糖发生率两组相似，Sotagliflozin治疗组为3.0%（21例），安慰剂组为2.4%（17例）；④低血糖事件（血糖<3.1 mmol/L）的发生率Sotagliflozin治疗组比安慰剂组低；⑤酮症酸中毒发生率Sotagliflozin治疗组比安慰剂组高，Sotagliflozin治疗组为3.0%（21例），安慰剂组0.6%（4例）。

通过本次试验，该课题组证实了Sotagliflozin联合胰岛素治疗成年1型糖尿病可以有效降低患者的糖化血红蛋白（<7%）水平，同时不伴有体重增加的风险，但增加了严重低血糖和酮症酸中毒的风险。当然本研究也存在一定的局限性，首先，Sotagliflozin联合胰岛素疗法的长期安全性和有效性不能通过本次为期24周的试验加以探索。其次，本次研究采取了一些措施降低酮症酸中毒的风险，会对最终的试验结果造成一定的影响。最后，本次试验缺少血糖持续检测，因此后续相关的试验会加入这项指标。

总结：李倩、温俊平，福建医科大学省立临床医学院

SGLT-1/2双重抑制药Sotagliflozin：1型糖尿病治疗新策略

近年来，全球越来越多的成年人被诊断患有1型糖尿病。众所周知，胰岛素对于治疗1型糖尿病是必不可少的，虽然胰岛素治疗可以减少糖尿病的微血管和大血管并发症，但是同时也伴有低血糖和体重增加的风险[1]。有关调查显示，1型糖尿病患者平均每年发生低血糖事件超过40次，此外越来越多的1型糖尿病患者出现超重或肥胖与其长期注射胰岛素有关[2]。钠-葡萄糖协同转运蛋白抑制药是一类新型的治疗糖尿病的口服药物。钠-葡萄糖协同转运蛋白-2（SGLT-2）主要分布在肾脏，可以有效地重吸收尿糖。SGLT-2抑制药可以促进尿糖排除，从而在调节血糖稳定方面发挥重要作用，因此成为治疗2型糖尿病的重要药物。同时也奠定了其治疗1型糖尿病的可能[3]。目前，一些SGLT-2抑制药类药物已经在美国、中国等许多国家上市。SGLT-1主要参与胃肠道葡萄糖的重吸收，由于其胃肠道的不良反应限制了其临床的应用。然而，药理学研究发现SGLT-1/2双重抑制药较选择性SGLT-2抑制药能更有效地控制糖化血红蛋白水平而不伴有其他风险如胃肠道不良反应的增加[3]。因此，近年来越来越多学者开始关注研究1型糖尿病患者在胰岛素治疗的基础上联合SGLT-1/2双重抑制药Sotagliflozin是否能够更好地实现1型糖尿病患者的血糖管理，成为1型糖尿病治疗的新策略。

本次研究严格遵循随机对照试验的基本要求，对研究对象制定了明确的纳入标准和排除标准，消除混杂因素，使得后续的研究结果更具有意义。此外，该研究样本来源明确且多样化，多中心的临床研究将年龄、性别、种群等其他因素加以考虑，有利于后续结果的推广。

近年来，越来越多的研究开始关注胰高血糖素样肽-1（GLP-1）与1型糖尿病之间的联系。GLP-1由肠黏膜L细胞合成，在进食后可以促进胰岛素分泌。有研究发现GLP-1可以改善糖尿病患者内皮功能障碍，这种保护作用部分与其增加细胞内抗氧化防御能力和降低氧化应激有关[4-6]。因此，高GLP-1水平可以降低血糖[7]。那么，Sotagliflozin联合胰岛素治疗1型糖尿病是否会对GLP-1水平产生影响呢？该指标在本研究中没有得到检测。因此，后续的相关研究需进一步的探究Sotagliflozin联合胰岛素治疗对1型糖尿病患者GLP-1水平的影响，从而更加完善1型糖尿病的治疗策略，减轻1型糖尿病所带来的经济负担和社会影响。

本次研究大胆地提出并顺利完成新型口服降糖药联合胰岛素治疗1型糖尿病的有效性和安全性的评估，证实了1型糖尿病的联合治疗能够有效地改善单一胰岛素治疗所带来的不良反应，突破了1型糖尿病传统胰岛素治疗的单一理念，奠定了新型口服降糖药治疗1型糖尿病的临床基础，为1型糖尿病管理提供新的治疗思路。

参考文献

[1] Orchard TJ, Nathan DM, Zinman B, et al. Association between 7 years of intensive treatment of type 1 diabetes and long-term mortali-ty. JAMA 2015, 313: 45-53.

[2] Miller KM, Foster NC, Beck RW, et al. Current state of type 1 diabetes treatment in the U.S.: updated data from the T1D Exchange clinic registry. Diabetes Care 2015, 38: 971-978.

[3] Lapuerta P, Zambrowicz B, Strumph P, et al. Development of sotagliflozin, a dual sodi-um-dependent glucose transporter 1/2 inhibitor. Diab Vasc Dis Res 2015, 12: 101-110.

[4] Ceriello A, Novials A, Ortega E, et al. Glucagon-like peptide 1 reduces endothelial dys-function, inflammation, and oxidative stress induced by both hyperglycemia and hypo-glycemia in type

1 diabetes. Diabetes Care 2013, 36: 2346–2350.

[5] Ceriello A, Esposito K, Testa R, et al. The possible protective role of glucagon-like peptide 1 on endothelium during the meal and evidence for an "endothelial resistance" to glu-cagon-like peptide 1 in diabetes. Diabetes Care 2011, 34: 697–702.

[6] Oeseburg H, de Boer RA, Buikema H, et al. Glucagon-like peptide 1 prevents reactive ox-ygen species-induced endothelial cell senescence through the activation of protein ki-nase A.

Arterioscler Thromb Vasc Biol 2010, 30: 1407–1414.

[7] Meek TH, Dorfman MD, Matsen ME, et al. Evidence that in uncontrolled diabetes, hy-perglucagonemia is required for ketosis but not for increased hepatic glucose production or hyperglycemia. Diabetes 2015, 64: 2376-2387.

作者：李倩、温俊平，福建医科大学省立临床医学院

第十一章 达格列净在血糖未达标1型糖尿病患者中的疗效和安全性（DEPICT-1）：一项多中心、双盲、临床3期、随机对照试验的24周结果

原文标题：Efficacy and safety of dapagliflozin in patients with inadequately controlled type 1 diabetes (DEPICT-1): 24 week results from a multicentre, double-blind, phase 3, randomised controlled trial

原文作者：Dandona P[1], Mathieu C[2], Phillip M[3], Hansen L[4], Griffen SC[5], Tschöpe D[6], Thorén F[7], Xu J[8], Langkilde AM[7]; DEPICT-1 Investigators

[1]Department of Medicine, State University of New York at Buffalo, Buffalo, NY, USA. Electronic address: pdandona@kaleidahealth. org; [2]Clinical and Experimental Endocrinology, UZ Gasthuisberg, University of Leuven, Leuven, Belgium; [3]Schneider Children's Medical Center of Israel, Institute for Endocrinology & Diabetes, Petah Tikva, Israel; Sackler Faculty of Medicine, Tel-Aviv University, Tel-Aviv, Israel; [4]Bristol-Myers Squibb, Princeton, NJ, USA; [5]JDRF, New York, NY, USA; [6]Department for Endocrinology, Diabetology & Gastroenterology, Heart and Diabetes Centre, Bad Oeynhausen, Germany; Ruhr University Bochum, Bochum, Germany; [7]AstraZeneca, Mölndal, Sweden; [8]AstraZeneca, Gaithersburg, MD, USA.

刊载信息：Lancet Diabetes Endocrinol. 2017 Nov;5(11):864-876

达格列净是一种被批准用于治疗2型糖尿病的钠-葡萄糖协同转运蛋白-2抑制药。本研究的目的是评价达格列净辅助可调节的胰岛素治疗血糖未达标1型糖尿病患者的疗效和安全性。

本研究是一项由17个国家的143个中心参加的双盲、随机、平行对照、临床3期多中心研究。选取18~75岁，已使用至少12个月胰岛素治疗且血糖未达标[7.7%≤HbA1c≤11.0%（61.0 mmol/mol≤HbA1c≤97.0 mmol/mol）]的1型糖尿病患者。在经过8周的导入期以优化糖尿病管理后，根据是否使用连续性血糖监测、胰岛素注射方法及基线HbA1c水平分层将患者随机分为三组（1:1:1），即口服达格列净5 mg/d组、达格列净10 mg/d组及安慰剂对照组。主要的疗效评价结果为经过24周治疗后完整分析组HbA1c的改变。完整分析组

包括所有经过随机分配并至少接受一种试验药物的患者。安全性分析组包括55例被错误地不随机地分配到达格列净治疗组中的患者。本研究的数据收集完成于2017年1月4日，而持续28周的延长试验则继续进行。

2014年11月11日—2016年4月16日，833例患者被分配并包含在安全性分析组[达格列净5 mg（n=277）vs. 达格列净10 mg（n=296）vs. 安慰剂（n=260）]；其中778例被随机分配并包含在用于疗效分析的完整分析组中（259 vs. 259 vs. 260；差别是由于55例随机分配错误）。平均基线HbA1c为8.53%[70 mmol/mol；SD 0.67%（7.3 mmol/mol）]。在第24周，与安慰剂组比较，两种剂量达格列净组的HbA1c均明显降低[从基线到第24周的平均差异：达格列净5 mg组 vs. 安慰剂组为-0.42%（95% CI：-0.56~-0.28；P<0.0001），而达

格列净10 mg组 *vs.* 安慰剂组为-0.45%（-0·58~-0·31；*P*<0·0001）]。第24周时次要疗效评价结果包括每日总胰岛素用量变化百分比、体重变化百分比等指标，两组达格列净治疗组与安慰剂组比较，差异均有统计学意义。在达格列净5 mg（*n*=277）、达格列净10 mg（*n*=296）及安慰剂组（*n*=260）患者中，最常见的不良事件为鼻咽炎[38（14%）*vs.* 36（12%）*vs.* 39（15%）]、泌尿系感染[19（7%）*vs.* 11（4%）*vs.* 13（5%）]、上呼吸道感染[15（5%）*vs.* 15（5%）*vs.* 11（4%）]和头痛[12（4%）*vs.* 17（6%）*vs.* 11（4%）]。在达格列净5 mg、达格列净10 mg及安慰剂组患者中，发生低血糖分别为220（79%）、235（79%）及207（80%）例，发生严重低血糖患者数分别为21（8%）、19（6%）及19（7%）例。达格列净5 mg组确诊的糖尿病酮症酸中毒发生患者数为4（1%）例，达格列净10 mg组为5（2%）例，安慰剂组为3（1%）例。

本研究认为，达格列净辅助胰岛素治疗1型糖尿病，能改善血糖控制、降低体重，且低血糖发生风险较低。血糖未达标的1型糖尿病患者，达格列净有望作为胰岛素的辅助治疗以改善血糖控制情况。

总结：潘金兴、陈刚，福建省立医院

DEPICT-1研究：达格列净有望作为1型糖尿病的辅助治疗

1型糖尿病是一种需要胰岛素治疗的慢性疾病，其微血管及大血管并发症比2型糖尿病发生地更早。DCCT及EDIC研究表明，1型糖尿病患者需尽早控制血糖达标以延缓微血管及大血管并发症的发生[1-2]。血糖控制达标不及时可能是导致1型糖尿病患者死亡风险升高的原因之一，即使在后期血糖已得到很好地控制[HbA1c≤6.9%（≤52 mmol/mol）][3-5]。药代动力学改善的胰岛素类似物、改进的胰岛素注射系统及血糖监测系统，使血糖控制达标变得更为容易和安全[6]。然而，来自1型糖尿病临床登记的数据表明，1型糖尿病患者的血糖控制往往不够理想[7]。严格控制血糖需要胰岛素强化治疗，而胰岛素强化治疗常与低血糖事件相关。另外，胰岛素治疗可能引起体重增加及血压升高[8]。鉴于上述原因，需要非胰岛素类降糖药物作为1型糖尿病的辅助治疗，在改善血糖控制的同时，最好还能带来非血糖方面的获益，比如减轻体重及降低血压等。目前FDA批准与胰岛素伴随治疗1型糖尿病的降糖药物只有普兰林肽一种，但因使用不方便及恶心等不良反应使得其临床应用受到限制。

钠-葡萄糖协同转运蛋白-2（Sodium-glucose cotransporter-2，SGLT-2）抑制药作为降糖药物被批准用于治疗2型糖尿病。其改善血糖控制并不依赖胰岛素，而是通过阻止葡萄糖在肾近曲小管的重吸收，导致葡萄糖通过尿液排出增加，热卡丢失，体重下降[9]。达格列净是一种SGLT-2抑制药，已被批准用于治疗2型糖尿病。

这篇2017年11月发表在*Lancet Diabetes Endocrinol*杂志上的文章，其研究目的是评价达格列净辅助胰岛素治疗血糖未达标1型糖尿病患者的疗效和安全性。该杂志是柳叶刀杂志的子刊，2017年影响因子19.742分，是内分泌领域最好的杂志之一。该研究表明，达格列净辅助胰岛素治疗1型糖尿病，能改善血糖控制、降低体重，且低血糖发生风险较低。辅助胰岛素治疗血糖未达标1型糖尿病患者，与安慰剂比较，在第24周两种剂量的达格列净（5 mg、10 mg）均显示显著的临床相关获益。安全性方面，与在2型糖尿病中的研究类似，达格列净作为胰岛素的辅助治疗耐受性良好，没有出现新的不良事件。该研究是多中心、双盲、随机、前瞻性、开放性、平行对照、3期临床研究，方法严谨。研究前的预注册、伦理审查、知情同意、入组和排除、研究流程图都在文中有较为详细的描述。纳入的人群数及终点事件人群数均符合统计学要求，具有充分的统计学及临床意义，故该研究结论可靠程度较高。

本研究也存在一些局限性。首先，观察期为24周，由于时间限制还不能充分评测长期获益。此外，该研究中达格列净治疗组患者体重下降主要发生在前8周，之后体重下降速度减慢，但第24周时仍未达到平台期。达格列净辅助治疗1型糖尿病能引起多大程度的体重下降，尚有待进一步研究揭晓。最后，该研究排除了肌酐清除率<60 mL/min的人群，在合并糖尿病肾病的1型糖尿患者群中，达格列净辅助胰岛素治疗是否获益尚有待进一步研究阐明。

DEPICT-1研究是第一个SGLT-2抑制药在1型糖尿病中的随机、双盲、临床3期试验，为达格列净辅助胰岛素治疗1型糖尿病患者的疗效和安全性提供了强有力的证据支持。达格列净有望作为血糖未达标1型糖尿病患者的辅助治疗。

参考文献

[1] Nathan DM. The diabetes control and complications trial/

epidemiology of diabetes interventions and complications study at 30 years: overview. Diabetes Care 2014, 37: 9-16.

[2] Orchard TJ, Nathan DM, Zinman B, et al. Association between 7 years of intensive treatment of type 1 diabetes and long-term mortality. JAMA 2015, 313: 45-53.

[3] Lind M, Svensson AM, Kosiborod M, et al. Glycemic control and excess mortality in type 1 diabetes. N Engl J Med 2014, 371: 1972-1982.

[4] Chen Z, Miao F, Paterson AD, et al. Epigenomic profiling reveals an association between persistence of DNA methylation and metabolic memory in the DCCT/EDIC type 1 diabetes cohort. Proc Natl Acad Sci U S A 2016, 113: E3002-E3011.

[5] Sandahl K, Nielsen LB, Svensson J, et al. Increased mortality in a Danish cohort of young people with Type 1 diabetes mellitus followed for 24 years. Diabet Med 2017, 34: 380-386.

[6] Effectiveness of continuous glucose monitoring in a clinical care environment: evidence from the Juvenile Diabetes Research Foundation continuous glucose monitoring (JDRF-CGM) trial. Diabetes Care 2010, 33: 17-22.

[7] Miller KM, Foster NC, Beck RW, et al. Current state of type 1 diabetes treatment in the U.S.: updated data from the T1D Exchange clinic registry. Diabetes Care 2015, 38: 971-978.

[8] Purnell JQ, Hokanson JE, Marcovina SM, Steffes MW, Cleary PA, Brunzell JD. Effect of excessive weight gain with intensive therapy of type 1 diabetes on lipid levels and blood pressure: results from the DCCT. Diabetes Control and Complications Trial. JAMA 1998, 280: 140-146.

[9] Vasilakou D, Karagiannis T, Athanasiadou E, et al. Sodium-glucose cotransporter 2 inhibitors for type 2 diabetes: a systematic review and meta-analysis. Ann Intern Med 2013, 159: 262-274.

作者：郑炜平、潘金兴，福建省立医院

第三部分
GLP-1受体激动药

第十二章　EXSCEL研究：每周一次的艾塞那肽对2型糖尿病患者的心血管结局的影响

原文标题： Effects of Once-Weekly Exenatide on Cardiovascular Outcomes in Type 2 Diabetes

原文作者： Holman RR, Bethel MA, Mentz RJ, Thompson VP, Lokhnygina Y, Buse JB, Chan JC, Choi J, Gustavson SM, Iqbal N, Maggioni AP, Marso SP, Öhman P, Pagidipati NJ, Poulter N, Ramachandran A, Zinman B, Hernandez AF; EXSCEL Study Group

刊载信息： N Engl J Med. 2017 Sep 28;377(13):1228-1239. doi: 10.1056/NEJMoa1612917. Epub 2017 Sep 14

2型糖尿病患者的死亡风险是普通人群的两倍，其中心血管疾病导致死亡的风险是一般人群的四倍。改善血糖已被证明能够改善微血管结局，但对大血管结局的获益却不明确。在评估心血管疾病获益方面，新型降糖药物的试验发现，有3种二肽基肽酶4（DPP-4）抑制药（沙格列汀、阿格列汀与西格列汀）和一个Exendin-4基础胰高血糖素样肽-1（GLP-1）受体激动药（利西拉来）对主要心血管不良事件没有影响，但两个GLP-1受体激动药（利拉鲁肽和semaglutide）和两个钠葡萄糖协同转运蛋白2（SGLT-2）抑制药（依帕列净和卡格列净）可以降低主要不良心血管事件风险。

另一种基于Exendin-4的GLP-1受体激动药的缓释剂艾塞那肽被批准用于治疗2型糖尿病，该药能降低血糖和体重，适度降低血压及血脂水平，但也能增快心率。按照监管要求，在有心血管疾病高危的2型糖尿病患者中每周给药一次，评估艾塞那肽长期的心血管安全性和疗效。

该研究随机选取2型糖尿病患者，有或没有心血管疾病病史，接受缓释艾塞那肽2 mg或安慰剂每周一次皮下注射。主要结局是心血管疾病、非致死性心肌梗死或非致死性中风导致的死亡。该研究的主要假设是艾塞那肽每周给药一次，其安全性和疗效优于安慰剂组。

研究结果显示，在所有14 752例患者，其中73.1%（10 782）有心血管疾病病史。随访中位数为3.2年（四分位数间距为2.2~4.4）。主要复合终点事件，在艾塞那肽组中发生率为11.4%（839/7 356；3.7/100人年），而安慰剂组发生率为12.2%，（905/7 396；4/100人年），（风险比=0.91；95% CI：0.83~1）。意向治疗分析显示，艾塞那肽，每周给药一次，安全性不劣于安慰剂（$P<0.001$），但疗效并不优于安慰剂（$P=0.06$）。心血管疾病的病死率、致死或非致死性心肌梗死、致死或非致死性卒中、心力衰竭住院治疗及住院急性冠脉综合征和急性胰腺炎，胰腺癌的发病率，甲状腺髓样癌和严重不良事件两组之间没有明显差异。

总之，结果显示，在多种心血管疾病风险的2型糖尿病患者中每周使用一次缓释型艾塞那肽似乎并不增加该人群的总体心血管风险。

总结：李小明、陈刚，福建省立医院内分泌科

[点 评]

GLP-1受体激动药在2型糖尿病心血管疾病预防中的作用：来自最新临床试验的证据

原文标题：The role of GLP-1 receptor agonists in cardiovascular disease prevention in type 2 diabetes mellitus: evidence from the most recent clinical trials

原文作者：S John Weisnagel

Department of Endocrinology and Nephrology, Faculty of Medicine, Diabetes Research Unit, CHU Research Centre, Laval University, Québec, Canada

Correspondence to: S John Weisnagel, MD, FRCPC. Department of Endocrinology and Nephrology, Faculty of Medicine, Diabetes Research Unit, CHU Research Centre, Laval University, Endocrinologie, B0027, CHUL, CHU de Québec, 2705 Laurier, Québec, G1V 4G2 QC, Canada. Email: John.weisnagel@crchul.ulaval.ca.

Provenance: This is an invited Editorial commissioned by Section Editor Kaiping Zhang (AME College, AME Group, China).

Comment on: Holman RR, Bethel MA, Mentz RJ, et al. Effects of Once-Weekly Exenatide on Cardiovascular Outcomes in Type 2 Diabetes. N Engl J Med 2017;377:1228-39.

刊载信息：Ann Transl Med 2018. doi: 10.21037/ atm.2018.03.29

View this article at: http://atm.amegroups.com/article/view/18959/html

在过去的几十年间已经有大量关于多种药物和多类药物预防2型糖尿病（T2DM）患者心血管疾病的研究。由于噻唑烷二酮类药物对心血管疾病（CVD）不良事件的可能争议[1]，因此美国FDA、欧洲的EMA和其他地方的监管机构要求所有新型降糖药都要通过大型多中心随机对照临床试验正式评价其心血管的安全性[2]。这就有了成千上万的T2DM患者随访数年的大量研究，极大地推动了这一领域发展，同样也为这些实验用药的安全性和不良反应提供了非常有价值的信息。

治疗T2DM的三类新型降糖药临床概况有趣。二肽基肽酶4（DPP-4）抑制药是通过肠促胰素而刺激葡萄糖依赖的胰岛素分泌达到轻度降低糖化血红蛋白水平的目的，该药低血糖发生风险小，且不增加体重并可能有降血压作用[3]。胰高血糖素样肽-1 GLP-1受体激动药也通过肠促胰素刺激葡萄糖依赖的胰岛素，但是它们能够显著地降低糖化血红蛋白、体重、血压[3]。最后，钠葡萄糖协同转运蛋白2（SGLT-2）抑制药增加尿糖和尿钠排泄，也降低糖化血红蛋白、体重、血压[4]。

所有的DPP-4抑制药已在大型CVD试验中得到验证，其中三个（阿格列汀、沙格列汀与西格列汀）已经公布对主要心血管不良事件（MACE）没有影响[5-7]。关于GLP-1受体激动药的研究产生了不同的结果。基于exendin-4的GLP-1受体激动药利西拉来的CVD研究结果是中性的[8]，但另两种GLP-1受体激动药利拉鲁肽和semaglutide提示MACE的低风险[9-10]。最近关于SGLT-2抑制药依帕列净和卡格列净的两项研究中也显示出两种药物MACE发生的低风险[11-12]。

2017年9月，在《新英格兰医学杂志》上，EXSCEL

研究组报道，每周皮下注射一次艾塞那肽缓释剂2 mg对心血管结局影响的大型临床试验结果（n=14 752）[13]。以心血管原因导致的死亡、非致死性心肌梗死或非致命性中风等传统的三个组分为主要结局。这主要是一项二级预防研究，因为其中73%的受试者曾经有过CVD。中位随访3.2年，艾塞那肽组主要复合终点事件发生率为11.4%（3.7/100人年），而安慰剂对照组为12.2%（4/100人年），危险比（HR）=0.91；95% CI：0.83~1）。疗效分析显示，艾塞那肽组的安全性不劣于安慰剂组（P<0.001），但疗效也不优于安慰剂组（P=0.06）。

像预期的一样，与安慰剂组相比，艾塞那肽缓释组（GLP-1受体激动药）可以改善多种心血管危险因素，表现在总体最小二乘平均差异上–糖化血红蛋白下降0.53%，体重下降1.27 kg和收缩压下降1.57 mmHg。然而，艾塞那肽组心率每分钟增加2.5次。值得注意的是，任何原因引起的死亡风险在治疗组为6.9%，在安慰剂组为7.9%，尽管这种差异在单个协议层次次级终点分析中认为没有统计学意义。根据基线特征预设亚组的单因素分析中只有年龄亚组（基线年龄<65岁 vs. >65岁）表现出异质性。高龄组表现出获益（HR 0.80），对年轻组无影响（HR 1.05）。两组间严重的不良反应特别是急性胰腺炎和胰腺癌的发病率相似。

试验方案过早结束（主要由患者的决定所致）是该试验的主要缺陷。作者推测可能的原因是第一代注射装置的复杂性和试验没有导入期所导致。这导致了参与者接受了试验方案的时间相对于预期时间减少（约为75%的参与者试验方案平均暴露时间为2.3~2.4年）。这导致结果缺乏有效性。

在其他使用GLP-1受体激动药预防CVD的研究中，利拉鲁肽（LEADER研究）和semaglutide（SUSTAIN-6研究）发生MACE的风险（LEADER研究中风险比为0.87；95% CI：0.78~0.97；SUSTAIN-6研究中风险比为0.74；95% CI：0.58~0.95）低于对照组。在这些研究中，不同人群发生CVD各组分的风险不同。在LEADER研究中，与安慰剂组相比，利拉鲁肽组任何原因引起的死亡危险比为0.85（与EXSCEL研究的0.86相类似），但在SUSTAIN-6研究中并没有这样的差异。然而，SUSTAIN-6研究发现semaglutide在非致命性中风有获益（风险比为0.61）。最后，正如已经提到的，GLP-1受体激动药利西拉来对CVD结局的影响是中性的。

最近所有使用GLP-1受体激动药的CVD试验的荟萃分析发现，总体相对风险降低（RRR）均显著下降，表现为MACE的三个终点风险下降10%（HR=0.90，95% CI：0.82~0.99；P=0.033），心血管死亡风险下降13%（0.87，95% CI：0.79~0.96；P=0.007），全因死亡风险下降12%（0.88，95% CI：0.81~0.95；P=0.002）[14]。当然，荟萃分析的基本前提是研究的药物具有类似的"同类"效应。数据显示这些信息尚不明确。

比较迄今为止的研究结果时，我们只能推测MACE和各种次级结果差异的原因。总的来说，这些都是二级预防试验，73%和83%的受试者既往有CVD病史。因此，它根本就不能确定对以前没有CVD的T2DM患者能否从GLP-1受体激动药的治疗中得到心血管获益。事实上，当检验预设亚组与安慰剂组的差异，MACE在既往没有CVD的受试者中差异往往是最小的。由于人群特征和试验要求，在这些试验中基线平均糖化血红蛋白水平是有差异的，相比EXSCEL研究中的8%，LEADER研究及SUSTAIN-6研究中约8.7%。同时，不同研究平均接收试验药物的人群比例不同，EXSCEL研究低于75%，但在LEADER研究达83%~84%及SUSTAIN-6研究达86.5%~89.5%。这些因素可能影响EXSCEL研究的结果，由于受试者有更好的初始血糖水平和潜在更好的血糖控制对CVD的获益，使得结果的差异最小化。同时，对GLP-1受体激动药的相对暴露不足可能导致其作用被低估。最后，在安慰剂组，更多的受试者在试验过程中接收SGLT-2抑制药，而这类药物CVD的获益是已知的。这也可能弱化安慰剂和艾塞那肽组间心血管事件发生率的差异。

同样重要的是要指出各种GLP-1受体激动药具有不同的结构和半衰期，这可能会导致不同的临床效果。我们只能推测利拉鲁肽和semaglutide与天然GLP-1有较高的同源性。但这可能导致更强的CVD效应吗？其他关于心血管疾病的临床试验正在进行，特别是使用dulaglutide的REWIND研究[15]和使用albiglutide的HARMONY研究[16]。所有这些不同的研究结论可能使我们得出同类药物效应或特定药物效应的结论。虽然在EXSCEL研究MACE的优势并不明显，但结果确实与LEADER研究及SUSTAIN-6研究方向是一致的，暗示可能同种效果。

也要注意EXSCEL研究数据证实了GLP-1受体激动药治疗的安全性，在大规模随机安慰剂对照临床试验中，使用这种降糖药的患者人数几乎增加了一倍，却没有发现严重的不良事件。

最后，如何将这些结果与其他类药物的研究相联系，如SGLT-2抑制药？依帕列净（EMPA-REG研究）和卡格列净（CANVAS研究）显示相同的MACE获益（HR 0.86），对心力衰竭有额外的获益（HR 0.65~0.67），以及CVD病死率明显下降（依帕列净，HR 0.62）。在这些研究中，大多数研究对象既往有CVD病史（二级预防）。研究人员正在积极提出诸如以下这些问题[17]。将SGLT-2抑制药与GLP-1受体激动药联合使用是否能有额外的获益？某些患者对某种药物的反应是否优于另一种药物？

只有样本量非常大的临床试验才能回答这些重要的问题。这些在未来10年内会发生吗？糖尿病社区期待着进一步的发展……

参考文献

[1] Nissen SE，Wolski K. Effect of rosiglitazone on the risk of myocardial infarction and death from cardiovascular causes. N Engl J Med 2007，356(24)：2457-2471.

[2] FDA. Guidance for industry：diabetes mellitus—evaluating cardiovascular risk in new antidiabetic therapies to treat type 2 diabetes. Washington，DC：US Department of Health and Human Resources 2008.

[3] Nauck MA and Meier JJ，Incretin hormones：Their role in health and disease. Diabetes Obes Metab. 2018 Feb;20 Suppl 1：5-21.

[4] Steen O and Goldenberg RM，The Role of Sodium-Glucose Cotransporter 2 Inhibitors in the Management of Type 2 Diabetes. Can J Diabetes. 2017 Oct;41(5)：517-523.

[5] Scirica BM，Bhatt DL，Braunwald E et al.，Saxagliptin and cardiovascular outcomes in patients with type 2 diabetes mellitus. N Engl J Med. 2013 Oct 3;369(14)：1317-26.

[6] White WB，Cannon CP，Heller SR et al.，Alogliptin after acute coronary syndrome in patients with type 2 diabetes. N Engl J Med. 2013 Oct 3;369(14)：1327-35.

[7] Green JB，Bethel MA，Armstrong PW，et al.，Effect of Sitagliptin on Cardiovascular Outcomes in Type 2 Diabetes. N Engl J Med. 2015 Jul 16;373(3)：232-42. Erratum in：N Engl J Med. 2015 Aug 6;373(6)：586.

[8] Pfeffer MA，Claggett B，Diaz R et al.，Lixisenatide in Patients with Type 2 Diabetes and Acute Coronary Syndrome. N Engl J Med. 2015 Dec 3;373(23)：2247-57.

[9] Marso SP，Daniels GH，Brown-Frandsen K et al.，Liraglutide and Cardiovascular Outcomes in Type 2 Diabetes. N Engl J Med. 2016 Jul 28;375(4)：311-22.

[10] Marso SP，Bain SC，Consoli A，et al. Semaglutide and Cardiavascular Outcomes in Patients with Type 2 Diabetes. N Engl J Med. 2016 Nov 10;375(19)：1834-1844.

[11] Zinman B，Wanner C，Lachin JM et al. Empagliflozin，Cardiovascular outcomes and Mortality in Type 2 Diabetes. N Engl J Med. 2015 Nov 26;373(22)：2117-28

[12] Mahaffey KW，Neal B，Perkovic V et al. Canagliflozin for Primary and Secondary Prevention of Cardiovascular Events：Results from the Canvas Program (Canagliflozin Cardiovascular Assessment Study). Circulation. 2018 Jan 23;137(4)：323-334.

[13] Holman RR，Bethel MA，Mentz RJ et al. Effects of Once-Weekly Exenatide on Cardiovascular Outcomes in Type 2 Diabetes. N Engl J Med. 2017 Sep 28;377(13)：1228-1239.

[14] Bethel MA，Patel RA，Merrill P et al. Cardiovascular outcomes with glucagon-like peptide-1 receptor agonists in patients with type 2 diabetes：a meta-analysis. Lancet Diabetes Endocrinol. 2018 Feb;6(2)：105-113.

[15] Gerstein HC，Colhoun HM，Dagenais GR et al. Design and baseline characteristics of participants in the Researching cardiovascular Events with a Weekly INcretin in Diabetes (REWIND) trial on the cardiovascular effects of dulaglutide. Diabetes Obes Metab. 2018 Jan;20(1)：42-49.

[16] Ahrén B，Carr MC，Murphy K et al. Albiglutide for the treatment of type 2 diabetes mellitus：An integrated safety analysis of the HARMONY phase 3 trials. Diabetes Res Clin Pract. 2017 Apr;126：230-239.

[17] Defronzo RA，Combination therapy with GLP-1 receptor agonist and SGLT2 inhibitor. Diabetes Obes Metab 2017 Oct;19(10)：1353-1362.

译者：李小明、陈刚，福建省立医院内分泌科

第十三章　单用索马鲁肽每周一次与安慰剂相比治疗2型糖尿病患者（SUSTAIN-1）：一项跨国多中心、随机、双盲、安慰剂对照的3a期研究

原文标题：Efficacy and safety of once-weekly semaglutide monotherapy versus placebo in patients with type 2 diabetes (SUSTAIN 1): a double-blind, randomised, placebo-controlled, parallel-group, multinational, multicentre phase 3a trial

原文作者：Sorli C[1], Harashima SI[2], Tsoukas GM[3], Unger J[4], Karsbøl JD[5], Hansen T[5], Bain SC[6]

[1]Billings Clinic Research Center, Billings, MT, USA. Electronic address: chrissorli@gmail.com; [2]Graduate School of Medicine, Kyoto University, Kyoto, Japan; [3]Department of Medicine, McGill University, Montreal, QC, Canada; [4]Catalina Research Institute, Chino, CA, USA; [5]Novo Nordisk A/S, Søborg, Denmark; [6]School of Medicine, Swansea University, Swansea, Wales, UK.

刊载信息：Lancet Diabetes Endocrinol2017 Apr;5(4):251-260

不管有多少种可用于治疗2型糖尿病的药物供选择，挑战最佳的血糖控制目标仍然是许多患者和新疗法所不能忽视的。索马鲁肽是一种胰高血糖素样肽-1（GLP-1）类似物，目前正在进行对2型糖尿病的3期临床试验。研究者在此与安慰剂组相比，评估索马鲁肽单药治疗经饮食和运动干预仍血糖控制不佳，且未经药物治疗的2型糖尿病患者中的有效性，安全性和耐受性。

研究者在加拿大、意大利、日本、墨西哥、俄罗斯、南非、英国和美国等72个中心（包括医院、临床研究单位和私人诊所）进行了一项国际性的双盲、随机、平行、安慰剂对照的3a期试验（SUSTAIN-1）。我们将参与者按（2:2:1:1）的比例随机分配如下：每周一次皮下注射索马鲁肽（0.5 mg或1.0 mg），或与之匹配的安慰剂治疗（0.5 mg或1.0 mg），通过预装pds290笔式注射器注射30周。参与者自己注射，并鼓励他们在每周同一天在他们身体的同一区域进行注射，没有规定每天注射的时间必须与用餐时间接近。我们随机使用交互式语音或网络应答系统进行交流。研究者、参与者，和研究的资助者在整个研究中均设盲。主要终点是从基线到30周平均糖化血红蛋白（HbA1c）的变化，验证性的次要终点是从基线到30周平均体重的变化。我们评估了有意向通过治疗改善血糖控制的人群（即在该药物研究中至少进行了一种剂量干预的所有参与者）中的疗效和安全性；安慰剂组的数据也同时进行汇集评估。本试验在ClinicalTrials.gov进行了登记，研究号为Nct02054897。

研究随机分配的388个参与者接受了治疗，387人接受了至少一种剂量的干预（128人用0.5 mg，130人用1.0 mg，129人用安慰剂）。其中有0.5 mg组中有17人（13%），1.0 mg组中有16人（12%），安慰剂组中有14人（11%）在研究期间退出，主要的原因是胃肠道不良反应如呕吐等。无后续胰腺炎的报道。平均HbA1c为8.05%（标准差0.85）。经过30周（2014年2月3日—2014年8月21日）治疗后，与安慰剂相比，0.5 mg和1.0 mg的索马鲁肽都可使HbA1c显著降低，分别为1.43%（0.5 mg）和1.53%（1.0 mg）。0.5 mg组74%的患者

和1.0 mg组72%患者HbA1c<7%，59%和60%的患者达到HbA1c<6.5%。未发生严重或者确诊低血糖事件。索马鲁肽降低体重效果明显，与对照组相比，0.5 mg组下降3.73 kg，1.0 mg组下降4.53 kg。同时，与对照组相比，1.0 mg组可显著降低总胆固醇，低密度脂蛋白胆固醇以及游离脂肪酸和2~3 mmHg收缩压。

因此，与安慰剂组相比，索马鲁肽可显著改善2型糖尿病患者的HbA1c与体重，与目前可用的GLP-1受体激动药相比，其安全性无显著差异，因此，索马鲁肽是一种有潜力的降糖药物。

总结：吴绮楠，重庆大学附属肿瘤医院

[点 评1]

索马鲁肽似乎较其他GLP-1受体激动药要更有效

原文标题：Semaglutide seems to be more effective the other GLP-1Ras

原文作者：Jens Juul Holst[1], Sten Madsbad[2]

[1]Department of Biomedical Sciences, [2]Department of Endocrinology, Copenhagen University Hospital Hvidovre, Faculty of Health and Medical Sciences, University of Copenhagen, Copenhagen, Denmark

Correspondence to: Jens Juul Holst, MD, DMedSci. Health Sciences Faculty, University of Copenhagen, The Panum Institute, Building 12.2.24, Blegdamsvej 3, DK-2200 Copenhagen N, Denmark. Email: jjholst@sund.ku.dk.

Provenance: This is an invited Editorial commissioned by Section Editor Dr. Kaiping Zhang, PhD (AME College, AME Group, Hangzhou, China).

Comment on: Sorli C, Harashima SI, Tsoukas GM, et al. Efficacy and safety of once-weekly semaglutide monotherapy versus placebo in patients with type 2 diabetes (SUSTAIN 1): a double-blind, randomised, placebo-controlled, parallel-group, multinational, multicentre phase 3a trial. Lancet Diabetes Endocrinol 2017;5:251-60.

刊载信息：Ann Transl Med 2017;5(24):505. doi: 10.21037/atm.2017.11.10

View this article at: http://atm.amegroups.com/article/view/17434

2005年，胰高血糖素样肽-1受体激动药（GLP-1RAs）被批准用于2型糖尿病[1]。GLP-1RAs可以促进胰岛β细胞分泌胰岛素、抑制胰岛α细胞分泌胰高血糖素，抑制胃排空，抑制食欲及营养物质的吸收，因此可以有效持久的降低血糖，并且低血糖发生率低，还具有减重效应，因此广受患者欢迎[2-4]。

GLP-1RAs分为短效制剂与长效制剂。短效制剂包括艾塞那肽、利西拉肽等[5]，其皮下注射半衰期2~3 h，仅覆盖一餐，主要影响胃排空。但持续暴露于GLP-1RAs或经过长时间的GLP-1RAs治疗后，对胃排空的影响几乎消失[6-7]。此外，GLP-1RAs治疗可以降低血压，增加脉率，机制尚不清楚。GLP-1RAs也有降低餐后甘油三酯水平的作用[8-10]，该作用独立于胃排空效应，可能是抑制了乳糜微粒的形成[11]，但该激动药治疗并不会导致脂肪吸收不良。

多项研究证实，GLP-1RAs对β细胞有保护作用，早期促进β细胞增殖（可能仅适用于年轻的β细胞），并抑制细胞因子和游离脂肪酸（FFA）诱导的凋亡[12]。因此，GLP-1RAs被期望可能用来延缓或阻止2型糖尿病的进展[13]。研究显示，与胰岛素强化治疗组一样，高剂量艾塞那肽治疗3年后评估β细胞功能并没有退化[14]，表明这两种治疗方式都有β细胞保护作用。在利拉鲁肽心血管安全性LEADER研究中，同样反映了对β细胞的保护作用[15]。

动物研究证明，GLP-1RAs可能有神经保护作用，能防止记忆受损[16-18]。然而目前暂无临床证据支持GLP-1RAs在人体脑部疾病中使用[19]，除了仅有一个为期48周的临床试验显示艾塞那肽周制剂对帕金森病有积极的作用[20]。然而，艾塞那肽的治疗效果来源于对疾病病理生理的改变或者仅是改善长期紊乱代谢的结果尚不清楚。

近期的三个心血管研究结果显示，GLP-1RAs对

2型糖尿病伴有心血管危险因素及心脏问题的患者有益[15,21-22]。

GLP-1RAs最常见的不良反应是恶心及其他胃肠道不适[2-3]，但通常较轻微，且于几周后消失。逐步调整剂量可以在很大程度上防止这些不良反应。GLP-1RAs注射方式不便，且费用昂贵也是制约其应用的因素[2]。

GLP-1RAs可有效的降低2型糖尿病患者糖化血红蛋白（HbA1c）和体重，且与胰岛素或磺脲类相比，低血糖风险更低[1-2,23]。美国临床内分泌协会/美国大学内分泌指南推荐使用GLP-1RAs可作为单一治疗，双联治疗及三联治疗。

1　索马鲁肽周制剂

利拉鲁肽是诺和诺德公司研发的一个长效制剂的GLP-1RAs[24]。长效周制剂索马鲁肽在利拉鲁肽的氨基酸结构基础上改变了三处，从而使半衰期延长至165 h而不影响其作用效果[25-26]，实现了一周一次的可能。在成百上千个酰化后的GLP-1类似物中挑选出来的索马鲁肽不仅作用时间长，而且有效刺激胰岛素分泌和抑制食物摄取。

Ⅱ期和Ⅲ期临床试验评估了索马鲁肽的安全性和有效性。一个为期12周的临床Ⅱ期试验研究证明索马鲁肽降低了HbA1c 1.7%并降低体重4.8 kg[27]。SUSTAIN-1~5研究均证明，索马鲁肽单药或联合治疗2型糖尿病可明显降低HbA1c、体重。但其不良反应发生率较高[28-30]。SUSTAIN-6结果显示，索马鲁肽对心血管及肾脏均有保护作用[21]。总体而言，索马鲁肽至少看起来比其他GLP-1RAs有效并更有优势，而索马鲁肽的安全性和其他报道的GLP-1RAs没有区别[21,28]，2017年10月FDA委员会一致通过批准索马鲁肽用于糖尿病治疗。

索马鲁肽不同寻常的减重效应激发厂家进一步开发索马鲁肽用于治疗非糖尿病肥胖人群。研究表明，高剂量的GLP-1RAs用于降低体重，但是更高剂量的索马鲁肽没有被支持用于减重的Ⅱ期临床研究。

度拉糖肽的有效性也引导人们尝试GLP-1RA口服途径[31]。索马鲁肽用SNAC配方制造，允许胃肠道在几分钟内快速吸收。但是因为该药的半衰期长，适合每周一次服用。但是，也正因为该药半衰期长，生物利用度相对较低且可变性大，因此需要小剂量补足，这样即使胃肠道吸收率改变，血浆药物浓度仍保持相对稳定。口服索马鲁肽的Ⅱ期临床研究纳入600名2型糖尿病患者，HbA1c基线为7.9%，体重基线为92 kg。患者口服2.5~40 mg索马鲁肽和每周皮下注射1mg相比较，HbA1c下降–0.7%~–1.9%（–1.9%为皮下注射结果），安慰剂组下降0.3%，口服和皮下注射索马鲁肽体重平均下降6.5 kg，安慰剂组下降1 kg；口服或皮下注射的不良反应相似，并随着时间的推移逐渐消失[32]。

为何索马鲁肽比包括利拉鲁肽在内的其他GLP-1RAs有效？目前还不能完全回答这个问题。显然，可能有一部分原因是索马鲁肽保持了高而恒定药物浓度水平。GLP-1RAs对体重的影响被认为是影响中枢神经受体的结果。GLP-1RAs可激活这些受体，它们以游离、非蛋白结合形式通过血脑屏障，特别是后极区，穹窿下和正中隆起[33]。但也有可能是酰化药物的酰化产物进入中枢神经系统的其他部位，而利拉鲁肽和索马鲁肽在这方面的机制可能有所不同。

最近GLP-1RAs对心血管方面的积极保护证据也使得这类药物在临床上的应用前景备受期待。索马鲁肽的SUSTAIN-6实验是至今为止GLP-1RAs取得的最好结果[21]。该研究证明，经索马鲁肽治疗的糖尿病患者主要不良心脏事件（MACE）（非致死性卒中，非致死性心梗）的发生率降低，而且在肾功能方面也有显著收益。但是对心血管病死率没有影响。此外，索马鲁肽其对HbA1c和体重有显著影响。也许这证明了索马鲁肽治疗阻止及预防MACE的发生，很有可能取决于该药物对代谢紊乱的影响。该药物的有益作用目前尚不能得到充分合理的解释，我们需要更多的研究来解决这些问题。

参考文献

[1]　Inzucchi SE，Bergenstal RM，Buse JB，et al. Management of hyperglycaemia in type 2 diabetes，2015：a patient-centred approach. Update to a position statement of the American Diabetes Association and the European Association for the Study of Diabetes. Diabetologia 2015，58：429-442.

[2]　Østergaard L，Frandsen CS，Madsbad S. Treatment potential of the GLP-1 receptor agonists in type 2 diabetes mellitus：a review. Expert Rev Clin Pharmacol 2016，9：241-265.

[3]　Meier JJ. GLP-1 receptor agonists for individualized treatment of type 2 diabetes mellitus. Nat Rev Endocrinol 2012，8：728-742.

[4]　Nauck MA，Kleine N，Orskov C，et al. Normalization of fasting hyperglycaemia by exogenous gluca-gon-like peptide 1 (7-36 amide) in type 2 (non-insulin-dependent) diabetic patients.

Diabetologia 1993, 36: 741-744.

[5] Holst JJ. Glucagon-like peptide-1: from extract to agent. The Claude Bernard Lecture, 2005. Diabeto-logia 2006, 49: 253-260.

[6] Jelsing J, Vrang N, Hansen G, et al. Liraglutide: short-lived effect on gastric emptying—long lasting effects on body weight. Diabetes Obes Metab 2012, 14: 531-538.

[7] Meier JJ, Gallwitz B, Salmen S, et al. Normalization of glucose concentrations and deceleration of gastric emptying after solid meals during intravenous glucagon-like peptide 1 in patients with type 2 diabetes. J Clin Endocrinol Metab 2003, 88: 2719-2725.

[8] Drucker DJ. The Cardiovascular Biology of Glucagon-like Peptide-1. Cell Metab 2016, 24: 15-30.

[9] Hermansen K, Bækdal TA, Düring M, et al. Liraglutide suppresses postprandial triglyceride and apolipoprotein B48 elevations after a fat-rich meal in patients with type 2 diabetes: a randomized, double-blind, placebo-controlled, cross-over trial. Diabetes Obes Metab 2013, 15: 1040-1048.

[10] Kumarathurai P, Anholm C, Larsen BS, et al. Effects of Liraglutide on Heart Rate and Heart Rate Variability: A Randomized, Double-Blind, Placebo-Controlled Crossover Study. Diabetes Care 2017, 40: 117-124.

[11] Hsieh J, Adeli K. Regulation of intestinal chylomicron production by glucagon-like peptides. Cardiovasc Hematol Disord Drug Targets 2012, 12: 92-97.

[12] Buteau J, El-Assaad W, Rhodes CJ, et al. Glucagon-like peptide-1 prevents beta cell glucolipotoxicity. Diabetologia 2004, 47: 806-815.

[13] Kielgast U, Holst JJ, Madsbad S. Treatment of type 1 diabetic patients with glucagon-like peptide-1 (GLP-1) and GLP-1R agonists. Curr Diabetes Rev 2009, 5: 266-275.

[14] Bunck MC, Cornér A, Eliasson B, et al. Effects of exenatide on measures of β-cell function after 3 years in metformin-treated patients with type 2 diabetes. Diabetes Care 2011, 34: 2041-2047.

[15] Marso SP, Daniels GH, Brown-Frandsen K, et al. Liraglutide and Cardiovascular Outcomes in Type 2 Diabetes. N Engl J Med 2016, 375: 311-322.

[16] McClean PL, Parthsarathy V, Faivre E, et al. The diabetes drug liraglutide prevents degenerative processes in a mouse model of Alzheimer's disease. J Neurosci 2011, 31: 6587-6594.

[17] Harkavyi A, Abuirmeileh A, Lever R, et al. Glucagon-like peptide 1 receptor stimulation reverses key deficits in distinct rodent models of Parkinson's disease. J Neuroinflammation 2008, 5: 19.

[18] Teramoto S, Miyamoto N, Yatomi K, et al. Exendin-4, a glucagon-like peptide-1 receptor agonist, provides neuroprotection in mice transient focal cerebral ischemia. J Cereb Blood Flow Metab 2011, 31: 1696-1705.

[19] Calsolaro V, Edison P. Novel GLP-1 (Glucagon-Like Peptide-1) Analogues and Insulin in the Treat-ment for Alzheimer's Disease and Other Neurodegenerative Diseases. CNS Drugs 2015, 29: 1023-1039.

[20] Athauda D, Maclagan K, Skene SS, et al. Exenatide once weekly versus placebo in Parkinson's disease: a randomised, double-blind, placebo-controlled trial. Lancet 2017, 390: 1664-1675.

[21] Marso SP, Bain SC, Consoli A, et al. Semaglutide and Cardiovascular Outcomes in Patients with Type 2 Diabetes. N Engl J Med 2016, 375: 1834-1844.

[22] Holman RR, Bethel MA, Mentz RJ, et al. Effects of Once-Weekly Exenatide on Cardiovascular Outcomes in Type 2 Diabetes. N Engl J Med 2017, 377: 1228-1239.

[23] Garber AJ, Abrahamson MJ, Barzilay JI, et al. Consensus statement by the American association of clinical endocrinologists and American college of endocrinology on the comprehensive type 2 diabetes management algorithm--2016 executive summary. Endocr Pract 2016, 22: 84-113.

[24] Knudsen LB, Agersø H, Bjenning C, et al. GLP-1 derivatives as novel compounds for the treatment of type 2 diabetes. Drugs Future 2001, 26: 677-685.

[25] Lau J, Bloch P, Schäffer L, et al. Discovery of the Once-Weekly Glucagon-Like Peptide-1 (GLP-1) Analogue Semaglutide. J Med Chem 2015, 58: 7370-7380.

[26] Kapitza C, Nosek L, Jensen L, et al. Semaglutide, a once-weekly human GLP-1 analog, does not reduce the bioavailability of the combined oral contraceptive, ethinylestradiol/levonorgestrel. J Clin Pharmacol 2015, 55: 497-504.

[27] Nauck MA, Petrie JR, Sesti G, et al. A Phase 2, Randomized, Dose-Finding Study of the Novel Once-Weekly Human GLP-1 Analog, Semaglutide, Compared With Placebo and Open-Label Lirag-lutide in Patients With Type 2 Diabetes. Diabetes Care 2016, 39: 231-241.

[28] Sorli C, Harashima SI, Tsoukas GM, et al. Efficacy and safety of once-weekly semaglutide monotherapy versus placebo in patients with type 2 diabetes (SUSTAIN 1): a double-blind, randomised, placebo-controlled, parallel-group, multinational, multicentre phase 3a trial. Lancet Diabetes Endocrinol 2017, 5: 251-260.

[29] Ahrén B, Masmiquel L, Kumar H, et al. Efficacy and safety of once-weekly semaglutide versus once-daily sitagliptin as an add-on to metformin, thiazolidinediones, or both, in patients with type 2 diabetes (SUSTAIN 2): a 56-week, double-blind, phase 3a, randomised trial. Lancet Diabetes Endocrinol 2017, 5: 341-354.

[30] Aroda VR, Bain SC, Cariou B, et al. Efficacy and safety of once-weekly semaglutide versus once-daily insulin glargine as add-on to metformin (with or without sulfonylureas) in insulin-naive patients with type 2 diabetes (SUSTAIN 4): a randomised, open-label, parallel-group, multicentre, multinational, phase 3a

trial. Lancet Diabetes Endocrinol 2017, 5: 355-366.

[31] Davies M, Pieber TR, Hartoft-Nielsen ML, et al. Effect of Oral Semaglutide Compared With Placebo and Subcutaneous Semaglutide on Glycemic Control in Patients With Type 2 Diabetes: A Randomized Clinical Trial. JAMA 2017, 318: 1460-1470.

[32] Herman GA, Stevens C, Van Dyck K, et al. Pharmacokinetics and pharmacodynamics of sitagliptin, an inhibitor of dipeptidyl peptidase IV, in healthy subjects: results from two randomized,

double-blind, placebo-controlled studies with single oral doses. Clin Pharmacol Ther 2005, 78: 675-688.

[33] Secher A, Jelsing J, Baquero AF, et al. The arcuate nucleus mediates GLP-1 receptor agonist lirag-lutide-dependent weight loss. J Clin Invest 2014, 124: 4473-4488.

译者：雷小添，第三军医大学（陆军军医大学）第一附属医院

[点 评2]

索马鲁肽——胰高血糖素样肽–1受体激动药领域的"新成员"？

原文标题：Semaglutide—the "new kid on the block" in the field of glucagon-like peptide-1 receptor agonists?

原文作者：Cristian Guja[1,2], Rucsandra Dănciulescu Miulescu[1,2]

[1]National Institute of Diabetes, Nutrition and Metabolic Diseases "Prof. N.C. Paulescu", Bucharest, Romania; [2]"Carol Davila" University of Medicine and Pharmacy, Bucharest, Romania

Correspondence to: Cristian Guja. "Carol Davila" University of Medicine and Pharmacy Bucharest, Romania; National Institute of Diabetes, Nutrition and Metabolic Diseases "Prof. N.C. Paulescu", 5-7 Ion Movila Street, 020475 Bucharest, Romania. Email: cristian.guja@b.astral.ro.

Provenance: This is an invited Editorial commissioned by Section Editor Dr. Kaiping Zhang, PhD (AME College, AME Group, Hangzhou, China).

Comment on: Sorli C, Harashima SI, Tsoukas GM, et al. Efficacy and safety of once-weekly semaglutide monotherapy versus placebo in patients with type 2 diabetes (SUSTAIN 1): a double-blind, randomised, placebo-controlled, parallel-group, multinational, multicentre phase 3a trial. Lancet Diabetes Endocrinol 2017;5:251-60.

刊载信息：Ann Transl Med 2017;5(23):475. doi: 10.21037/atm.2017.10.09

View this article at: http://atm.amegroups.com/article/view/17137

众所周知，由于2型糖尿病自然病程中β细胞功能进行性地下降，糖尿病患者需要长期的治疗强化来维持良好的血糖控制[1-2]。国际糖尿病指南建议在使用降糖药物维持良好血糖的同时，应注意减少低血糖和体重增加的风险[1-2]。GLP-1受体激动药（GLP-1RAs）作为最有前途的"现代"降糖药物之一[3]，可通过葡萄糖依赖方式刺激胰岛β细胞分泌胰岛素，抑制胰岛α细胞分泌胰高血糖素，同时促进饱腹感，抑制胃排空，已被证实具有减重效果[4]。

GLP-1RAs可以分为1日1次（利西拉肽）或1日2次（eventide）的短效制剂和1日1次（利拉鲁肽）或1周1次（eventide QW，度拉糖肽，阿必鲁肽和索马鲁肽）的长效制剂[5]。长效GLP-1RAs影响空腹血糖和总体血糖控制，而短效制剂则更多作用于餐后血糖[3,5]。长效制剂可以明显改善患者依从性和生活质量[6]，相对于短效制剂，对HbA1c的控制更好[7]。并且最近的Meta分析证明，长效GLP-1RAs对糖化血红蛋白（HbA1c）的控制优于基础胰岛素[5,8]。

1 索马鲁肽的发展

索马鲁肽与人类GLP-1分子具有高度的同源性（约为94%），使其成为人类GLP-1的类似物[9]。与人GLP-1分子相比，索马鲁肽有三处不同：第8位丙氨酸替换为α-氨基异丁酸（从而增加DPP-4抗性）；一种C-18脂肪酸通过谷氨酸结合在第26的位置，为白蛋白提供特异性结合位点；第34位的赖氨酸被精氨酸取代（阻止C-18脂肪酸在错误的位点上结合）[10]。皮下注射后，索马鲁肽的半衰期约为1周，早期的Ⅱ期药物研究提示，临床试验中使用的剂量应该是0.5 mg和

1.0 mg[11]。目前该药正处于临床试验阶段[12]。

2　索马鲁肽临床实验中的有效性和安全性

在《柳叶刀糖尿病内分泌学》杂志上，Sorli和他的同事们报告了SUSTAIN-1研究的结果，这是一项持续30周的Ⅲ期临床随机对照试验。SUSTAIN-1研究评估了2种剂量的长效GLP-1RAs索马鲁肽（0.5 mg，1.0 mg，每周皮下注射一次）作为单药疗法与安慰剂对比的疗效和安全性（表1）[13]。结果证明，与安慰剂相比，索马鲁肽具有良好降糖效果及减重效果，且低血糖风险极低。

在SUSTAIN-1中，相较于安慰剂，治疗剂量为1.0 mg的索马鲁肽还具有降低总胆固醇、低密度脂蛋白胆固醇以及游离脂肪酸的作用，并且索马鲁肽可降低2~3 mmHg收缩压，提示索马鲁肽良好的心血管效应。心血管方面的获益结论已在SUSTAIN-6中得到证实[18]。此外，索马鲁肽的治疗通常可被耐受，与其他GLP-1RAs相比较，其不良反应仍然是胃肠道不良反应（特别是恶心和腹泻）最常发生[7]，随访治疗中没有胰腺炎发作情况。

索马鲁肽的其他三个随机对照研究，SUSTAIN-2研究比较了在二甲双胍、噻唑烷二酮（TZD）或二者联用方案基础上，索马鲁肽和西格列汀在2型糖尿病患者中的疗效和安全性[19]。SUSTAIN-4比较了在二甲双胍联或不联用磺脲类降糖方案基础上，索马鲁肽和甘精胰岛素在2型糖尿病患者中的疗效和安全性[20]。SUSTAIN-6研究揭示了索马鲁肽应用于心血管疾病高风险的糖尿病患者中有心血管获益[18]。有趣的是，在上述研究纳入的不同阶段的2型糖尿病患者中，索马鲁肽的降糖作用相当一致。在0.5 mg剂量下，HbA1c的平均下降率在1.1%和1.3%之间，1.0 mg剂量下，HbA1c下降率在1.4%和1.64%之间。在减重方面，0.5 mg剂量下，体重下降3.5~4.3 kg，1.0 mg剂量下，体重下降5~6 kg[18-20]。并且在DURATION-6的后期分析中发现，索马鲁肽引起的体重下降与GLP1-RAs治疗相关的胃肠道不良反应无

表1　长效GLP-1RAs对单纯2型糖尿病患者的治疗效果[13-17]

	SUSTAIN-1[13]		DURATION-4[14]	LEAD-3[15]		AWARD-3[16]		HARMONY-2[17]	
GLP1-RA	索马鲁肽		艾塞那肽（周制剂）	利拉鲁肽		度拉糖肽		阿必鲁肽	
对照组	安慰剂		二甲双胍，吡格列酮，西他列汀	格列美脲		二甲双胍		安慰剂	
持续时间（周）	30		26	52		26		52	
剂量（mg）	0.5	1.0	2	1.2	1.8	0.75	1.5	30	50
HbA1c基线	8.09%	8.12%	8.4–8.6%	8.3%	8.3%	7.6%	7.6%	8%	8.2%
HbA1c变化	1.45%	1.55%	1.53%	0.84%	1.14%	0.71%	0.78%	0.7%	0.89%
与对照组相比的HbA1c变化	1.43%	1.53%	−0.05%（二甲双胍）+0.1%（吡格列酮）−0.38%（西他列汀）	0.33%	0.62%	0.15%	0.22%	0.84%	1.04%
HbA1c <7%	74%	72%	63%	42.8%	50.9%	63%	62%	40.2%	49%
体重变化（kg）	−3.73	−4.53	−2	−2	−2	−1.36	−2.29	−0.39	−0.86
与对照组相比的体重变化（kg）	−2.75	−3.56	0（二甲双胍）−3.5（吡格列酮）−1.2（西他列汀）	−3	−3	+0.86	−0.07	+0.27	−0.2
收缩压变化（mmHg）	2.58	2.74	1.3	2.1	3.6	1.9	2.6	2.8	1.3
低血糖	0%†	0%†	2%	12%	8%	11.1%	12.3%	5.9%	6.1%
胃肠道不良反应	38%	38%	‡	49%	51%	‡	‡	31.7%	30.3%
呕吐	20%	24%	11.3%	27%	29%	10.7%	19%	9.9%	9.1%
腹泻	13%	11%	10.9%	16%	19%	5.2%	10%	9.9%	13.1%

†，只有严重或血糖证实的病例报告；‡，个别的胃肠道不良反应占没有报告胃肠道不良反应的全部百分比。

关[21]。

与其他GLP1-RAs比较，基线水平相同情况下，索马鲁肽的HbA1c下降优于1天1次利拉鲁肽和每周1次的阿必鲁肽，与每周1次的eventide类似。减重方面，与其他每周1次的GLP1-RAs比较，0.5 mg索马鲁肽的体重下降幅度最大。

不良事件方面，所有SUSTAIN研究试验中，最常被报道的是胃肠道不良反应，主要是恶心和腹泻，发病率从40%到50%，严重程度部分取决于药物使用的持续时间。然而，通常这些胃肠道症状都比较轻微，很少（3%~5%）导致药物的停用[18-20]。

SUSTAIN-3研究纳入813例口服药物控制不佳的2型糖尿病患者（HbA1c在基线8.3%），比较每周索马鲁肽1.0 mg与每周一次艾塞那肽的有效性和安全性[22]。结果显示，相较于艾塞那肽，每周一次索马鲁肽对HbA1c和体重的降低更明显（1.5% vs. 0.9%；5.6 kg vs. 1.9 kg），患者糖化达标率（HbA1c<7%）更高（67%与40%），注射部位反应更少（1.2% vs. 22%），但胃肠道不良反应较高（41.8% vs. 33.3%）[22]。

Novo Nordisk对SUSTAIN-7研究的一些结果进行了分析[23]。该研究纳入1 201名单独使用二甲双胍控制不佳的2型糖尿病患者（平均HbA1c为8.2%，平均体重为95 kg），比较了索马鲁肽周制剂0.5 mg和1.0 mg与度拉糖肽0.75 mg和1.5 mg的疗效和安全性。随访治疗40周，无论何种剂量，索马鲁肽降低HbA1c均优于度拉糖肽（低剂量1.5% vs. 1.1%；高剂量1.8% vs. 1.4%），使用高剂量索马鲁肽患者的糖化达标率（HbA1c<7%）更高（79% vs. 68%），但是索马鲁肽减重效果不如度拉糖肽（低剂量2.3 kg vs. 4.6 kg；高剂量3 kg vs. 6.5 kg）[23]。

3 结论

总的来说，SUSTAIN研究的结果，证明了每周一次索马鲁肽可有效改善代谢指标和减重，其安全性优于其他两个GLP-1RAs周制剂，艾塞那肽和度拉糖肽。结合SUSTAIN-6试验的结果来看，索马鲁肽的心血管优势更加显著，包括明显减少了心血管死亡、非致死性心肌梗死和非致死性卒中。索马鲁肽目前正在最后的临床应用审批阶段，现有的GLP-1RAs和索马鲁肽之间存在一些显著的差异，索马鲁肽比现有的药物可能具有一些优势。但最终临床上GLP-1RAs的选择仍需考虑患者的偏好、潜在的不良反应以及成本等问题。

参考文献

[1] Inzucchi SE, Bergenstal RM, Buse JB, et al. Management of hyperglycemia in type 2 diabetes, 2015: a patient-centered approach: update to a position statement of the American Diabetes Association and the European Association for the Study of Diabetes. Diabetes Care 2015, 38: 140-149.

[2] American Diabetes Association. Pharmacologic approaches to glycemic treatment. sec. 8. in standards of medical care in Diabetes-2017. Diabetes Care 2017, 40: S64-S74.

[3] Trujillo JM, Nuffer W, Ellis SL. GLP-1 receptor agonists: a review of head-to-head clinical studies. Ther Adv Endocrinol Metab 2015, 6: 19-28.

[4] ten Kulve JS, Veltman DJ, van Bloemendaal L, et al. Endogenous GLP-1 mediates postprandial re-ductions in activation in central reward and satiety areas in patients with type 2 diabetes. Diabetologia 2015, 58: 2688-2698.

[5] Abd El Aziz MS, Kahle M, Meier JJ, et al. A meta-analysis comparing clinical effects of short- or long-acting GLP-1 receptor agonists versus insulin treatment from head-to-head studies in type 2 dia-betic patients. Diabetes Obes Metab 2017, 19: 216-227.

[6] Blundell J, Finlayson G, Axelsen M, et al. Effects of once-weekly semaglutide on appetite, energy intake, control of eating, food preference and body weight in subjects with obesity. Diabetes Obes Metab 2017, 19: 1242-1251.

[7] Htike ZZ, Zaccardi F, Papamargaritis D, et al. Efficacy and safety of glucagon-like peptide-1 receptor agonists in type 2 diabetes: A systematic review and mixed-treatment comparison analysis. Diabetes Obes Metab 2017, 19: 524-536.

[8] Singh S, Wright EE Jr, Kwan AY, et al. Glucagon-like peptide-1 receptor agonists compared with basal insulins for the treatment of type 2 diabetes mellitus: a systematic review and meta-analysis. Diabetes Obes Metab 2017, 19: 228-238.

[9] Lau J, Bloch P, Schäffer L, et al. Discovery of the once-weekly glucagon-like peptide-1 (GLP-1) analogue semaglutide. J Med Chem 2015, 58: 7370-7380.

[10] Lorenz M, Evers A, Wagner M. Recent progress and future options in the development of GLP-1 receptor agonists for the treatment of diabesity. Bioorg Med Chem Lett 2013, 23: 4011-4018.

[11] Nauck MA, Petrie JR, Sesti G, et al. A phase 2, randomized, dose-finding study of the novel once-weekly human GLP-1 analog, semaglutide, compared with placebo and open-label liraglutide in patients with type 2 diabetes. Diabetes Care 2016, 39: 231-241.

［12］Tran KL，Park YI，Pandya S，et al. Overview of glucagon-like peptide-1 receptor agonists for the treatment of patients with type 2 diabetes. Am Health Drug Benefits 2017，10：178-188.

［13］Sorli C，Harashima SI，Tsoukas GM，et al. Efficacy and safety of once-weekly semaglutide monotherapy versus placebo in patients with type 2 diabetes (SUSTAIN 1)：a double-blind，randomised，placebo-controlled，parallel-group，multinational，multicentre phase 3a trial. Lancet Diabetes Endocrinol 2017，5：251-260.

［14］Russell-Jones D，Cuddihy RM，Hanefeld M，et al. Efficacy and safety of exenatide once weekly versus metformin，pioglitazone，and sitagliptin used as monotherapy in drug-naive patients with type 2 diabetes (DURATION-4)：a 26-week double-blind study. Diabetes Care 2012，35：252-258.

［15］Garber A，Henry R，Ratner R，et al. Liraglutide versus glimepiride monotherapy for type 2 diabetes (LEAD-3 Mono)：a randomised，52-week，phase III，double-blind，parallel-treatment trial. Lancet 2009，373：473-481.

［16］Umpierrez G，Tofé Povedano S，Pérez Manghi F，et al. Efficacy and safety of dulaglutide monotherapy versus metformin in type 2 diabetes in a randomized controlled trial (AWARD-3). Diabetes Care 2014，37：2168-2176.

［17］Nauck MA，Stewart MW，Perkins C，et al. Efficacy and safety of once-weekly GLP-1 receptor agonist albiglutide (HARMONY 2)：52 week primary endpoint results from a randomised，placebo-controlled trial in patients with type 2 diabetes mellitus inadequately controlled with diet and exercise. Diabetologia 2016，59：266-274.

［18］Marso SP，Bain SC，Consoli A，et al. Semaglutide and cardiovascular outcomes in patients with type 2 diabetes. N Engl J Med 2016，375：1834-1844.

［19］Ahrén B，Masmiquel L，Kumar H，et al. Efficacy and safety of once-weekly semaglutide versus once-daily sitagliptin as an add-on to metformin，thiazolidinediones，or both，in patients with type 2 diabetes (SUSTAIN 2)：a 56-week，double-blind，phase 3a，randomised trial. Lancet Diabetes En-docrinol 2017，5：341-354.

［20］Aroda VR，Bain SC，Cariou B，et al. Efficacy and safety of once-weekly semaglutide versus once-daily insulin glargine as add-on to metformin (with or without sulfonylureas) in insulin-naive patients with type 2 diabetes (SUSTAIN 4)：a randomised，open-label，parallel-group，multicentre，multinational，phase 3a trial. Lancet Diabetes Endocrinol 2017，5：355-366.

［21］Consoli A，Bain SC，Davies M，et al. Semaglutide provides sustained reductions in body weight over 2 years in subjects with type 2 diabetes (SUSTAIN 6). Diabetologia 2017，60：S4.

［22］Ahmann A，Capehorn M，Charpentier G，et al. Efficacy and safety of once-weekly semaglutide vs. exenatide ER in subjects with type 2 diabetes (SUSTAIN 3). Diabetes 2016，65：A49.

［23］Novo Nordisk A/S. Semaglutide superior to dulaglutide on glucose control and weight loss in people with type 2 diabetes in SUSTAIN 7. Novo Nordisk A/S 2017.Available online：https：// globenewswire.com/news-release/2017/08/16/1086742/0/ en/Semaglutide-superior-to-dulaglutide-on-glucose-control-and-weight-loss-in-people-with-type-2-diabetes-in-SUSTAIN-7.html

译者：雷小添，第三军医大学（陆军军医大学）第一附属医院

第十四章　SUSTAIN-2研究：每周一次索马鲁肽可使二甲双胍/噻唑烷二酮类药物控制不佳的2型糖尿病患者血糖安全达标

解读文献：每周一次的semaglutide相比于每天一次的sitagliptin在2型糖尿病患者中作为二甲双胍、噻唑烷二酮或两者的附加剂的疗效与安全性（SUSTAIN 2）：一个56周，双盲，3a期，随机试验

原文标题：Efficacy and safety of once-weekly semaglutide versus once-daily sitagliptin as an add-on to metformin, thiazolidinediones, or both, in patients with type 2 diabetes (SUSTAIN 2): a 56-week, double-blind, phase 3a, randomised trial

原文作者：Ahrén B[1], Masmiquel L[2], Kumar H[3], Sargin M[4], Karsbøl JD[5], Jacobsen SH[5], Chow F[6]

[1]Department of Clinical Sciences, Division of Medicine, Lund University, Lund, Sweden. Electronic address: bo.ahren@med.lu.se; [2]Balearic Institute of Endocrinology and Nutrition (IBEN), Hospital Quirónsalud Palmaplanas, Palma de Mallorca, Spain; [3]Amrita Viswa Vidyapeetham University, Kochi, Kerala, India; [4]Kartal Training and Research Hospital, Istanbul, Turkey; [5]Novo Nordisk A/S, Søborg, Denmark; [6]Chinese University of Hong Kong, Hong Kong, China.

刊载信息：Lancet Diabetes Endocrinol. 2017 May;5(5): 341-354. doi: 10.1016/S2213-8587(17)30092-X. Epub 2017 Apr 3.

2型糖尿病是一种复杂的、进展性的疾病，尽管有大量可选择的治疗方法，许多2型糖尿病患者依旧不能达到推荐的血糖浓度[HbA1c<7.0%（53.0 mmol/mol）；HbA1c≤6.5%（48.0 mmol/mol）]。索马鲁肽（semaglutide）是一种新型的用于治疗2型糖尿病的GLP-1类似物，适用于每周一次的皮下注射。该课题组旨在评估在使用二甲双胍、噻唑烷二酮或同时使用两者均未充分控制血糖的2型糖尿病患者中运用semaglutide和DPP-4抑制药西格列汀（sitagliptin）的疗效和安全性。

2013年12月2日—2015年8月5日，该课题组在18个国家的128个中心选取年龄在18岁以上（日本≥20岁），正在服用二甲双胍/噻唑烷二酮（单用或联用），但血糖仍控制不佳[HbA1c 7.0%~10.5%（53.0~91.0 mmol/mol）]的2型糖尿病患者，开展了56周、3a期、随机、双盲双模拟、对照平行、多中心临床试验（SUSTAIN-2）。按照2:2:1:1比例随机分为皮下注射semaglutide 0.5 mg每周一次+口服西格列汀安慰剂每天一次组、皮下注射semaglutide 1.0 mg每周一次+口服西格列汀安慰剂每天一次组、口服西格列汀100 mg每天一次+皮下注射semaglutide安慰剂0.5 mg每周一次组和口服西格列汀100 mg每天一次+皮下注射semaglutide安慰剂1.0 mg每周一次组，两组口服西格列汀100 mg合并（含semaglutide安慰剂0.5 mg和1.0 mg）用于分析，主要终点是从基线到第56周的HbA1c的变化（运用改良的意向治疗分析进行评估）；从基线到第56周的体重变化作为次要终点。安全终点包括不良事件和低血糖发作。

在1 231名合格的研究对象中，1 225人参与了改良的意向治疗分析。其平均HbA1c基线为8.1%（SD 0.93），56周时semaglutide 0.5 mg组、1.0 mg组及西格列汀组的HbA1c分别减少1.3%、1.6%和0.5%（不同剂量semaglutide对西格列汀的非劣性和优势检验$P<0.0001$）。平均基线体重为89.5 kg（SD 20.3）。在第56周，semaglutide 0.5 mg组、1.0 mg组、sitagliptin

组患者的体重分别减少4.3 kg、6.1 kg、1.9 kg。（不同剂量semaglutide对西格列汀的非劣性和优势检验 *P*<0.0001）。semaglutide 0.5 mg、1.0 mg、西格列汀组中因不良事件而停止治疗的患者分别为33例（8%）、39例（10%）和12例（3%）。不同剂量semaglutide两组最常见的不良事件主要是胃肠道方面的，如恶心和腹泻，其中0.5 mg组73例（18%）、1.0 mg组72例（18%）、安慰剂组30例（7%）出现恶心，0.5 mg组54例（13%）、1.0 mg组53例（13%）、安慰剂组29例（7%）出现腹泻。此外，还有低血糖，0.5 mg组7例（2%）、1.0 mg组2例（<1%），西格列汀组的5例（1%）发生经证实的低血糖。研究中共有6例死亡事件（semaglutide 0.5 mg组2例、1.0 mg组1例，西格列汀组3例），但均考虑与试验药物无关。该研究结果表明，

在改善血糖控制以及减轻体重方面，semaglutide优于西格列汀，这个结果有临床意义，因为改善血糖控制可以降低糖尿病引起的并发症和病死率。但是这个研究也有其局限性，例如此研究设计可能无意中掩盖了与用药方法相关的任何潜在的满意度差异。

总的来说，每周1次的semaglutide 0.5 mg和semaglutide 1.0 mg的控制血糖和减轻体重作用优于西格列汀，且semaglutide具有良好的耐受性，其安全性与其他GLP-1受体激动药相似。因此，每周一次的semaglutide是一种有前景的治疗方案，可以在使用了二甲双胍或/和噻唑烷二酮类药物血糖仍控制不佳的2型糖尿病患者中加用semaglutide，可以促进血糖控制。

总结：林媛敏、温俊平，福建省立医院内分泌科

[点 评1]

2型糖尿病是一种复杂的、进展性的疾病，尽管有大量治疗方法可供选择，许多2型糖尿病患者仍不能达标。随着对2型糖尿病发病机制研究的不断深入，越来越多针对不同机制的降糖药不断面世并用于临床，其中GLP-1受体激动药就是近年来在包括ADA/EASD[1]、AACE[2]和CDS[3]等国内外指南中不断被推荐的一种治疗方案。由于GLP-1受体激动药除了能有效控制血糖、低血糖风险低外，还有抑制食欲、减轻体重、改善脂肪肝、轻微降低血压和低容度脂蛋白胆固醇等改善代谢的作用，尤其在利拉鲁肽的LEADER研究中还证实，其对心血管事件高危的2型糖尿病患者有益。因此，这类药物的使用可以使更多2型糖尿病患者获益。但因为目前GLP-1受体激动药均需要注射使用，利拉鲁肽由于半衰期短需要每日注射，降低了部分患者的依从性从而限制了更多患者的长期使用。近年来，许多制药公司致力于开发长效GLP-1受体激动药，用于每周一次的皮下注射，可改善患者的依从性和健康相关的生活质量。

Semaglutide作为一种新型长效的GLP-1受体激动药，半衰期约为1周，使其适用于每周一次的皮下注射。而且已有针对Semaglutide与安慰剂、长效胰岛素的疗效和安全性比较的系列研究（SUSTAIN）结果不断被公布，这篇发表在2017年3月《柳叶刀·糖尿病内分泌学》上的文章，就是评估在使用二甲双胍或/和噻唑烷二酮血糖控制不佳的2型糖尿病患者中使用semaglutide和DPP-4抑制药西格列汀的疗效和安全性。研究表明，与西格列汀相比，semaglutide更能改善患者血糖控制以及减轻体重。

该课题组所选取的各个疗效判定指标客观、真实、可靠，容易准确判断。对各个疗效指标分别进行了比较，确认三个研究组的疗效指标基线大致相同，并如实报道了治疗过程中产生的疗效和不良反应。通过血糖、体重、血脂参数、C反应蛋白等对semaglutide

的疗效进行评估，并阐明研究过程中出现的不良反应如最主要的胃肠道不良反应（恶心、腹泻、呕吐），及其他不良反应如低血糖、急慢性胰腺炎、肿瘤等并对各组进行比较以便评估semaglutide的安全性。

该试验的优势在于通过平行、随机双盲双模拟、对照设计将semaglutide与西格列汀进行一对一的比较，以提供semaglutide效果的可靠评估；治疗依从性高；协议偏差不影响试验的总体结论。尽管与西格列汀相比，因不良事件所致的早期中断率在semaglutide组较高，但在所有实验组中，早期中断率均低于10%，大部分参与者完成了这个试验及治疗。与西格列汀相比，两种剂量的semaglutide组中更多的参与者没有接受其他降糖药物的治疗，这反应了semaglutide相比于西格列汀拥有更好的疗效。

这个试验的其他不足表现在，首先，这个试验可能无意中掩盖了与给药方法有关的任何潜在的满意度差异；其次，这个试验的时间长度虽然足以评估HbA1c的主要结果，但是由于糖尿病的慢性病性质，它可能不足以评估治疗中出现的罕见安全问题的差异；此外，尽管纳入标准包括服用二甲双胍、吡格列酮或罗格列酮、或联合使用二甲双胍和吡格列酮或罗格列酮的患者，实际上，很少有患者使用噻唑烷二酮类药物，因此研究的结果应谨慎解释；最后，参与本试验的受试者一般年龄在60岁以下，肾功能正常，BMI低于30 kg/m²，这可能与临床实践中的不同。

总体而言，相比于西格列汀，semaglutide更能改善患者血糖控制以及减轻体重，且不会增加低血糖的风险。Semaglutide具有良好的耐受性，其安全性与其他GLP-1受体激动药相似，不良反应主要与胃肠道有关。这与近期公布的SUSTAIN-1[4]、SUSTAIN-3[5]、SUSTAIN-4[6]、SUSTAIN-6[7]和SUSTAIN-7[8]研究结果类似。因此，每周一次使用semaglutide是一种有前景的治疗方案。

参考文献

[1]　ADA: Standards of Medical Care in Diabetes—2018. Available online: http://care.diabetesjournals.org/content/41/Supplement_1

[2]　Garber AJ, Abrahamson MJ, Barzilay JI, et al. CONSENSUS STATEMENT BY THE AMERICAN ASSOCIATION OF CLINICAL ENDOCRINOLOGISTS AND AMERICAN COLLEGE OF ENDOCRINOLOGY ON THE COMPREHENSIVE TYPE 2 DIABETES MANAGEMENT ALGORITHM - 2018 EXECUTIVE SUMMARY. Endocr Pract 2018, 24: 91-120.

[3]　中华医学会糖尿病学分会.中国2型糖尿病防治指南（2017年版）.中华糖尿病杂志, 2018, 10: 4-67.

[4]　Sorli C, Harashima SI, Tsoukas GM, et al. Efficacy and safety of once-weekly semaglutide monotherapy versus placebo in patients with type 2 diabetes (SUSTAIN 1): a double-blind, randomised, placebo-controlled, parallel-group, multinational, multicentre phase 3a trial. Lancet Diabetes Endocrinol 2017, 5: 251-260.

[5]　Ahmann AJ, Capehorn M, Charpentier G, et al. Efficacy and Safety of Once-Weekly Semaglutide Versus Exenatide ER in Subjects With Type 2 Diabetes (SUSTAIN 3): A 56-Week, Open-Label, Randomized Clinical Trial. Diabetes care 2018, 41: 258-266.

[6]　Aroda VR, Bain SC, Cariou B, et al. Efficacy and safety of once-weekly semaglutide versus once-daily insulin glargine as add-on to metformin (with or without sulfonylureas) in insulin-naive patients with type 2 diabetes (SUSTAIN 4): a randomised, open-label, parallel-group, multicentre, multinational, phase 3a trial. Lancet Diabetes Endocrinol 2017, 5: 355-366.

[7]　Marso SP, Bain SC, Consoli A, et al. Semaglutide and Cardiovascular Outcomes in Patients with Type 2 Diabetes. The New England journal of medicine 2016, 375: 1834-1844.

[8]　Pratley RE, Aroda VR, Lingvay I, et al. Semaglutide versus dulaglutide once weekly in patients with type 2 diabetes (SUSTAIN 7): a randomised, open-label, phase 3b trial. Lancet Diabetes Endocrinol 2018, 6: 275-286.

作者：林媛敏、温俊平，福建省立医院内分泌科

SUSTAIN-2研究——索马鲁肽与西格列汀头对头的比较分析

尽管在控制血糖的同时，还需控制其他多种危险因素，才能降低糖尿病相关并发症的总体危险，但长期稳定降糖达标仍是2型糖尿病的治疗目标。英国前瞻性糖尿病研究（UKPDS）已征实：严格的血糖控制能够明显减少2型糖尿病的大血管和微血管并发症[1]。由于现有糖尿病治疗药物无法逆转胰岛β细胞功能进行性下降等2型糖尿病重要病理生理缺陷，因此单药治疗均难以长期降糖达标，联合治疗也需不断调整方案，而且治疗过程常伴随低血糖和体重增加，导致患者难以坚持治疗。如何针对2型糖尿病的多个病理生理靶点，长期稳定且安全地降糖达标已成为糖尿病治疗领域的重要挑战。随着糖尿病治疗药物的研究进展，目前临床使用的糖尿病治疗药物不仅有胰岛素、二甲双胍等传统药物，还有作用于胰高血糖素样肽-1（GLP-1）的GLP-1类似物或二肽基肽酶Ⅳ（DPP-4）两类新型药物，由于作用靶点独特、有效性及安全性俱佳成为糖尿病药物市场最受关注的药物[2]。

DPP-4抑制药和GLP-1受体激动药的作用机制不同。DPP-4抑制药可以延长内源性GLP-1的半衰期，而GLP-1受体激动药抑制DPP-4的降解，对GLP-1受体有超生理水平的刺激[3]。针对与2型糖尿病胰岛细胞功能障碍的病理生理因素[4]，GLP-1受体激动药通过刺激胰岛素分泌和抑制依赖葡萄糖的胰高血糖素的释放，改善血糖控制。重要的是，GLP-1受体激动药也可以通过减少食欲和能量摄入来减轻体重[5]。DPP-4[6]是一种可以使多种激素（包括肠促胰素GLP-1、肠抑胃肽等）失活的酶，DPP-4抑制药可作用于DPP-4靶点，通过增加内源性GLP-1的半衰期，增加胰岛素分泌，抑制胰高血糖素的释放。与GLP-1受体激动药不同，DPP-4抑制药特殊的作用模式导致不同的疗效和耐受性。而且，DPP-4抑制药不能减轻体重[7-8]。

索马鲁肽[9]是一种新型的GLP-1受体激动药，可每周一次皮下注射。近期的若干证据表明，索马鲁肽有望获得更好的糖尿病治疗疗效[10-15]。在全球范围内开展的一系列索马鲁肽相关的SUSTAIN系列临床研究是为了评估索马鲁肽在2型糖尿病患者中的疗效和安全性。SUSTAIN-1~5分别是索马鲁肽对比安慰剂、西格列汀、艾塞那肽缓释剂、甘精胰岛素，以及作为胰岛素的附加治疗的研究，主要终点是糖化血红蛋白（HbA1c）的变化，次要终点为体重的变化。研究结果[10]均显示索马鲁肽每周一次0.5 mg和1.0 mg均能显著改善HbA1c和体重（$P<0.0001$）。

作为SUSTAIN系列研究的一部分，SUSTAIN-2（NCT01930188）研究是一个为期56周的随机平行双盲、双模拟、主动控制、多中心、多国家的临床3期研究。该研究旨在对规律使用二甲双胍和（或）噻唑烷二酮类治疗，血糖仍控制不佳[HbA1c 7.0%~10.5%（53.0~91.0 mmol/mol）]的2型糖尿病患者进行研究并比较索马鲁肽与西格列汀治疗的有效性和安全性。该研究结果表明，索马鲁肽的血糖控制效果优于西格列汀。且在此试验中，达到HbA1c推荐目标的受试者的比例与SUSTAIN-1[10]报道的相似，这表明与DPP-4抑制药相比，GLP-1受体激动药能更有效降低HbA1c，这可能与这两类药物的作用机制差异有关（如GLP-1受体激动药对GLP-1受体的刺激作用更显著）。除此之外，该研究结果也显示相比之下，索马鲁肽两种剂量组较西格列汀组体重分别多降低2.35 kg（95% CI：-3.06~-16.3）和4.20 kg（95% CI：-4.91~3.49）；$P<0.0001$。索马鲁肽组的BMI和腰围的下降幅度也较西格列汀组更大。由于本研究中基线BMI值各组均约为32.5 kg/m²，腰围基线值为106.3 cm，因此，在使用二甲双胍和（或）噻唑烷二酮类药物治疗的重度肥胖患者联合应用索马鲁肽有

利于进一步减轻体重。

此外，对于心血管终点事件，索马鲁肽也表现出良好的作用。SUSTAIN-2研究显示，与西格列汀组相比，索马鲁肽组在56周的试验中也观察到血压的下降。索马鲁肽1.0 mg与西格列汀相比，血脂参数轻度改善，高密度脂蛋白胆固醇显著增加，甘油三酯、极低密度脂蛋白胆固醇和游离脂肪酸显著降低。同样，在针对2型糖尿病心血管高危患者进行的为期两年的SUSTAIN-6[13]心血管疗效试验中，与安慰剂相比，索马鲁肽与HbA1c改善和持续的体重下降，以及心血管病死率、非致命性心肌梗死或非致命性中风的发生率降低有关。SUSTAIN-6试验进一步提示了索马鲁肽对心血管事件具有保护作用[13]。因此，索马鲁肽除了具有良好的血糖控制和减肥作用外，也可能从多方面降低了心血管事件的风险，但其心血管保护效应可能在某种程度上与剂量相关。此外，根据糖尿病治疗满意度问卷，总体糖尿病治疗的满意度在索马鲁肽0.5 mg组和索马鲁肽1.0 mg组较西格列汀组明显提高，进一步说明了索马鲁肽大大地改善了患者的依从性和生活质量。

关于不良事件，在SUSTAIN-2试验中发现，胃肠道反应是索马鲁肽组中最常见的不良反应。索马鲁肽组发生胃肠道不良事件的比例高于西格列汀组，但与其他常用的GLP-1受体激动药如利拉鲁肽相似[16]。此外相较于西格列汀组，两组索马鲁肽组中低血糖事件发生无明显的增加。

因此，SUSTAIN-2研究是索马鲁肽与西替格列汀头对头的比较，是随机、平行、双盲、双模拟、对照的对比研究。索马鲁肽能够为需要控制或减轻体重的2型糖尿病患者带来良好的血糖控制和代谢管理。因此，对于联合二甲双胍和（或）噻唑烷二酮类治疗的2型糖尿病患者，每周一次的索马鲁肽在改善血糖控制、减轻体重和患者依从性方面优于西格列汀，且安全性和其他的GLP-1受体激动药相似。索马鲁肽是该患者群有效的补充治疗选择。然而，相对于糖尿病的长病程，本研究的试验时间尚无法全面评估索马鲁肽治疗中罕见的不良反应，如胰腺外分泌功能与甲状腺的改变，将来还需要更长时间及更大量的试验数据进一步评估索马鲁肽的安全性和药物经济学。

参考文献

[1]　Holman RR, Paul SK, Bethel MA, Matthews DR, et al. 10-year follow-up of intensive glucose control in type 2 diabetes. N Engl J Med 2008, 359: 1577-1589.

[2]　Inzucchi SE, Bergenstal RM, Buse JB, et al. Management of hyperglycemia in type 2 diabetes, 2015: a patient-centered approach: update to a position statement of the American Diabetes Association and the European Association for the Study of Diabetes. Diabetes Care 2015, 38: 140–149.

[3]　Brunton S. GLP-1 receptor agonists vs. DPP-4 inhibitors for type 2 diabetes: is one approach more successful or preferable than the other? Int J Clin Pract 2014, 68: 557–567.

[4]　Madsbad S. Review of head-to-head comparisons of glucagon-like peptide-1 receptor agonists. Diabetes Obes Metab 2016, 18: 317–332.

[5]　Dailey MJ, Moran TH. Glucagon-like peptide 1 and appetite. Trends Endocrinol Metab 2013, 24: 85–91.

[6]　Ahrén B. Inhibition of dipeptidyl peptidase-4 (DPP-4): a target to treat type 2 diabetes. Curr Enz Inh 2011, 7: 205–217.

[7]　Herman GA, Stein PP, Thornberry NA, et al. Dipeptidyl peptidase-4 inhibitors for the treatment of type 2 diabetes: focus on sitagliptin. Clin Pharmacol Ther 2007, 81: 761–767.

[8]　Nauck M. Incretin therapies: highlighting common features and di erences in the modes of action of glucagon-like peptide-1 receptor agonists and dipeptidyl peptidase-4 inhibitors. Diabetes Obes Metab 2016, 18: 203–216.

[9]　Lau J, Bloch P, Schäffer L, et al. Discovery of the once-weekly glucagon-like peptide-1 (GLP-1) analogue semaglutide. J Med Chem 2015, 58: 7370–7380.

[10]　Sorli C, Harashima SI, Tsoukas GM, et al. Efficacy and safety of once-weekly semaglutide monotherapy versus placebo in patients with type 2 diabetes (SUSTAIN 1): a double-blind, randomised, placebo-controlled, parallel-group, multinational, multicentre phase 3a trial. The lancet Diabetes & endocrinology 2017, 5: 251–260.

[11]　Ahmann AJ, Capehorn M, Charpentier G, et al. Efficacy and Safety of Once-Weekly Semaglutide Versus Exenatide ER in Subjects With Type 2 Diabetes (SUSTAIN 3): A 56-Week, Open-Label, Randomized Clinical Trial. Diabetes Care 2018, 41: 258–266.

[12]　Aroda VR, Bain SC, Cariou B, et al. Efficacy and safety of once-weekly semaglutide versus once-daily insulin glargine as add-on to metformin (with or without sulfonylureas) in insulin-naive patients with type 2 diabetes (SUSTAIN 4): a randomised, open-label, parallel-group, multicentre, multinational, phase 3a trial. The lancet Diabetes & endocrinology 2017, 5: 355–366.

[13]　Marso SP, Bain SC, Consoli A, et al. Semaglutide and Cardiovascular Outcomes in Patients with Type 2 Diabetes. The New England journal of medicine 2016, 375: 1834–1844.

[14]　Nauck MA, Petrie JR, Sesti G, et al. A Phase 2, Randomized,

Dose-Finding Study of the Novel Once-Weekly Human GLP-1 Analog, Semaglutide, Compared With Placebo and Open-Label Liraglutide in Patients With Type 2 Diabetes. Diabetes care 2016, 39: 231-241.

[15] Seino Y, Terauchi Y, Osonoi T, et al. Safety and efficacy of semaglutide once weekly vs sitagliptin once daily, both as monotherapy in Japanese people with type 2 diabetes. Diabetes Obes Metab 2018, 20: 378-388.

[16] Sun F, Wu S, Guo S, et al. Impact of GLP-1 receptor agonists on blood pressure, heart rate and hypertension among patients with type 2 diabetes: A systematic review and network meta-analysis. Diabetes Res Clin Pract 2015, 110: 26-37.

作者：林纬、陈刚，福建省立医院内分泌科

第十五章　每周一次的索马鲁肽与每日一次甘精胰岛素联合二甲双胍（有无磺脲类）对2型糖尿病中未接受过胰岛素治疗患者的疗效及安全性（SUSTAIN-4）：一项随机、开放、平行组、多中心、多国、3a期试验

原文标题：Efficacy and safety of once-weekly semaglutide versus once-daily insulin glargine as add-on to metformin (with or without sulfonylureas) in insulin-naive patients with type 2 diabetes (SUSTAIN 4): a randomised, open-label, parallel-group, multicentre, multinational, phase 3a trial

原文作者：Aroda VR[1], Bain SC[2], Cariou B[3], Piletič M[4], Rose L[5], Axelsen M[6], Rowe E[7], DeVries JH[8]

[1]MedStar Health Research Institute, Hyattsville, MD, USA; [2]School of Medicine, Swansea University, Swansea, UK; [3]CHU de Nantes, l'Institut du Thorax, Nantes, France; [4]General Hospital, Novo Mesto, Slovenia; [5]Münster Institute for Diabetes Research, Münster, Germany; [6]Novo Nordisk, Søborg, Denmark; [7]Novo Nordisk, Princeton, NJ, USA; [8]Academic Medical Center, University of Amsterdam, Amsterdam, Netherlands. Electronic address: j.h.devries@amc.uva.nl.

刊载信息：Lancet Diabetes Endocrinol 2017; 5: 355–366

　　2型糖尿病需要个体化的治疗策略。然而，接受现有多种治疗策略的大多数患者却常常因为体重增加或依从性差等原因难以获得满意的血糖控制。因此，需要进一步探索新的治疗策略。索马鲁肽是一种尚在临床开发中的胰高血糖素样肽-1（GLP-1）类似物，每周仅需使用一次，该药物的开发有可能改善2型糖尿病患者的治疗依从性和生活质量。该研究的目的是评估每周一次的索马鲁肽与每日一次甘精胰岛素治疗的有效性与安全性。该试验是一项为期30周，随机、开放、非劣效、平行组、多中心、多国家的3a期临床试验（SUSTAIN-4）。纳入标准为：年龄在18岁及以上，从未接受过胰岛素治疗，现正单用二甲双胍或二甲双胍联合磺脲类药物但控制血糖不佳的2型糖尿病患者。经筛选，该研究共纳入了1 089例受试者，随机分为三组（1:1:1），分别为索马鲁肽每周一次皮下注射0.5 mg（362例）、1.0 mg（360例）和甘精胰岛素（360例）每天一次皮下注射。研究的主要终点是平均糖化血红蛋白（HbA1c）的变化，次要终点为平均体重的变化。研究评估了改良的意向治疗人群的有效性与安全性，同时使用了HbA1c降低幅度至少0.3%的非劣效性设计。

　　研究结果显示，与甘精胰岛素组相比，平均HbA1c在0.5 mg索马鲁肽组中为-0.38%（95% CI：-0.52~-0.24），1.0 mg索马鲁肽组为-0.81%（95% CI：-0.96~-0.67）（$P<0.001$）。在体重方面，0.5 mg和1.0 mg索马鲁肽治疗组体重下降分别为3.47 kg（95% CI：3.00~3.93）和5.17 kg（95% CI：4.71~5.66），甘精胰岛素组则体重反而增加1.15 kg（95% CI：0.70~1.61）。与甘精胰岛素组相比，平均体重变化在0.5 mg索马鲁

肽组中为-4.62kg（95% CI：-5.27~-3.96），1.0 mg索马鲁肽组为-6.33kg（95% CI：-6.99~-5.67）（两组的$P<0.0001$）。严重低血糖或经过血糖测试证实为低血糖症的患者比例，与甘精胰岛素组38例（11%）相比，0.5 mg索马鲁肽组为16例（4%，$P=0.0021$），1.0 mg索马鲁肽组为20例（6%，$P=0.0202$）。严重低血糖患者在0.5 mg索马鲁肽组中2例（<1%），1.0 mg索马鲁肽组5例（<1%），甘精胰岛素组5例（1%）。索马鲁肽被报告出的最常见的不良反应为恶心，0.5 mg索马鲁肽组有77例（21%），1.0 mg索马鲁肽组中有80例（22%）。

每周1次注射索马鲁肽能够提高患者的依从性和生活质量，且能够达到良好的血糖控制和减少体重。在本试验过程中并未发现新的安全问题，3个治疗组中报告的严重不良事件的受试者例数是接近的。索马鲁肽的不良反应主要是胃肠道反应即恶心和腹泻。与此同时，本研究显示，索马鲁肽并不增加急性胰腺炎或胆石症的发生，且无明显的组织聚集性恶性肿瘤的发生。

综上所述，对于二甲双胍单用或联合磺脲类降糖药的2型糖尿病患者，尤其是肥胖或超重人群，每周1次索马鲁肽的治疗能够更有效地降低HbA1c和体重且低血糖事件发生少，是有益于2型糖尿病患者的个体化治疗新策略。

总结：林燕玲、林纬、陈刚，福建省立医院内分泌科

2型糖尿病患者的可持续管理：索马鲁肽应用的可行性与安全性分析—索马鲁肽的可行性分析

原文标题：SUSTAINable management of type 2 diabetes: feasibility of use and safety of semaglutide

原文作者：Jun Shirakawa and Yasuo Terauchi

Department of Endocrinology and Metabolism, Graduate School of Medicine, Yokohama-City University, Yokohama 236-0004, Japan

Correspondence to: Yasuo Terauchi, MD, PhD. Department of Endocrinology and Metabolism, Graduate School of Medicine, Yokohama-City University, 3-9, Fukuura, Kanazawa-ku, Yokohama 236-0004, Japan. Email: terauchi-tky@umin.ac.jp.

Provenance: This is a Guest Editorial commissioned by Section Editor Dr. Kaiping Zhang, PhD (AME College, AME Group, China).

Comment on: Aroda VR, Bain SC, Cariou B, *et al.* Efficacy and safety of once-weekly semaglutide versus once-daily insulin glargine as add-on to metformin (with or without sulfonylureas) in insulin-naive patients with type 2 diabetes (SUSTAIN 4): a randomised, open-label, parallel-group, multicentre, multinational, phase 3a trial. Lancet Diabetes Endocrinol 2017;5:355-66

刊载信息：Ann Transl Med 2018. doi: 10.21037/ atm.2018.01.35

View this article at: http://atm.amegroups.com/article/view/18496. html

尽管存在多种的降糖药物和胰岛素制剂，想要长期可持续地管控2型糖尿病仍然不易。除了需要降低血糖水平，控制体重和预防低血糖发作对于更好地长期管理2型糖尿病来说也相当重要[1-2]。

甘精胰岛素是一种应用广泛的长效基础胰岛素制剂。对于单用二甲双胍血糖控制不佳的2型糖尿病患者是一种备选方案[3]。然而，胰岛素通过增加能量摄入、减少尿糖排泄以及作用于中枢神经系统从而引起体重增加[4]。体重增加和其他一些胰岛素治疗的影响将会潜在地增加心血管事件的风险[5]。

胰高血糖素样肽-1（GLP-1），作为一种肠促胰素，不仅可以通过葡萄糖依赖的方式促进胰岛素释放和抑制胰高血糖素的释放，进而维持血浆葡萄糖稳态，而且还具有其他胰腺外作用[6]。GLP-1受体激动药（GLP-1RAs）由于低血糖风险小，同时还可降低体重等优点

而被广泛应用于治疗2型糖尿病[7]。临床前的基础研究也推荐GLP-1RAs可以保护胰腺β细胞免受损伤，并提高胰腺β细胞的质量[8]。利拉鲁肽，一种GLP-1RAs，于2014年被美国食品和药品管理局（FDA）和2015年欧洲药品管理局（EMA）批准用于治疗肥胖症[9]。索马鲁肽是一种由利拉鲁肽在持续作用时间、刺激胰岛素分泌和抑制食物摄取等方面改进后的每周使用1次的GLP-1RAs[10-11]。最近的若干证据表明，索马鲁肽有望获得更好的治疗效果[12-18]。

二甲双胍是美国治疗2型糖尿病的一线药物。当二甲双胍单用或联合磺脲类药物血糖仍控制不佳时，需要考虑其他附加降糖药的有效性和安全性。最近Aroda等报道了SUSTAIN-4（NCT02128932）的结果。这是一个为期30周的3期、随机对照、非劣效、多中心、跨国试验，该研究旨在对二甲双胍单用或联合磺脲类治

疗后血糖控制不佳的未接受过胰岛素治疗的2型糖尿病患者进行研究并比较索马鲁肽与甘精胰岛素治疗的有效性和安全性[15]。在经过改良的意向治疗人群中总共1 089名受试者随机接受0.5 mg的索马鲁肽（n=362），1.0 mg的索马鲁肽（n=360）和甘精胰岛素（n=360）的治疗。在所有参与的受试者中，二甲双胍或联合磺脲类治疗持续整个试验过程。甘精胰岛素组的受试者起始剂量为10 IU/d，随后根据需要调整剂量。主要终点为从基线到第30周的平均HbA1c的变化，次要终点为试验期间的平均体重变化。由于在绝大多数的2型糖尿病患者中一线治疗往往不能达到理想的血糖控制水平，这项研究可能对临床实践有帮助。

在SUSTAIN-4试验中，经过30周的治疗，0.5 mg索马鲁肽组的平均HbA1c（基线8.17%）下降1.21%（95% CI：1.10~1.31）；在1.0 mg索马鲁肽组中下降1.64%（1.54~1.74），在甘精胰岛素组中下降0.83%（0.73~0.93）。试验结束时，甘精胰岛素组的平均剂量为29.2 IU/d。在两组索马鲁肽组中，HbA1c值下降到小于7%或6.5%的受试者比例均高于甘精胰岛素组（两者均为P<0.0001）。此外，在没有低血糖发作或体重增加的情况下，HbA1c减少到低于7%的参与者的百分比也明显高于甘精胰岛素组（两者的P<0.0001）。与甘精胰岛素组相比，当平均空腹血糖和8点自我血糖监测（SMPG）均达标时，1.0 mg索马鲁肽组血糖值明显降低。这些数据表明，在不出现低血糖风险的情况下，索马鲁肽的血糖控制效果优于甘精胰岛素。

本试验中，经过30周的治疗，0.5 mg索马鲁肽组的体重减轻3.47 kg（95% CI：3.00~3.93），1.0 mg索马鲁肽组的体重减轻5.17 kg（4.71~5.66）（基线体重93.45 kg）。相比之下，甘精胰岛素组的体重反而增加了1.15 kg（0.70~1.61）。索马鲁肽组的BMI和腰围的下降幅度较甘精胰岛素组也更大。由于本研究中基线BMI值各组均约为33 kg/m²，因此，在单用二甲双胍治疗的重度肥胖患者联合应用索马鲁肽有利于进一步减轻体重。与甘精胰岛素组相比，索马鲁肽组在30周的试验中也观察到血压、血清低密度脂蛋白胆固醇、极低密度脂蛋白胆固醇、甘油三酯、C反应蛋白和纤溶酶原激活物抑制药-1的显著降低，并增加了脉率。SUSTAIN-6试验提示了索马鲁肽对心血管事件具有保护作用[16]。因此，索马鲁肽除了具有良好的血糖控制和减肥作用外，也可能从多方面降低了心血管事件的风险。关于

不良事件，在SUSTAIN-4试验中发现，恶心是索马鲁肽组中最常见的不良反应（0.5 mg组中占21%，1.0 mg组中占22%）。然而，在所有病例中，索马鲁肽诱导的胃肠道不良事件仅是轻微或中度的。在0.5 mg和1.0 mg的索马鲁肽组中分别有4%和6%的患者出现严重低血糖或经过血糖测试确认为低血糖症，而甘精胰岛素组中有11%。因此，相较于甘精胰岛素，0.5 mg和1.0 mg的索马鲁肽组中低血糖事件显著减少。虽然严格滴定甘精胰岛素的剂量在某种程度上也可导致低血糖发生率升高，但索马鲁肽组的低血糖发生率明显更低。

SUSTAIN-1试验旨在比较索马鲁肽与安慰剂治疗2型糖尿病初治患者的疗效和安全性[12]。在研究中，0.5 mg和1.0 mg索马鲁肽组显示，体重下降分别为3.7 kg和4.5 kg（基线体重91.9 kg）和恶心的发生率分别为20%和24%。SUSTAIN-2试验则是在二甲双胍单用或联合噻唑烷二酮类治疗血糖控制不佳的2型糖尿病患者中进行，从而比较索马鲁肽与西他列汀的疗效和安全性[13]。在该研究中，0.5 mg和1.0 mg索马鲁肽组的体重下降分别为4.3 kg和6.1 kg（基线体重89.5 kg），两组患者的恶心发生率均为18%。SUSTAIN-3试验是在2型糖尿病患者中，对1.0 mg索马鲁肽与2.0 mg的艾塞那肽缓释剂的疗效和安全性进行了比较[14]。在该研究中，1.0 mg索马鲁肽组的体重减轻了5.6 kg，基线体重为95.8 kg，恶心发生率为22%。这些结果与SUSTAIN-4试验的结果是一致的，均表明接受治疗的患者的体重减轻和恶心是独立于患者背景资料、糖尿病的分期或中度肥胖2型糖尿病患者之前所接受过的治疗。亚洲人群的BMI指数，甚至是糖尿病患者的BMI通常低于白种人，那么在患有2型糖尿病的亚洲人群中，索马鲁肽对体重减轻和恶心的影响将会有所不同吗？日本的一项研究中，将0.5 mg或1.0 mg的索马鲁肽单药治疗的疗效和安全性与100 mg西他列汀进行了比较，部分回答了这个问题[18]。在该研究中，0.5 mg和1.0 mg的索马鲁肽组的体重减轻分别为2.2 kg和3.9 kg，基线体重为69.3 kg，恶心的发生率分别为10.7%和12.7%。平均HbA1c（基线值8.1%）在0.5 mg和1.0 mg索马鲁肽组中下降了1.9%和2.2%，而西他列汀治疗组下降了0.7%。因此，在患有2型糖尿病的日本人群中，体重减轻和恶心的发生率没有显著减少，但HbA1c却明显降低。一项Meta分析表明，GLP-1RAs所导致的HbA1c下降在亚洲人群中要远远高于非亚洲人群[19]。这些结果提示，GLP-RAs对胰岛

素分泌的影响在非肥胖2型糖尿病的日本人中可能有所不同，因为这些患者通常表现出β细胞功能障碍而导致胰岛素分泌减少，但胰岛素抵抗程度较低[20]。

索马鲁肽是通过降低能量摄取，减轻饥饿感和食欲，更好地控制饮食，以及减轻对高脂食物的偏好等来使体重下降[21]。这些患者通过减脂而非消耗肌肉而减轻体重。有趣的是，在肥胖的受试者中，餐后一个小时的胃排空被推迟，空腹和餐后多肽YY分泌显著降低[22]。在享受一份标准的高脂早餐后，接受索马鲁肽治疗的肥胖患者的餐后血清甘油三酯、极低密度脂蛋白胆固醇和载脂蛋白B-48也较低[22]。因此，索马鲁肽对胃-内分泌系统、中枢神经系统和/或脂质代谢的影响可能是药物在减轻体重和心血管保护方面的疗效。胰腺β细胞的功能和数量的调节对于1型和2型糖尿病患者的血糖控制发挥着至关重要的作用[23-24]，因此探索索马鲁肽对β细胞功能和数量的影响的研究可能有助于在糖尿病和肥胖症治疗领域获得新的突破。事实上，在接受索马鲁肽治疗的受试者中，静脉葡萄糖耐量试验显示胰岛素分泌的第一阶段（0~10 min）和第二阶段（10~120 min）的胰岛素分泌量，精氨酸刺激试验的最大胰岛素分泌能力，以及分级葡萄糖输注试验中的胰岛素分泌率均显著增加[25]。

正如SUSTAIN试验所显示的，接受索马鲁肽治疗的患者较少发生低血糖事件。在服用二甲双胍、华法林、阿托伐他汀和地高辛的健康人群中同时使用索马鲁肽，其血浆浓度—时间曲线未见明显变化[26]，故可认为索马鲁肽与其他降糖药并无直接的交互作用。但是，GLP-1RAs可增强磺脲类药物对胰岛β细胞的作用，刺激胰岛素的分泌。因此，当索马鲁肽与磺脲类或其他降糖药联合使用时，尤其是老年患者或肝肾功能障碍者，应当考虑低血糖发生的风险。

糖尿病患者由于高血糖和易并发高脂血症、高血压、肥胖、胰岛素抵抗、激素失调和/或慢性炎症，故罹患肝肾功能障碍的风险较高。一项评估索马鲁肽（0.5 mg）在不同肾脏功能水平人群中的药代动力学和耐受性的研究，将受试者按照肌酐清除率不同分为:正常肾功能，轻度，中度或重度肾功能障碍，终末期肾病（ESRD）[27]。结果显示，在对年龄、性别和体重的差异进行校正后，且所有的比较结果都在预先设定的"无效"范围之内，索马鲁肽在正常肾功能、轻度/中度肾功能损害和ESRD的受试者的代谢是相似的，而在严重

肾功能损害的患者中，索马鲁肽的血浆累积量则升高了22%。针对不同肾功能水平的患者人群，索马鲁肽的肌酐清除率与血浆累积量和峰浓度均无关。此外，血液透析也不影响索马鲁肽的药代动力学。另一项评估索马鲁肽（0.5 mg）在不同肝功能水平人群中药代动力学和耐受性的研究，根据Child-Pugh分级分为：正常肝功能，轻度、中度或重度肝功能障碍[28]。结果显示，在上述各组中，索马鲁肽的血浆累积量和峰浓度无明显差异。结合上述两项研究，索马鲁肽将可能成为肝肾功能损害的2型糖尿病患者理想的治疗药物。

此外，索马鲁肽尚有一种使用N-[8-（2-羟基苯甲酰）氨基]的氨基苯磺酸钠（SNAC）的片剂配方，主要通过细胞间通道转运吸收[29]。通过对2型糖尿病患者每日口服索马鲁肽2.5 mg，5 mg，10 mg，20 mg，40 mg/4周剂量升级，40 mg/8周剂量升级或40 mg/2周剂量升级，口服安慰剂或每周皮下注射索马鲁肽1.0 mg，共26周[29]，来评价每日一次口服/皮下注射索马鲁肽的疗效。研究显示：安慰剂治疗组中HbA1c降低了0.3%，口服索马鲁肽组降低HbA1c的平均值为0.7%~1.9%，而每周一次皮下注射组HbA1c可下降达1.9%。口服组和皮下注射组分别降低了2.1~6.9 kg和6.4 kg的体重（基线体重，92.3 kg），两者均大于安慰剂组（1.2 kg）所观察到的体重变化。与安慰剂相比，口服索马鲁肽剂量为10 mg或以上，减轻体重的效应更明显。口服索马鲁肽治疗的患者中有13%~37%出现了恶心的症状，使用皮下注射的患者中该比例达到32%，而安慰剂组中仅有1%。因此，尽管每日一次口服索马鲁肽要求更高的有效剂量，但是口服索马鲁肽的有效性和安全性均优于每周一次的皮下注射。关于长期口服索马鲁肽的影响的数据预计将在不久的将来发表。

基于SUSTAIN试验和其他临床研究的结果上，我们可以得出结论，索马鲁肽能够为减轻体重的2型糖尿病患者带来更好的血糖控制和代谢控制。如SUSTAIN 3和SUSTAIN 7试验所述[14]，索马鲁肽与现有的GLP-1RAs相比可能具有更大的优势。口服索马鲁肽的使用也会进一步改进2型糖尿病患者中注射治疗的不便之处。需要注意的是，每一份研究报告都提到中止使用索马鲁肽最常见的原因是由于胃肠道的不良反应，主要是恶心。因此，准确地阐明索马鲁肽潜在的作用机制，包括那些潜在的胃肠道不良反应，这种药物终将会成为可持续管理2型糖尿病的可行的治疗策略。

参考文献

[1] American Diabetes Association. Obesity Management for the Treatment of Type 2 Diabetes: Standards of Medical Care in Diabetes-2018. Diabetes Care 2018; 41: S65-S72.

[2] American Diabetes Association. Pharmacologic Approaches to Glycemic Treatment: Standards of Medical Care in Diabetes-2018. Diabetes Care 2018; 41: S73-S85.

[3] Aschner P, Chan J, Owens DR, et al. Insulin glargine versus sitagliptin in insulin-naive patients with type 2 diabetes mellitus uncontrolled on metformin (EASIE): a multicentre, randomised open-label trial. Lancet 2012; 379: 2262-2269.

[4] Brown A, Guess N, Dornhorst A, et al. Insulin-associated weight gain in obese type 2 diabetes mellitus patients: What can be done? Diabetes Obes Metab 2017; 19: 1655-1668.

[5] Herman ME, O'Keefe JH, Bell DSH, et al. Insulin Therapy Increases Cardiovascular Risk in Type 2 Diabetes. Prog Cardiovasc Dis 2017; 60: 422-434.

[6] Holst JJ. Glucagon-like peptide-1: from extract to agent. The Claude Bernard Lecture, 2005. Diabeto-logia 2006; 49: 253-260.

[7] Meier JJ. GLP-1 receptor agonists for individualized treatment of type 2 diabetes mellitus. Nat Rev En-docrinol 2012; 8: 728-742.

[8] Shirakawa J, Tanami R, Togashi Y, et al. Effects of liraglutide on beta-cell-specific glucokinase-deficient neonatal mice. Endocrinology 2012; 153: 3066-3075.

[9] Iepsen EW, Torekov SS, Holst JJ. Liraglutide for Type 2 diabetes and obesity: a 2015 update. Expert Rev Cardiovasc Ther 2015; 13: 753-767.

[10] Lau J, Bloch P, Schaffer L, et al. Discovery of the Once-Weekly Glucagon-Like Peptide-1 (GLP-1) Analogue Semaglutide. J Med Chem 2015; 58: 7370-7380.

[11] Kapitza C, Nosek L, Jensen L, et al. Semaglutide, a once-weekly human GLP-1 analog, does not reduce the bioavailability of the combined oral contraceptive, ethinylestradiol/levonorgestrel. J Clin Pharmacol 2015; 55: 497-504.

[12] Sorli C, Harashima SI, Tsoukas GM, et al. Efficacy and safety of once-weekly semaglutide monotherapy versus placebo in patients with type 2 diabetes (SUSTAIN 1): a double-blind, randomised, placebo-controlled, parallel-group, multinational, multicentre phase 3a trial. Lancet Diabetes Endocrinol 2017; 5: 251-260.

[13] Ahren B, Masmiquel L, Kumar H, et al. Efficacy and safety of once-weekly semaglutide versus once-daily sitagliptin as an add-on to metformin, thiazolidinediones, or both, in patients with type 2 diabetes (SUSTAIN 2): a 56-week, double-blind, phase 3a, randomised trial. Lancet Diabetes En-docrinol 2017; 5: 341-354.

[14] Ahmann AJ, Capehorn M, Charpentier G, et al. Efficacy and Safety of Once-Weekly Semaglutide Versus Exenatide ER in Subjects With Type 2 Diabetes (SUSTAIN 3): A 56-Week, Open-Label, Randomized Clinical Trial. Diabetes Care 2018; 41: 258-266.

[15] Aroda VR, Bain SC, Cariou B, et al. Efficacy and safety of once-weekly semaglutide versus once-daily insulin glargine as add-on to metformin (with or without sulfonylureas) in insulin-naive patients with type 2 diabetes (SUSTAIN 4): a randomised, open-label, parallel-group, multicentre, multinational, phase 3a trial. Lancet Diabetes Endocrinol 2017; 5: 355-366.

[16] Marso SP, Bain SC, Consoli A, et al. Semaglutide and Cardiovascular Outcomes in Patients with Type 2 Diabetes. N Engl J Med 2016; 375: 1834-1844.

[17] Nauck MA, Petrie JR, Sesti G, et al. A Phase 2, Randomized, Dose-Finding Study of the Novel Once-Weekly Human GLP-1 Analog, Semaglutide, Compared With Placebo and Open-Label Li-raglutide in Patients With Type 2 Diabetes. Diabetes Care 2016; 39: 231-241.

[18] Seino Y, Terauchi Y, Osonoi T, et al. Safety and efficacy of semaglutide once weekly vs sitagliptin once daily, both as monotherapy in Japanese people with type 2 diabetes. Diabetes Obes Metab 2018; 20: 378-388.

[19] Kim YG, Hahn S, Oh TJ, et al. Differences in the HbA1c-lowering efficacy of glucagon-like peptide-1 analogues between Asians and non-Asians: a systematic review and meta-analysis. Diabetes Obes Metab 2014; 16: 900-909.

[20] Yabe D, Seino Y. Type 2 diabetes via beta-cell dysfunction in east Asian people. Lancet Diabetes En-docrinol 2016; 4: 2-3.

[21] Blundell J, Finlayson G, Axelsen M, et al. Effects of once-weekly semaglutide on appetite, energy intake, control of eating, food preference and body weight in subjects with obesity. Diabetes Obes Metab 2017; 19: 1242-1251.

[22] Hjerpsted JB, Flint A, Brooks A, et al. Semaglutide improves postprandial glucose and lipid metabolism, and delays first-hour gastric emptying in subjects with obesity. Diabetes Obes Metab 2018; 20: 610-619.

[23] Shirakawa J, Kulkarni RN. Novel factors modulating human beta-cell proliferation. Diabetes Obes Metab 2016; 18 Suppl 1: 71-77.

[24] Shirakawa J, Fernandez M, Takatani T, et al. Insulin Signaling Regulates the FoxM1/PLK1/CENP-A Pathway to Promote Adaptive Pancreatic β Cell Proliferation. Cell Metab 2017; 25: 868-882.e5.

[25] Kapitza C, Dahl K, Jacobsen JB, et al. Effects of semaglutide on beta cell function and glycaemic control in participants with type 2 diabetes: a randomised, double-blind, placebo-controlled trial. Diabetologia 2017; 60: 1390-1399.

[26] Hausner H, Derving Karsbol J, Holst AG, et al. Effect

of Semaglutide on the Pharmacokinetics of Metformin, Warfarin, Atorvastatin and Digoxin in Healthy Subjects. Clin Pharmacokinet 2017; 56: 1391-1401.

[27] Marbury TC, Flint A, Jacobsen JB, et al. Pharmacokinetics and Tolerability of a Single Dose of Semaglutide, a Human Glucagon-Like Peptide-1 Analog, in Subjects With and Without Renal Im-pairment. Clin Pharmacokinet 2017; 56: 1381-1390.

[28] Jensen L, Kupcova V, Arold G, et al. Pharmacokinetics and tolerability of semaglutide in people with hepatic impairment. Diabetes Obes Metab 2018; 20: 998-1005.

[29] Davies M, Pieber TR, Hartoft-Nielsen ML, et al. Effect of Oral Semaglutide Compared With Placebo and Subcutaneous Semaglutide on Glycemic Control in Patients With Type 2 Diabetes: A Randomized Clinical Trial. JAMA 2017; 318: 1460-1470.

译者：林燕玲、林纬、陈刚，福建省立医院内分泌科

第十六章 度拉糖肽的心血管作用——REWIND试验：试验设计与受试者基线特征解析

原文标题：Design and Baseline Characteristics of Participants in the Researching cardiovascular Events with a Weekly INcretin in Diabetes (REWIND) Trial of Dulaglutide's Cardiovascular Effects

原文作者：Gerstein HC[1], Colhoun HM[2], Dagenais GR[3], Diaz R[4], Lakshmanan M[5], Pais P[6], Probstfield J[7], Riddle MC[8], Rydén L[9], Xavier D[6], Atisso CM[5], Avezum A[10], Basile J[11], Chung N[12], Conget I[13], Cushman WC[14], Franek E[15], Hancu N[16], Hanefeld M[17], Holt S[18], Jansky P[19], Keltai M[20], Lanas F[21], Leiter LA[22], Lopez-Jaramillo P[23], Cardona-Munoz EG[24], Pirags V[25], Pogosova N[26], Raubenheimer PJ[27], Shaw J[28], Sheu WH[29], Temelkova-Kurktschiev T[30]; REWIND Trial Investigators.

[1]Department of Medicine and Population Health Research Institute, McMaster University and Hamilton Health Sciences, Hamilton, Canada; [2]University of Edinburgh, Edinburgh, UK; [3]Universite Laval, Quebec City, Canada; [4]ECLA Academic Research Organization and ICR Instituto Cardiovascular de Rosario, Rosario, Argentina; [5]Eli Lilly and Company, Indianapolis, Indiana; [6]St. John's Research Institute, Bangalore, India; [7]Department of Medicine, University of Washington, Seattle, Washington; [8]Department of Medicine, Oregon Health & Science University Portland, Portland, Oregon; [9]Karolinska Institute, Stockholm, Sweden; [10]Instituto Dante Pazzanese de Cardiologia and University Santos Amaro, São Paulo, Brazil; [11]Medical University of South Carolina, Charleston, South Carolina; [12]Yonsei University Health System, Seoul, South Korea; [13]Endocrinology and Nutrition Department, Hospital Clínic I Universitari, Barcelona, Spain; [14]Memphis Veterans Affairs Medical Center, Memphis, Tennessee; [15]Mossakowski Medical Research Centre, Polish Academy of Sciences and Central Clinical Hospital MSW, Warsaw, Poland; [16]Iuliu Hatieganu University of Medicine and Pharmacy, Cluj Napoca, Romania; [17]Dresden Technical University, Dresden, Germany; [18]Victoria University of Wellington, Wellington, New Zealand; [19]University Hospital Motol, Prague, Czech Republic; [20]Hungarian Institute of Cardiology, Semmelweis University, Budapest, Hungary; [21]Universidad de La Frontera, Temuco, Chile; [22]Keenan Research Centre in the Li Ka Shing Knowledge Institute of St. Michael's Hospital, University of Toronto, Toronto, Canada; [23]Research Institute, FOSCAL and Medical School, Universidad d Santander UDES, Bucaramanga, Colombia; [24]Universidad de Guadalajara Centro Universitario de Ciencias de la Salud, Guadalajara, Mexico; [25]Latvijas Universitate, Riga, Latvia; [26]National Research Center for Preventive Medicine, Moscow, Russia; [27]University of Cape Town, Cape Town, South Africa; [28]Baker Heart and Diabetes Institute, Melbourne, Australia; [29]Taichung Veterans General Hospital, Taichung, Taiwan; [30]Robert Koch Medical Center, Sofia, Bulgaria.

刊载信息：Diabetes Obes Metab. 2018 Jan;20(1):42-49

REWIND试验是一组由Eli Lilly发起，加拿大人口健康委员会（Population Health Research Institute）领导并联合ICON Clinical Research共同展开的随机对照试验。该试验以人工合成的胰高血糖素肽-1受体激动药度拉糖肽为研究对象，以50岁以上血糖控制尚可、非心血管疾病高危人群的糖尿病患者为目标人群，通过比较度拉糖肽与安慰剂对目标人群心血管事件的影响，继而评估度拉糖肽对该类患者潜在的心血管获益。本文重点介绍了该试验的设计思路与受试者的基线特征。

试验组自2011年8月—2013年8月共纳入9 000余名

符合标准的糖尿病患者，并将这些受试者随机地分配至度拉糖肽实验组以及安慰剂对照组。试验过程中，每3~6个月进行一次终点事件评估，随访至1 200受试者发生了主要终点事件时终止，历时超过8年。

受试者基线特征主要表现为平均年龄66岁，其中46%为女性，平均BMI指数为32 kg/m²。心血管功能方面，所有纳入受试者或者存在心血管疾病既往史，或者具有至少两项的心血管危险因素。其中，31%合并心血管疾病既往史，93%合并高血压（平均血压为137/78 mmHg），9%合并心力衰竭。糖尿病方面，受试者平均糖尿病病史10年，糖化血红蛋白基线均<9.5%（平均糖化血红蛋白为7.3%），24%受试者使用胰岛素，81%使用二甲双胍，57%的人使用磺脲类降糖药。其他方面，81%的人使用了AECI类降压药，45%的人使用的β受体阻滞药、66%的人使用了基础剂量他汀类药，51%的人使用乙酰水杨酸，8%的人用了其他类型抗血小板药物，平均基础低容度脂蛋白胆固醇水平为2.56 nmol/L。

试验终点事件包含三个部分。首先，主要终点事件为首次发生的心血管死亡、非致命性心肌梗死或非致命性卒中的复合事件。其次，次要终点事件包括糖尿病微血管病变、需要住院治疗的不稳定性心绞痛、需住院治疗的心力衰竭、非致死性心肌梗死、非致死性卒中、心源性死亡及全因死亡。最后，其他终点事件评估包含了糖化血红蛋白、体重、主要终点事件除外的心血管复合事件、血管重塑、住院、骨折、胆石症、男性勃起功能障碍、认知能力减退等，也包括相关安全事件，例如急性胰腺炎、严重的胃肠道反应、癌症、严重低血糖、过敏反应、严重肝肾功能损害、室上性心律失常和传导系统阻滞和其他必须停药的事件。

REWIND试验是一组国际化的试验，覆盖区域面积大，女性比重大，结合其受试者心血管疾病、糖尿病及其他方面的特征与典型的中年人相符，因此试验具有代表性，可信度高，易于在临床上大范围推广。REWIND试验力求阐明度拉糖肽对心血管系统影响的同时，也探索了其对其他重要的临床终点事件的影响程度，因此较为全面地评估了度拉糖肽的临床效果，有助于推进临床医生对2型糖尿病治疗的深入探索。

总结：陈寒、黄惠彬，福建省立医院内分泌科

[点 评]

关于GLP-1受体激动药与心血管结局的相关性研究REWIND试验的启示?

原文标题: Cardiovascular outcome studies with glucagonlike peptide 1 receptor agonists—what will REWIND add?

原文作者: Keith C. Ferdinand, Indrajeet Mahata

Department of Medicine, Tulane School of Medicine, Tulane Heart and Vascular Institute, New Orleans, LA, USA

Correspondence to: Keith C. Ferdinand, MD. Department of Medicine, Tulane School of Medicine, Tulane Heart and Vascular Institute, 1430 Tulane Avenue SL-8548, New Orleans, LA 70112, USA. Email: kferdina@tulane.edu.

Provenance: This is an invited Editorial commissioned by Section Editor Dr. Kaiping Zhang, PhD (AME College, AME Group, Hangzhou, China).

Comment on: Gerstein HC, Colhoun HM, Dagenais GR, et al. Design and baseline characteristics of participants in the Researching cardiovascular Events with a Weekly INcretin in Diabetes (REWIND) trial on the cardiovascular effects of dulaglutide. Diabetes Obes Metab 2017. [Epub ahead of print].

刊载信息: Annals of Translational Medicine 2018 Jan;6(2):31

View this article at: http://atm.amegroups.com/article/view/17310/html

2型糖尿病(T2DM)是一种复杂的代谢性疾病,有高糖血症和心血管疾病的高风险,其中包括大血管和微血管并发症。此外,与无糖尿病[1-2]的个体相比,糖尿病(DM)患者的心血管疾病病死率要高出两倍。

而且,伴随着心肌梗死和卒中,DM患者因心力衰竭而住院的风险增加。在2017年7月的《糖尿病肥胖症和代谢》杂志上,Gerstein等[3]在DM患者每周肠促胰岛素治疗后相关心血管事件的研究中(REWIND)阐述了试验的设计与受试者的基线特征。此试验旨在确定和其他降糖药物相比,是否每周注射一次GLP-1受体激动药和——度拉糖肽,能安全地降低中年和老年中T2DM患者心血管疾病的发病率。这篇文章是为了阐明此实验的潜在作用和不足,并在此基础上增加了对GLP-1受体激动药在DM中减少心血管事件可能的理解。目

前,一些GLP-1受体激动药已发明并应用于临床治疗和(或)研究中,其中包括利拉鲁肽、利西拉肽、艾塞那肽、度拉糖肽、索马鲁肽、阿必鲁肽以及可植入皮下的艾塞那肽泵。

更好的血糖控制已经被证明可以减少微血管事件[4],但是除了最近的利拉鲁肽和依帕列净的数据,以及较小范围的索马鲁肽的数据之外,对大血管预后的有利影响是难以捉摸的。然而,过去10年收集的数据表明,随着血糖异常的严重,大血管并发症的风险会增加。因此,可以假设,类似于治疗高血压和高胆固醇血症的结果研究,一种旨在降低高血糖负荷的方法,将导致糖尿病患者心血管疾病的明显减少。不幸的是,降糖药物治疗与心血管疾病的关系比其他的心血管风险因素要复杂得多。各种各样的研究表明,在降低血糖的时候可能会导

致血糖过低的人增加心血管事件[5-6]。Nissen和Wolski的一项Meta分析得出结论：罗格列酮与心肌梗死风险的显著增加有关。这一证据导致了罗格列酮在欧洲的撤出，并限制了它在美国的使用。

此外，这些发现促使对所有新的降糖药物的审批过程进行重新评估。自2008年以来，美国食品与药品管理局（FDA）要求在随机对照试验中必须有严格的心血管事件结果数据，才能同意和批准新的降糖药物。因此，REWIND研究的主要评判是心血管事件，包括心血管死亡、非致死性心肌梗死或非致死性中风的复合事件，但也同时明确评估度拉糖肽潜在的不良反应及其影响的各种临床重要事件，包括全因病死率、肾脏疾病、住院治疗的心力衰竭或心绞痛、癌症（包括甲状腺癌）和胰腺炎。

近年来对多种类型降糖药物的心血管事件进行了研究，结果好坏参半。值得注意的是，在英国前瞻性糖尿病研究（UKPDS）的33个原始试验中，胰岛素和磺酰脲类药物（SU）的结果是中性的。但在此之前的几十年里，尽管磺酰脲类药物明显减少了微血管并发症，但人们还是对其安全性感到担忧。到目前为止，在评估新型降糖药物和心血管事件相关实验结果中，除了已批准的三个DPP-4抑制药（沙格列汀、阿格列汀、西格列汀）外，其他没有显著影响主要不良心血管事件，其中沙格列汀和阿格列汀在美国的药物标签上被警告有明显增加新发性心衰的风险。

此外，GLP-1受体激动药（利西拉肽）[11]在心血管事件中显示了中性结果，而另外两种GLP-1受体激动药（利拉鲁肽和索马鲁肽）[12-13]和一种钠-葡萄糖协同转运蛋白-2（SGLT-2）抑制药（依帕列净）有更低的心血管事件风险[14]。这类药的另一个代表，卡格列净（强生公司药品名，也可译为坎格列净），比接受安慰剂的患者心血管风险更低，但有更大的截肢风险，主要是在脚趾或跖骨的水平上。

在此基础上，对研究人员和临床医生来说，REWIND试验的设计、基线特性和最终结果都是非常有趣的（表1）。GLP-1受体激动药具有模仿内源性GLP-1的能力，导致胰岛素分泌增加，并抑制了胰高血糖素的分泌。它们的耐受性良好，同时还能长期适度的降低HbA1c，其最常见的不良反应是暂时的恶心。GLP-1受体能在血管内皮和心肌细胞中表达，这表明它们可能对心血管疾病有影响，可改善胰岛素敏感性、左心室重构以及慢性心力衰竭和心肌梗死患者的心脏收缩功能。GLP-1受体激动药也显示了对一些心血管危险因素的良好影响，例如有或无糖尿病患者的体重、血压、内皮功能和低密度脂蛋白。

在利西拉肽对急性冠脉综合征（ELIXA）作用的评估中研究了利西拉肽和安慰剂对6 068名糖尿病患者的实验结果。其结论是，相对于安慰剂，利西拉肽没有降低风险。故这项研究并没有显示出其对心血管事件结果的优势。而在2型糖尿病患者中用利拉鲁肽治疗后对心血管疾病影响的评估实验（LEADER）中记录了9 340名患者，其中位随访期为3.8年。患者特点包括平均HbA1c为8.7%、平均BMI为33 kg/m²和81%的患者有心血管疾病。T2DM患者是一种高危人群，而与安慰剂相

表1　REWIND设计与其它GLP-1受体激动药对心血管疾病结局研究比较一览表

试验	REWIND	EXSCEL	SUSTAIN 6	LEADER	ELIXA
GLP-1受体激动药试验药物	度拉鲁肽	艾塞那肽	索马鲁肽	利拉鲁肽	利司那肽
发表日期	预计2018年7月完成	2017年9月	2016年11月	2016年7月	2015年12月
剂量	1.5 mg/周	2 mg/周	0.5或1 mg/周	1.8 mg/天	20 μg/天
纳入人数	9 901	14 752	3 297	9 340	6 068
平均年龄（岁）	66	62	65	64	60
女性百分比	46	38	39	36	31
既往有CVD百分比	31	73	59	81	100
平均糖化血红蛋白（%）	7.3	8.0	8.7	8.7	7.7
平均随访时间（年）	8.0	3.2	2.0	3.8	2.2

CVD，心血管疾病；N，纳入人数；wk，周

比，利拉鲁肽组中因心血管事件、非致命性心肌梗死或非致命性中风而导致的死亡发生率比预期低[12]。基于这些积极的发现，FDA批准了利拉鲁肽注射剂的使用，以降低T2DM合并有心血管疾病的成年人发生心血管主要不良事件的危险。

此外，一项对2型糖尿病患者使用索马鲁肽后对心血管和其他长期疗效的评估实验（SUSTAIN-6）对3 297例有高心血管风险的2型糖尿病患者展开。与安慰剂组相比，索马鲁肽组中死于心血管事件、非致死性心肌梗死或非致命性中风的发生率显著降低。但此药在美国尚未被批准使用[13]。

最近发表的一项关于2型糖尿病患者每周一次的艾塞那肽治疗后对心血管效果的实验（EXSCEL）结果显示，其在安全性方面非劣于安慰剂（$P<0.001$），但在疗效方面没有优于安慰剂（$P=0.06$，优于安慰剂）[18]。此实验的样本容量为14 752例，随访时间为3.2年，平均HbA1c为8.2%，其中70%的参与者被证实患有心血管疾病。此外，服用降脂药和SGLT-2抑制药可能是导致中性疗效结果的主要原因。

在试验中，度拉糖肽这种药物是一种类似于人类GLP-1的合成物，每周一次使用后尽管心率有所增加，但对血压的控制有潜在益处。在755名患者中，1.5 mg度拉糖肽可降低24 h收缩压2.8 mmHg（$P\leq0.001$）。但这种观察到的作用的反应机制仍未阐明。而在之前的回顾性荟萃分析中也有一项关于度拉糖肽的心血管安全性好的数据分析报告。Ferdinand等2016年进行的荟萃分析中分析了6 010名随机患者，3 885人进行度拉糖肽治疗，而2 125人进行对比治疗，随访时间的中位数为1年。全因病死率分析的主要结果显示，危险比（HR）<1。因此，在等待REWIND研究最终结果的时候，度拉鲁肽并没有被证明会增加T2DM患者的心血管主要不良事件的风险。

REWIND研究的样本是最近发表的关于心血管疾病降糖药物的研究中规模最大的。这项研究的规模很大，在24个国家的370个机构中有9 901名参与者（平均年龄66岁）。其中46%的受试者是女性。样本量的计算基于3年的随访期，其预期的主要终点事件的发生率为每年2%，年失访率为0.15%和Ⅰ型错误发生率为5%。这些预期表明，与最近其他GLP-1研究相比，招募的9 600名患者最高追踪8年后共有1 200名参与者有至少一个主要心血管事件，并将需要90%工作去监测危

险比为0.82的心血管事件。这种大量结果事件也确保了在估计的端点参数周围有一个狭窄可信区间（CI）的可能性。

此外，与其他GLP-1受体激动药研究所关注的不同的是，REWIND研究设计倾向于心血管事件高危人群。REWIND研究中HbA1c平均基线为7.3%和31%证实有心血管疾病，这反映了大多数中年和老年人的T2DM情况。而在LEADER和EXSCEL研究中，分别为81%和73%的患者在登记的时候都有心血管疾病，这一比例要高于在REWIND实验中的31%。此外，试验中平均HbA1c为7.3%，远低于其他GLP-1受体激动药研究，其中LEADER实验中的HbA1c为8.7%、SUSTAIN 6实验中的HbA1c为8.7%和EXSCEL实验中的HbA1c为8.0%。

研究的设计与常规治疗和广泛的合格标准相结合。不管受试者是否依从，试验将采用意向治疗方法对所有随机参与者进行有效性和安全性的分析。

参与试验人群的组成应有助于FDA的审查人员、临床医生或政策制定者相信，试验结果将适用于未来的实践。从历史上来看，在实验中，老年人、妇女和少数民族都缺乏充分的代表性。近年来，大量文献记载了这一不足，尤其是对一些女性的心血管试验中，以及黑人/非洲裔美国人和少数民族参与临床试验的情况。为了回应这些担忧，国会在2012年的FDA安全和创新法案中加入了第907条，给予FDA指导来评估这一问题并采取行动[21]。值得注意的是，REWIND实验中包含有46%的女性，这比近期其他的心血管事件研究中的女性比例要高。

此外，在GLP-1受体激动药研究中，REWIND实验有最长的跟踪时间。EXSCEL的研究中有3.2年的随访时间，而LEADER研究的中位数则是3.8年。REWIND研究提供的随访时间的中位数为8年，这个时间足以在一个基线相对较低的心血管疾病的人群中观察所需的事件。

虽然REWIND研究在国际范围很有吸引力，但也有考虑到北美的临床医生会对没有考虑到美国和加拿大的20.9%患者的适用性表示担忧。例如，一组关于用醛固酮（TOPCAT）进行心脏功能衰竭治疗的亚群分析表明，俄罗斯和格鲁吉亚的患者没有服用他们的研究药剂，这增加了记录的区域差异[22]。事实上，此试验的大部分研究的患者不在北美。这就要求如果有可能的话应该做一个REWIND研究的小组分析来揭示临床研究

的潜在失误。

在EXSCEL试验中缺乏对心血管事件的有效性可能是引起关注的一个原因。导致结果不高的因素可能是由于中值的随访时间短，在试验方案中暴露的时间短，以及试验方案的中止率很高。而安慰剂组曾服用过降糖药物，如SGLT-2抑制药和GLP-1受体激动药，可能会因为降糖药物的使用比例过高而导致安慰剂组心血管事件的发生率降低[18]。根据上述数据，在报告结果时，REWIND研究应考虑这些因素。

最后，美国的少数民族群体仍然受到DM的影响。例如，非西班牙裔黑人的糖尿病患病率（诊断为DM或HbA1c 6.5%）几乎是白人的2倍（15.4%和8.6倍）。根据EXSCEL试验的结果，黑人患病率（CI）0.67（0.45~0.99）有明显增加的趋势。虽然样本中黑人的容量要小得多，但与白人相比，在减少心血管疾病方面，艾塞那肽的效果好得多，且具有统计学意义。这需要更大的注册人数和代表人数，这可能从一个抗糖尿病的人那里受益，在未来的研究中有积极的血压下降的效果。在对T2DM的心血管事件结果试验中，少数民族的代表性不足仍然是一个值得关注的问题，而这一问题可能无法完全解决。随着2型糖尿病的治疗选择从单一研究方法发展到基于以患者为中心的精细医学模式，需要深入了解临床意义和那些接受治疗后药代动力学差异来确定其潜在影响，包括心血管事件结果在不同的种族和族裔群体的差异。

总之，新型降糖药物的出现在糖尿病和心血管疾病领域提供了新的视野。REWIND研究的试验设计很好，有一个大的样本容量，一个很长的跟踪周期和足够的结果事件以确保一个小的参考区间。在这一点上，与REWIND研究相比较，在高危人群的前瞻性研究中关于GLP-1受体激动药的最广范报道的结果显示，更高的平均HbA1c导致更早地发生心血管疾病。因此，尽管REWIND研究的最终报告对一般实践的适用性将容易接受，但对风险相对较低的人群来说可能不那么适用。REWIND研究的最终结果将对度拉糖肽的临床效果和安全性进行全面的评估，并将有助于医生为T2DM患者以及增加心血管疾病风险提供循证医学证据。

参考文献

[1] Tancredi M, Rosengren A, Svensson AM, et al. Excess Mortality among Persons with Type 2 Diabetes. N Engl J Med 2015, 373: 1720-1732.

[2] Benjamin EJ, Blaha MJ, Chiuve SE, et al. Heart Disease and Stroke Statistics—2017 Update: A Report From the American Heart Association. Circulation 2017, 135: e146-e603.

[3] Gerstein HC, Colhoun HM, Dagenais GR, et al. Design and baseline characteristics of participants in the Researching cardiovascular Events with a Weekly INcretin in Diabetes (REWIND) trial on the cardiovascular effects of dulaglutide. Diabetes Obes Metab 2017.

[4] Intensive blood-glucose control with sulphonylureas or insulin compared with conventional treatment and risk of complications in patients with type 2 diabetes (UKPDS 33). UK Prospective Diabetes Study (UKPDS) Group. Lancet 1998, 352: 837-853.

[5] Nissen SE, Wolski K. Effect of Rosiglitazone on the Risk of Myocardial Infarction and Death from Cardiovascular Causes. N Engl J Med 2007, 356: 2457-2471.

[6] Lago RM, Singh PP, Nesto RW. Congestive heart failure and cardiovascular death in patients with prediabetes and type 2 diabetes given thiazolidinediones: a meta-analysis of randomised clinical trials. Lancet 2007, 370: 1129-1136.

[7] U.S. Department of Health and Human Services, Food and Drug Administration, Center for Drug Evaluation and Research (CDER). Guidance for industry. Diabetes mellitus: developing drugs and therapeutic biologics for treatment and prevention. Clinical/Medical 2008, 1-30.

[8] Scirica BM, Bhatt DL, Braunwald E, et al. Saxagliptin and Cardiovascular Outcomes in Patients with Type 2 Diabetes Mellitus. N Engl J Med 2013, 369: 1317-1326.

[9] White WB, Cannon CP, Heller SR, et al. Alogliptin after Acute Coronary Syndrome in Patients with Type 2 Diabetes. N Engl J Med 2013, 369: 1327-1335.

[10] Green JB, Bethel MA, Armstrong PW, et al. Effect of Sitagliptin on Cardiovascular Outcomes in Type 2 Diabetes. N Engl J Med 2015, 373: 232-242.

[11] Pfeffer MA, Claggett B, Diaz R, et al. Lixisenatide in Patients with Type 2 Diabetes and Acute Coronary Syndrome. N Engl J Med 2015, 373: 2247-2257.

[12] Marso SP, Daniels GH, Brown-Frandsen K, et al. Liraglutide and Cardiovascular Outcomes in Type 2 Diabetes. N Engl J Med 2016, 375: 311-322.

[13] Marso SP, Bain SC, Consoli A, et al. Semaglutide and Cardiovascular Outcomes in Patients with Type 2 Diabetes. N Engl J Med 2016, 375: 1834-1844.

[14] Zinman B, Wanner C, Lachin JM, et al. Empagliflozin, Cardiovascular Outcomes, and Mortality in Type 2 Diabetes. N Engl J Med 2015, 373: 2117-2128.

[15] Neal B, Perkovic V, Mahaffey KW, et al. Canagliflozin and Cardiovascular and Renal Events in Type 2 Diabetes. N Engl J

Med 2017, 377: 644-657.

[16] Paneni F, Lüscher TF. Cardiovascular Protection in the Treatment of Type 2 Diabetes: A Review of Clinical Trial Results Across Drug Classes. Am J Med 2017, 130: S18-S29.

[17] Sokos GG, Nikolaidis LA, Mankad S, et al. Glucagon-like peptide-1 infusion improves left ventricular ejection fraction and functional status in patients with chronic heart failure. J Card Fail 2006, 12: 694-699.

[18] Holman RR, Bethel MA, Mentz RJ, et al. Effects of Once-Weekly Exenatide on Cardiovascular Outcomes in Type 2 Diabetes. N Engl J Med 2017, 377: 1228-1239.

[19] Ferdinand KC, White WB, Calhoun DA, et al. Effects of the Once-Weekly Glucagon-Like Peptide-1 Receptor Agonist Dulaglutide on Ambulatory Blood Pressure and Heart Rate in Patients With Type 2 Diabetes Mellitus. Hypertension 2014, 64: 731-737.

[20] Ferdinand KC, Botros FT, Atisso CM, et al. Cardiovascular safety for once-weekly dulaglutide in type 2 diabetes: a pre-specified meta-analysis of prospectively adjudicated cardiovascular events. Cardiovasc Diabetol 2016, 15: 38.

[21] United States Congress. Food and Drug Administration Safety and Innovation Act. 2012, S3187: 1-140.

[22] de Denus S, O'Meara E, Desai AS, et al. Spironolactone Metabolites in TOPCAT — New Insights into Regional Variation. N Engl J Med 2017, 376: 1690-1692.

译者：黄莹莹、黄惠彬，福建省立医院内分泌科

第十七章　使用利拉鲁肽治疗的2型糖尿病患者血清淀粉酶、脂肪酶水平与急性胰腺炎的关系：来自LEADER随机试验的结果

原文标题：Amylase, Lipase, and Acute Pancreatitis in People With Type 2 Diabetes Treated With Liraglutide: Results From the LEADER Randomized Trial

原文作者：Steinberg WM1, Buse JB2, Ghorbani MLM3, Ørsted DD3, Nauck MA4; LEADER Steering Committee; LEADER Trial Investigators

[1]George Washington University Medical Center, Washington, DC wstein6905@aol.com; [2]University of North Carolina School of Medicine, Chapel Hill, NC; [3]Novo Nordisk A/S, Bagsvaerd, Denmark; [4]St. Josef-Hospital, Ruhr University, Bochum, Germany.

刊载信息：Diabetes Care. 2017 Jul;40(7):966-972. doi: 10.2337/dc16-2747. Epub 2017 May 5

胰高血糖素样肽-1（GLP-1）受体激动药是治疗2型糖尿病的口服降糖药物之一。研究发现，基于肠促胰素类药物（GLP-1受体激动药和二肽基肽酶4抑制药）伴有血清脂肪酶和淀粉酶水平的升高，可能就存在急性胰腺炎的潜在风险。因此，该研究在心血管疾病高风险的2型糖尿病患者中随机使用利拉鲁肽或安慰剂治疗，观察3.5~5年，评估血清淀粉酶、脂肪酶水平与急性胰腺炎发生率的关系。

作为LEADER研究的一部分，32个国家410个研究中心的9 340例2型糖尿病患者随机分为利拉鲁肽组和安慰剂组（平均观察3.84年）。监测空腹血清脂肪酶和淀粉酶水平。急性胰腺炎以双盲法诊断。

研究结果发现，与安慰剂组相比，利拉鲁肽治疗组血清脂肪酶和淀粉酶分别增加28%和7%。他们均在6个月后上升，然后保持稳定。在这项研究中，校正危险因素后，相比安慰剂组急性胰腺炎发生率0.5%（23/4 672，1.7例/1 000人年），利拉鲁肽组急性胰腺炎发生率为0.4%（18/4 668，1.1例/1 000人年）。大多数急性胰腺炎病例发生在随机入组12个月后。与既往有急性胰腺炎病史的安慰剂组（n=120）相比，类似病史的利拉鲁肽组患者更不容易发生急性胰腺炎（n=147）。在利拉鲁肽组中，淀粉酶和脂肪酶水平升高并不能预测未来发生急性胰腺炎的风险（阳性预测值<1%）。

总之，在心血管疾病高风险的2型糖尿病患者中，利拉鲁肽组急性胰腺炎发生例数比安慰剂组少（无论既往有无胰腺炎病史）。利拉鲁肽的使用与血清淀粉酶和脂肪酶升高有关，但这并不能预测随后的急性胰腺炎事件。

总结：李小明、陈刚，福建省立医院内分泌科

[点 评]

我们可以摘掉GLP-1受体激动药"会引起胰腺不良事件"这顶帽子吗？

原文标题：Can we exonerate GLP-1 receptor agonists from blame for adverse pancreatic events?

原文作者：Conor F. Murphy[1], Carel W. le Roux[1,2]

[1]Diabetes Complications Research Centre, Conway Institute, University College Dublin, Dublin, Ireland; [2]Gastrosurgical laboratory, Sahlgrenska Academy, University of Gothenburg, Gothenburg, Sweden

Correspondence to: Professor Carel W. le Roux. Diabetes Complications Research Centre, Conway Institute, University College Dublin, Dublin, Ireland. Email: carel.leroux@ucd.ie.

Provenance: This is a Guest Editorial commissioned by Section Editor Kaiping Zhang (AME College, AME Group, China) and Guest Section Editor Hengrui Liang (Nanshan Clinical Medicine School, Guangzhou Medical University, Guangzhou, China).

Comment on: Steinberg WM, Buse JB, Ghorbani MLM, et al. Amylase, Lipase, and Acute Pancreatitis in People With Type 2 Diabetes Treated With Liraglutide: Results From the LEADER Randomized Trial. Diabetes Care 2017;40:966-72.

刊载信息：Ann Transl Med 2018. doi: 10.21037/ atm.2018.03.06

View this article at: http://atm.amegroups.com/article/view/18783/html

　　已有一些随机对照试验证实，胰高血糖素样肽-1（GLP-1）受体激动药（GLP-1RA）如利拉鲁肽，在改善血糖控制、诱导持续显著的体重下降及降低糖尿病患者病死率等方面的疗效。这些获益也已经在无数人中得到证明，如在2型糖尿病患者，糖尿病前期患者和正常高血糖患者中均有良好的获益[1-4]。

　　由于GLP-1受体在中央和外周[5]组织中广泛分布，而肠促胰素疗法就是基于GLP-1刺激的多效性。例如，为了降低体重，GLP-1RA通过激活位于下丘脑弓状核和后脑的神经元平衡饥饿感和饱腹感从而产生厌食[6]，并且，它通过胰腺组织中的GLP-1受体刺激α细胞利用肠促胰素的作用控制血糖[7]。

　　由于GLP-1RA的多效性，引发了许多关于GLP-1RA潜在胰腺和胰腺外不良反应的讨论，如急慢性胰腺炎、胰腺癌、轻度心动过速与甲状腺癌等等[8-9]，事实上它主要不良反应包括胃肠道症状，这与其公认的肠动力改变有关[10]。研究对其胰腺外不良反应仍然没有定论，甲状腺癌的风险仅限于小鼠模型[9]，而由于心动过速产生的任何潜在危害都缺乏强有力的理论依据[8]。

　　肠道内分泌生理的药理研发是否是导致GLP-1RA治疗过程的胰腺不良反应的罪魁祸首，因相互矛盾的证据和不同的意见一直存在争议[11-15]。小鼠和临床前模型表明，GLP-1RA具有诱导胰腺外分泌和内分泌成分组织病理学变化的潜力，前者导致发育不良和慢性炎症，而后者导致增生[16-17]。总的来说，基于理论和观察研究结果提示，胰腺不良事件和GLP-1RA之间存在关联，由此引发的担忧也是可以理解的。尽管无可否认，这篇文章受到方法学的局限如混杂因素和时差偏倚的影响使其研究证据相对薄弱。也就是说，最近的Meta分析的证据似乎冲淡了GLP-1RA治疗与急性胰腺炎之间关系，尽管仅具体在2型糖尿病患者中[18-19]。

斯坦伯格等最近因在*Diabetes Care*杂志上就这一领域发表文章而作出了宝贵的贡献。他们提出以血清淀粉酶和脂肪酶的比较趋势以及它们与接受利拉鲁肽及安慰剂治疗组的2型糖尿病患者中，急性胰腺炎发生率的关系作为综合评价[20]。作为随机对照试验（LEADER）心血管结果的一部分[4]，资料显示，9 340例患者中治疗和观察到胰腺事件，随访时间的中位数分别为3.52年和3.84年。

与安慰剂组相比，在36个月的随访中，利拉鲁肽组中血清脂肪酶和淀粉酶升高（分别为28%和7%），但两组之间急性胰腺炎发病率无显著性差异。相比安慰剂组急性胰腺炎发生率0.5%（23/4 672），利拉鲁肽组急性胰腺炎发生率为0.4%（18/4 668）（HR=0.78，95% CI：0.42~1.44），其中急性胰腺炎采用独立盲法诊断。此外，上述提及的胰酶的上升并不能预测随后的急性胰腺炎发生的风险，利拉鲁肽治疗患者中胰酶的阳性预测值低于1%。

两组绝大多数病例为轻度胰腺炎（利拉鲁肽：89.5% *vs.* 安慰剂：83.9%），且大多数发生在随机入组至少12个月后。此外，利拉鲁肽组中三分之一病例发生在已结束治疗28~637 d。作者指出，虽然利拉鲁肽治疗组中胆结石和急性胆囊炎的风险增加[4]，但两组间胆石相关急性胰腺炎的发生率无显著差异（利拉鲁肽：38.9% *vs.* 安慰剂：43.5%）。最后，安慰剂组中5%患者有一次急性胰腺炎的病史，而在利拉鲁肽组中仅1.9%，但Logistic回归分析后发现其不是危险因素（$P=0.13$）。

正如作者强调的，这项研究有几个优点，特别是它是个大型队列研究，并与随机、双盲设计相结合。此外，利用前瞻性方法收集不良事件数据，根据预先制定的标准，结合修订后的亚特兰大标准的严重程度，对急性胰腺炎进行盲判，增强了结果的稳健性。尽管如此，必须强调，考虑到GLP-1RA适应证应用在，如肥胖没有糖尿病的患者，或糖尿病前期患者，因此本研究结论应用范围相对有限。这些样本来自那些2型糖尿病患者，平均患病时间为12.9年，为心血管疾病高风险人群。作者还承认，不良事件低发生率影响了对急性胰腺炎风险升高的确切判断。最后，我们必须

牢记，2型糖尿病是急性胰腺炎的一个混杂因素，且以11年作为阈值使利拉鲁肽组中大部分2型糖尿病病程较短[利拉鲁肽 *vs.* 安慰剂，≤11年，HR=0.82（95% CI：0.70~0.97）]。然而，无论基线2型糖尿病持续时间及基线糖化血红蛋白水平如何，两组间后续脂肪酶或淀粉酶水平之间有明显的交叉。

有趣的是，这项研究对以监测胰酶来预测急性胰腺炎的方法提出了质疑。因低于1%的阳性预测值，成本效益分析完全不提倡在无症状患者中使用这种方法作为预测。此外，由于有了更多的证据，目前胰腺不良事件的警示标识越来越少。这特别在使用利拉鲁肽治疗的情况下，患者即使有急性胰腺炎病史，并不意味着出现急性胰腺炎累积风险增高。然而，这些酶升高相关的解释仍然不确定，尽管存在一些假设的机制，如基底分泌胰酶的胰腺腺泡细胞增加，另一种可能是经肾脏代谢的脂肪酶消除的改变[21]。

反复考虑后发现，利拉鲁肽组中有三分之一的患者发生急性胰腺炎是在终止治疗后，这可能可以从另一个角度解读。令人担忧的是，这可能是肠促胰素治疗和胰腺不良事件确切联系的一个证据，因为它可能提示停止治疗后仍有一个持久的不利影响。另一方面，它也可以被解释为撇清GLP-1RA与急性胰腺炎关系的一个证据，因为患者是在不使用药物的时候被诊断为急性胰腺炎。在治疗时发生急性胰腺炎的时候我们应该考虑，这可能是区分积极治疗与相对保守治疗导致的不同影响，有人可能会怀疑一个是相对稳定的时间进程的结果，安慰剂组是长段时间作用所致。而它实际反映利拉鲁肽组与安慰剂组相似，大多数胰腺炎都发生在治疗后一年。然而，事件的低发生率可能限制发现这种差异的能力。

重要的是，虽然急性胰腺炎是个痛苦和具有潜在生命危险的疾病，但许多人认为，由于低发生率，不管是否与GLP-1RA相关，它们一致的治疗获益将不影响其使用。事实上，或许更具相关性的结果是与胰腺癌风险的潜在关系，尽管这一联系也是有争议的[22-23]。谈到这个话题，LEADER研究者适时地指出，虽然利拉鲁肽组与安慰剂组相比不良事件发生率并未显著增加（利拉鲁肽0.3% *vs.* 安慰剂组0.1%，$P=0.06$），但该研究无能力发现癌症的风险，因此无法作出这方面的结论。这需要进一步长期随访观察的专项研究，例如作为上市后监测的一部分。

总而言之，斯坦伯格等提出了可靠的证据表明，对大多数心血管疾病高风险的2型糖尿病患者不需要过分担忧利拉鲁肽治疗的急性胰腺炎的风险。胰酶不能作为急性胰腺炎的预测指标，但使用利拉鲁肽治疗导致的胰酶升高对长期胰腺的影响尚不明确，需要进一步的研究。然而，虽然这些发现对于急性胰腺炎的争议是个有意义的贡献，但将利拉鲁肽从导致胰腺不良事件的因果关系中解脱出来还为时过早。需要进一步的研究来证实2型糖尿病患者使用GLP-1RA与如胰腺癌等问题的明确关系，这需要长期随访、适合证据强度的研究和组织病理学依据。随着近期试验的成功，GLP-1RA使用率的上升为阐明他们的风险收益曲线提供了机会，允许医生和患者之间有基于证据和明确因果关系的话语。

参考文献

[1] le Roux CW, Astrup A, Fujioka K, et al. 3 years of liraglutide versus placebo for type 2 diabetes risk reduction and weight management in individuals with prediabetes: a randomised, double-blind trial. The Lancet 2017, 389(10077): 1399-1409.

[2] Pi-Sunyer X, Astrup A, Fujioka K, et al. A Randomized, Controlled Trial of 3.0 mg of Liraglutide in Weight Management. New England Journal of Medicine 2015, 373(1): 11-22.

[3] Potts JE, Gray LJ, Brady EM, et al. The Effect of Glucagon-Like Peptide 1 Receptor Agonists on Weight Loss in Type 2 Diabetes: A Systematic Review and Mixed Treatment Comparison Meta-Analysis. PLoS ONE 2015, 10(6): e0126769.

[4] Marso SP, Daniels GH, Brown-Frandsen K, et al. Liraglutide and Cardiovascular Outcomes in Type 2 Diabetes. The New England journal of medicine 2016, 375(4): 311-322.

[5] Pyke C, Heller RS, Kirk RK, et al. GLP-1 receptor localization in monkey and human tissue: novel distribution revealed with extensively validated monoclonal antibody. Endocrinology 2014, 155(4): 1280-1290.

[6] Secher A, Jelsing J, Baquero AF, et al. The arcuate nucleus mediates GLP-1 receptor agonist liraglutide-dependent weight loss. J Clin Invest 2014, 124(10): 4473-4488.

[7] Meloni AR, DeYoung MB, Lowe C, et al. GLP-1 receptor activated insulin secretion from pancreatic β-cells: mechanism and glucose dependence. Diabetes, Obesity & Metabolism 2013, 15(1): 15-27.

[8] Nauck MA. A Critical Analysis of the Clinical Use of Incretin-Based Therapies: The benefits by far outweigh the potential risks. Diabetes Care 2013, 36(7): 2126-2132.

[9] Chiu WY, Shih SR, Tseng CH. A review on the association between glucagon-like peptide-1 receptor agonists and thyroid cancer. Experimental diabetes research 2012, 2012: 924168.

[10] Keller J, Trautmann ME, Haber H, et al. Effect of exenatide on cholecystokinin-induced gallbladder emptying in fasting healthy subjects. Regulatory peptides 2012, 179(1-3): 77-83.

[11] Jensen TM, Saha K, Steinberg WM. Is There a Link Between Liraglutide and Pancreatitis? A Post Hoc Review of Pooled and Patient-Level Data From Completed Liraglutide Type 2 Diabetes Clinical Trials. Diabetes Care 2015, 38(6): 1058.

[12] Thomsen RW, Pedersen L, Møller N, et al. Incretin-Based Therapy and Risk of Acute Pancreatitis: A Nationwide Population-Based Case-Control Study. Diabetes Care 2015, 38(6): 1089.

[13] Azoulay L. Incretin-based drugs and adverse pancreatic events: almost a decade later and uncertainty remains. Diabetes Care. 2015, 38(6): 951-953.

[14] Li L, Shen J, Bala MM, et al. Incretin treatment and risk of pancreatitis in patients with type 2 diabetes mellitus: systematic review and meta-analysis of randomised and non-randomised studies. BMJ: British Medical Journal 2014, 348.

[15] Butler PC, Elashoff M, Elashoff R, et al. A Critical Analysis of the Clinical Use of Incretin-Based Therapies. Diabetes Care 2013, 36(7): 2118.

[16] Butler AE, Campbell-Thompson M, Gurlo T, et al. Marked Expansion of Exocrine and Endocrine Pancreas With Incretin Therapy in Humans With Increased Exocrine Pancreas Dysplasia and the Potential for Glucagon-Producing Neuroendocrine Tumors. Diabetes 2013, 62(7): 2595.

[17] Gier B, Matveyenko AV, Kirakossian D, et al. Chronic GLP-1 Receptor Activation by Exendin-4 Induces Expansion of Pancreatic Duct Glands in Rats and Accelerates Formation of Dysplastic Lesions and Chronic Pancreatitis in the Kras<sup>G12D</sup> Mouse Model. Diabetes 2012, 61(5): 1250.

[18] Monami M, Nreu B, Scatena A, et al. Safety issues with glucagon-like peptide-1 receptor agonists (pancreatitis, pancreatic cancer and cholelithiasis): Data from randomized controlled trials. Diabetes Obes Metab 2017, 19(9): 1233-1241.

[19] Storgaard H, Cold F, Gluud LL, et al. Glucagon-like peptide-1 receptor agonists and risk of acute pancreatitis in patients with type 2 diabetes. Diabetes Obes Metab. 2017, 19(6): 906-908.

[20] Steinberg WM, Buse JB, Ghorbani MLM, et al. Amylase, Lipase, and Acute Pancreatitis in People With Type 2 Diabetes Treated With Liraglutide: Results From the LEADER Randomized Trial. Diabetes Care 2017, 40(7): 966-972.

[21] Junge W, Malyusz M, Ehrens HJ. The role of the kidney in the elimination of pancreatic lipase and amylase from blood. Journal of clinical chemistry and clinical biochemistry Zeitschrift fur

klinische Chemie und klinische Biochemie 1985, 23(7): 387-392.

[22] Azoulay L, Filion KB, Platt RW, et al. Incretin based drugs and the risk of pancreatic cancer: international multicentre cohort study. BMJ: British Medical Journal 2016, 352: i581.

[23] Chen H, Zhou X, Chen T, et al. Incretin-Based Therapy and Risk of Pancreatic Cancer in Patients with Type 2 Diabetes Mellitus: A Meta-analysis of Randomized Controlled Trials. Diabetes Therapy 2016, 7(4): 725-742.

译者：李小明、陈刚，福建省立医院内分泌科

第十八章　利拉鲁肽对不同糖尿病前期患者体重管理及降低2型糖尿病发生风险的作用：SCLAE肥胖糖尿病前期随机、双盲、对照试验

原文标题：3 years of liraglutide versus placebo for type 2 diabetes risk reduction and weight management in individuals with prediabetes: a randomised, double-blind trial

原文作者：le Roux CW[1], Astrup A[2], Fujioka K[3], Greenway F[4], Lau DCW[5], Van Gaal L[6], Ortiz RV[7], Wilding JPH[8], Skjøth TV[9], Manning LS[9], Pi-Sunyer X[10]; SCALE Obesity Prediabetes NN8022-1839 Study Group

[1]Diabetes Complications Research Centre, Conway Institute, University College Dublin, Ireland; Investigative Science, Imperial College London, London, UK. Electronic address: carel.leroux@ucd.ie; [2]Department of Nutrition, Exercise and Sports, University of Copenhagen, Copenhagen, Denmark; [3]Division of Endocrinology, Department of Nutrition and Metabolic Research, Scripps Clinic, La Jolla, CA, USA; [4]Pennington Biomedical Research Center, Louisiana State University System, Baton Rouge, CA, USA; [5]Departments of Medicine and Biochemistry and Molecular Biology, University of Calgary, Calgary, AB, Canada; [6]Department of Endocrinology, Diabetology and Metabolic Diseases, Antwerp University Hospital, Antwerp, Belgium; [7]Departamento Endocrinología, Instituto Mexicano del Seguro Social, Ciudad Madero, México; [8]Department of Obesity and Endocrinology, University of Liverpool, Liverpool, UK; [9]Novo Nordisk A/S, Soeborg, Denmark; [10]Division of Endocrinology and Obesity Research Center, Columbia University, New York, NY, USA.

刊载信息：Lancet. 2017 Apr 8;389(10077):1399-1409

糖尿病是全世界最主要的慢性非传染型疾病之一。近些年随着患病率上升，糖尿病所带来的疾病负担越来越严重，糖尿病及其并发症严重影响了人类的生活质量。糖尿病前期和肥胖是2型糖尿病及其并发症的主要危险因素，糖尿病的发生率逐年增加，每年有5%~10%的糖尿病前期患者发展成为糖尿病。无论是否使用药物，通过干预生活方式介导的体重下降能显著降低糖尿病发生的风险。我们知道利拉鲁肽是一种新型胰高血糖素样肽-1（GLP-1）类降糖药物，研究表明，早期和长期应用利拉鲁肽可以有效控制血糖，并改善传统降糖药的体重增加和低血糖等不良反应。有一项在27个国家191个临床研究中心进行的针对糖尿病前期及肥胖、超重患者使用利拉鲁肽长达3年的研究，评估了利拉鲁肽是否能达到体重管理及降低糖尿病发生率。对使用利拉鲁肽管理体重，延缓或减少糖尿病发生率提供了强有力的证据支持。

研究从2011年6月1日—2015年3月2日，采用随机、双盲和安慰剂对照方法选取了2 254名符合糖尿病前期且BMI至少30 kg/m^2、或BMI至少27 kg/m^{2}并伴有相关并发症的患者，分别来自欧洲、北美、南美、亚洲、非洲和澳大利亚的27个国家191个临床研究中心。将受试者按2:1随机分为两组，通过电话或基础网络系统分别给予每日3.0 mg利拉鲁肽或安慰剂皮下注射，并同时联合限制热量膳食及增加体力活动。所有随机入组的受

试者在结束试验前都至少进行一次用药前后的评估，并把160周前新发糖尿病的时间作为研究的一级终点。将试验分为3个阶段，前56周对受试者进行利拉鲁肽安全性及有效性的评估，对满足条件患者继续接受为期2年的治疗及为期12周的治疗随访期。

该试验2 254名受试者随机分为利拉鲁肽组（1 505例）和安慰剂组（749例），在完成前56周的安全性及有效性评估的研究后，714例（47%）利拉鲁肽组和412例（55%）安慰剂组退出试验，最后共有1 128例（50%）的参与者完成了后续长达160周的研究，试验到160周后，1 472例利拉鲁肽组中有26例（2%）患者在治疗期间被诊断为糖尿病，而安慰剂组中的738例患者有46例（6%）被诊断出患有糖尿病。利拉鲁肽组的26例新发糖尿病患者中，从随机化到诊断的平均时间为99周（SD47），安慰剂组中的46例新发糖尿病患者从随机化到诊断的平均时间为87周（SD47）。研究发现，利拉鲁肽组中出现新发糖尿病患者的时间比安慰剂组的时间延迟2.7倍（95% CI：1.9~3.9，$P<0.0001$），相应的危险率为0.21（95% CI：0.13~0.34）。在第160周，利拉鲁肽组患者的体重下降比安慰剂组患者更大[-6.1%（SD7.3）$vs.$ -1.9%（6.3），估计治疗差异-4.3%，95% CI：4.9~3.7，$P<0.0001$]。同时发现在试验的第160周后，利拉鲁肽组中的1 472名受试者里有970例（66%）从糖尿病前期变成正常血糖，相比安慰剂组738例受试者中有268例从糖尿病前期变成正常血糖，比值比（OR）3.6，95% CI：3.0~4.4，$P<0.0001$。值得注意的是，在利拉鲁肽组的1 501例随机治疗个体中，有227例（15%）个体发生严重不良事件，相比下安慰剂组747例个体中有96例（13%）发生严重的不良反应。

该研究认为，连续3年每日一次皮下注射3.0 mg利拉鲁肽作为减少热量膳食及增加体力活动的补充治疗，可减少糖尿病前期患者发展为2型糖尿病的风险并有效控制肥胖及超重患者的体重，并能改善血糖控制、降低代谢性疾病发生的危险因素。

总结：茅雅倩、温俊平，福建医科大学附属省立临床医学院

[点 评]

中国是全球糖尿患者数最多的国家。在过去30年来，中国糖尿病患病率急剧增加：1980年不到1%，2001年为5.5%，2008年为9.7%，2013年为10.9%。2013年调查中，估计中国糖尿病前期的患病率为35.7%，远高于2008年调查估计的15.5%[1]。2010年中国慢性病及其危险因素监测报告显示，我国18岁及以上成人的糖尿病患病率达11.6%，由此推测我国成年糖尿病患者人数约1.14亿，已成为我国公共事业最为严峻的挑战[2-3]。一般的，在有发展成为2型糖尿病高风险的糖尿病前期人群中，通过生活方式干预可以增强机体对胰岛素的敏感性、改善β细胞的功能，减少糖尿病发生风险的40%~70%[4-9]。在糖尿病预防研究（DPP）[6]和芬兰糖尿病预防研究（DPS）[7]中，与安慰剂组相比，生活方式干预三年后可以减少58%的糖尿病发生的风险。此外，多项研究也发现，二甲双胍[6]、奥利司他[8]、芬特明/托吡酯[9]、吡格列酮[10]等药物治疗可以减少糖尿病发生的风险及降低体重。但有些减肥药本身的不良反应及长期安全性引起大家顾虑。这篇发表在2017年第389期《柳叶刀》杂志上的文章，采用随机，双盲，安慰剂对照方法对欧洲、北美、南美、亚洲、非洲和澳大利亚中27个国家191个临床研究点的2 254名符合糖尿病前期、肥胖、超重并伴有相关并发症的患者展开实验。研究表明，利拉鲁肽能改善糖尿病前期、肥胖及伴有并发症及超重患者的体重、减少或延缓2型糖尿病的发生率。在治疗160周后，我们观察到在利拉鲁肽组中66%的人群从糖尿病前期逆转为正常血糖，并降低了低血糖症发生的风险[5]。若同时合并生活方式的干预，则可更大幅度的将血糖纠正到正常值并减缓糖尿病的发生[5,11]。该研究进一步提供证据支持使用利拉鲁肽的安全性及有效性[12-17]，并表明使用利拉鲁肽对改善体重、血糖、心血管相关危险因子的作用可维持在三年以上[4,6,11]。通过联合利拉鲁肽及改变生活方式能使糖尿病前期患者的血糖水平维持在正常范围。这为我国肥胖及超重患者控制体重，预防糖尿病前期患者发展为2型糖尿病借鉴了思路。

但本研究也存在一定的局限性。首先，3.0 mg的利拉鲁肽对于有效控制体重及延缓、降低2型糖尿病的发生率在中国尚未得到广泛验证。不同国家人群由于环境、基因、文化水平等的影响，3.0 mg的利拉鲁肽并不一定是最适宜的剂量值[18]。其次，文章中可以看出，利拉鲁肽组相对于安慰剂组不良事件的发生率更高[11]，这对于在人群中推广使用利拉鲁肽行体重管理及预防2型糖尿病发生率的可行性低。再次，在整个试验过程中，退出试验的患者比一般试验人群稍微年轻一些，使该研究的研究人口不能很好地代表不同年龄段对使用利拉鲁肽的有效性及安全性。且该试验对中途放弃试验者的情况缺乏进一步的描述。试验中利拉鲁肽对一些患者的治疗并不起效，原因是个体因素造成还是存在其他情况我们不得而知。虽然在三年的研究中的连续随访率利拉鲁肽组为53%，安慰剂组为45%，这与其他长期的肥胖随访研究相当[8]，但由于失访人群而丢失的部分数据使主要终点事件和不良事件发生的解释受到限制。若能加以描述，该试验结论的有效性及完整性会更加完善。

总之，作为节食和运动的辅助治疗，与安慰剂组相比，一天一次3.0 mg的利拉鲁肽不仅减少了超重、肥胖或糖尿病前期患者2型糖尿病的发病率，还能减轻更多的体重、改善血糖的控制、减少心脏代谢的危险因素。作为GLP-1受体激动药，3.0 mg的利拉鲁肽对不管是否合并有2型糖尿病的超重或者肥胖者提供了一个不同的选择。

参考文献

[1]　Hu C , Jia W. Diabetes in China , Epidemiology and Genetic Risk Factors and Their Clinical Utility in Personalized Medication. Diabetes 2018 , 67：3-11.

[2]　中华医学会内分泌学分会.中国成人2型糖尿病患者动脉粥样硬化性脑心血管疾病分级预防指南.中华内分泌代

谢杂志,2016,32:540-545.

[3] Xu Y, Wang L, He J, et al. Prevalence and Control of Diabetes in Chinese Adults. JAMA 2013,310:948-959.

[4] Tabák AG, Herder C, Rathmann W, et al. Prediabetes: a high-risk state for diabetes development. Lancet 2012,379:2279-2290.

[5] Perreault L, Pan Q, Mather KJ, et al. Eff ect of regression from prediabetes to normal glucose regulation on long-term reduction in diabetes risk, results from the Diabetes Prevention Program Outcomes Study. Lancet 2012,379:2243–2251.

[6] Knowler WC, Barrett-Connor E, Fowler SE, et al. Reduction in the incidence of type 2 diabetes with lifestyle intervention or metformin. N Engl J Med 2002,346:393–403.

[7] Tuomilehto J, Lindstrom J, Eriksson JG, et al. Prevention of type 2 diabetes mellitus by changes in lifestyle among subjects with impaired glucose tolerance. N Engl J Med 2001,344:1343–1350.

[8] Torgerson JS, Hauptman J, Boldrin MN, et al. XENical in the prevention of Diabetes in Obese Subjects (XENDOS) study, a randomized study of orlistat as an adjunct to lifestyle changes for the prevention of type 2 diabetes in obese patients. Diabetes Care 2004,27:155–161.

[9] Garvey WT, Ryan DH, Henry R, et al. Prevention of type 2 diabetes in subjects with prediabetes and metabolic syndrome treated with phentermine and topiramate extended release. Diabetes Care 2014,37:912–921.

[10] DeFronzo RA, Tripathy D, Schwenke DC, et al. Pioglitazone for diabetes prevention in impaired glucose tolerance. N Engl J Med 2011,364:1104–1115.

[11] Perreault L, Temprosa M, Mather KJ, et al. Regression from prediabetes to normal glucose regulation is associated with reduction in cardiovascular risk, results from the Diabetes Prevention Program outcomes study. Diabetes Care 2014,37:2622–2631.

[12] Pi-Sunyer X, Astrup A, Fujioka K, et al. A randomized, controlled trial of 3.0 mg of liraglutide in weight management. N Engl J Med 2015,373:11–22.

[13] Davies MJ, Bergenstal R, Bode B, et al. Effi cacy of liraglutide for weight loss among patients with type 2 diabetes, the SCALE Diabetes randomized clinical trial. JAMA 2015,314:687–699.

[14] Blackman A, Foster G, Zammit G, et al. Eff ect of liraglutide 3.0 mg in individuals with obesity and moderate or severe obstructive sleep apnea, the SCALE Sleep Apnea randomized clinical trial. Int J Obes (Lond) 2016,40:1310–1319.

[15] Wadden TA, Hollander P, Klein S, et al. Weight maintenance and additional weight loss with liraglutide after low-calorie-diet-induced weight loss: the SCALE Maintenance randomized study. Int J Obes (Lond) 2013,37:1443-1451.

[16] Astrup A, Carraro R, Finer N, et al. Safety, tolerability and sustained weight loss over 2 years with the once-daily human GLP-1 analog, liraglutide. Int J Obes (Lond) 2012,36:843–854.

[17] Marso SP, Daniels GH, Brown-Frandsen K, et al. Liraglutide and cardiovascular outcomes in type 2 diabetes. N Engl J Med 2016,375:311–322.

[18] Ingwersen SH, Petri KC, Tandon N, et al. Liraglutide pharmacokinetics and dose-exposure response in Asian subjects with Type 2 diabetes from China, India and South Korea. Diabetes Research & Clinical Practice 2015,108:113-119.

作者：茅雅倩、温俊平，福建医科大学附属省立临床医学院

第十九章　利拉鲁肽对肥胖/超重但血糖正常、糖尿病前期或2型糖尿病患者三类人群的血淀粉酶、脂肪酶和急性胰腺炎的影响：来自SCALE数据的二次分析结果

原文标题：Impact of Liraglutide on Amylase, Lipase, and Acute Pancreatitis in Participants With Overweight/ Obesity and Normoglycemia, Prediabetes, or Type 2 Diabetes: Secondary Analyses of Pooled Data From the SCALE Clinical Development Program

原文作者：Steinberg WM[1,2], Rosenstock J[3], Wadden TA[4], Donsmark M[5], Jensen CB[5], DeVries JH[6]

[1]Department of Medicine, The George Washington University School of Medicine and Health Sciences, Washington, DC; [2]Rockville Internal Medicine Group, Rockville, MD; [3]Dallas Diabetes Research Center at Medical City, Dallas, TX; [4]Perelman School of Medicine, University of Pennsylvania, Philadelphia, PA; [5]Novo Nordisk A/S, Bagsvaerd, Denmark; [6]Department of Endocrinology, Academic Medical Center, University of Amsterdam, Amsterdam, the Netherlands j.h.devries@amc.uva.nl.

刊载信息：Diabetes Care. 2017 Jul;40(7):839-848

以肠促胰岛素为基础的治疗与急性胰腺炎（AP）患病风险之间的关系引起众多研究者的讨论与争辩。美国食品和药品管理局（FDA）和欧洲药品管理局在回顾所有可用的证据和数据类型（包括非临床毒理学研究，临床试验数据和流行病学数据）后认为，当前数据并不支持肠促胰岛素类药物与AP之间具有相关性。然而直至有更多研究数据支持之前，肠促胰岛素药物治疗过程中仍有可能并发AP。淀粉酶/脂肪酶作为胰腺炎炎症的生物标志物，常规应用于肠促胰岛素治疗临床试验，用以判断是否合并AP。利拉鲁肽作为GLP-R激动药通过激动GLP-R，减少卡路里摄入的同时可促进胰岛素释放，进而可减轻体重。本研究主要通过来自SCALE（Satiety and Clinical Adiposityd Liraglutide Evidence in individuals with and without diabetes）的4项临床试验的合并数据进行二次分析，描述利拉鲁肽对血糖正常、糖尿病前期或2型糖尿病的超重/肥胖受试者血淀粉酶、脂肪酶和AP的影响。

本研究共有来自于四项临床试验5 358位BMI≥30或27<BMI<30 kg/m[2]且患有1种合并症的受试者。其中1 723例血糖正常，2 789例患有糖尿病前期，846例患有2型糖尿病。受试者被随机分组为利拉鲁肽3.0 mg组（n=3 302），利拉鲁肽1.8 mg组（n=211，仅2型糖尿病患者）或安慰剂组（n=1 845）。在为期56周或者32周的随访过程中，监测受试者血淀粉酶、脂肪酶水平，判断随访过程中是否患有AP。

在为期56周的临床试验中，利拉鲁肽3.0 mg组相较于安慰剂组血淀粉酶水平增加7%、血脂肪酶水平增加31%。在利拉鲁肽1.8 mg组也可观察到相似的改变。利拉鲁肽3.0 mg组受试者相较于安慰剂组受试者血淀粉酶（9.4% $vs.$ 5.9%）或血脂肪酶（43.5% $vs.$ 15.1%）更易升高达到正常高值（ULN）或超过正常高值（ULN）。少数受试者的血淀粉酶（利拉鲁肽3.0 mg组及安慰剂组

均<0.1%）或脂肪酶（利拉鲁肽3.0 mg组2.9%，安慰剂组1.5%）超过3倍正常高值。停用利拉鲁肽治疗后，血淀粉酶及脂肪酶可恢复至初始基线水平。13位受试者在试验过程中发生AP，其中有9位受试者（0.3%）来自于利拉鲁肽3.0 mg治疗期间、3位受试者（0.1%）来自于利拉鲁肽3.0 mg治疗后，1位受试者（0.1%）来自于安慰剂组。在13位患有AP的受试者中，有6位（5位来自利拉鲁肽组；1位来自安慰剂组）在AP发病期间合并有胆囊结石。在AP发病之前，血淀粉酶/脂肪酶水平无论是超过1倍正常高值或者超过3倍正常高值对于AP都仅有极低的阳性预测价值。

利拉鲁肽可导致非剂量依赖性、可逆性淀粉酶/脂肪酶活性水平增加，且其与受试者基线特征无关。监测利拉鲁肽治疗过程中血淀粉酶/脂肪酶活性水平不可用于预测AP的发生。胆囊结石或可导致50%AP的发生。在利拉鲁肽治疗过程中除非怀疑有AP，否则无需监测淀粉酶/脂肪酶水平。

总结：邱榕哲、黄惠彬，福建省立医院内分泌科

肠促胰岛素治疗与胰腺炎：证据的积累和未解决的问题

原文标题：Incretin-based therapy and pancreatitis: Accumulating evidence and unresolved questions

原文作者：Yoshifumi Saisho

Department of Internal Medicine, Keio University School of Medicine, Tokyo, Japan

Correspondence to: Yoshifumi Saisho, MD, PhD. Department of Internal Medicine, Keio University School of Medicine, 35 Shinanomachi, Shinjukuku, Tokyo 160-8582, Japan. Email: ysaisho@keio.jp.

Provenance: This is a Guest Editorial commissioned by Section Editor Kaiping Zhang (AME College, AME Group, China) and Guest Section Editor Hengrui Liang (Nanshan Clinical Medicine School, Guangzhou Medical University, Guangzhou, China).

Comment on: Steinberg WM, Rosenstock J, Wadden TA, et al. Impact of Liraglutide on Amylase, Lipase, and Acute Pancreatitis in Participants With Overweight/Obesity and Normoglycemia, Prediabetes, or Type 2 Diabetes: Secondary Analyses of Pooled Data From the SCALE Clinical Development Program. Diabetes Care 2017;40:839-48.

刊载信息：Ann Transl Med 2018. doi: 10.21037/atm.2018.02.24

View this article at: http://atm.amegroups.com/article/view/18592

　　肠促胰岛素治疗包括两种不同类型的药物：胰高血糖素样肽（GLP-1）受体激动药（GLP-1RAs）及二肽基肽酶-4（DPP-4）抑制药。自从艾塞那肽–第一种GLP-1 RA和西他列汀–第一种DPP-4抑制药分别于2005年和2006年由美国食品药物管理局（FDA）获批上市，肠促胰岛素治疗已经逐渐成为2型糖尿病患者的一种重要的治疗选择[1]。DPP-4抑制药能加强内源性肠促胰岛素（包括GLP-1和葡萄糖依赖性促胰岛素多肽）的作用，而GLP-1 RAs则超生理水平地刺激着GLP-1受体。尽管这两种药物都加强了葡萄糖依赖性胰岛素的分泌，并且也以葡萄糖依赖的方式抑制胰高血糖素分泌，所以患者低血糖的风险是极低的，除非他们联合使用磺脲类药物、格列奈类药物或胰岛素。另外，GLP-1能抑制胃的排空也使人产生早饱感，因而也会导致体重的减轻。近来，心血管结局试验（CVOTs）显示，GLP-1、利拉鲁肽和索马鲁肽都能改善2型糖尿病患者和心血管高危患者的心血管事件的预后[2-3]。试验还显示，利拉鲁肽也能改善肾脏的预后[4]。根据这些结果，美国糖尿病协会建议应该将利拉鲁肽用于2型糖尿病和动脉粥样硬化患者的治疗[5]。

　　通常来说肠促胰岛素治疗有很好的耐受性，几乎不导致严重的不良事件，尽管胃肠道的症状在那些使用GLP-1 RAs治疗的受试者身上很普遍，但这些症状在治疗后的2到4周内都能自发缓解。然而，这基于肠促胰岛素的治疗却有一罕见但严重的并发症，那就是急性胰腺炎。

　　这些肠促胰岛素药物上市后，急性胰腺炎事件就被报道出来，因而FDA也发出警示[6-7]。一些队列研究表明，肠促胰岛素治疗增加急性胰腺炎的风险[8-9]，并且这一问题已被广泛地讨论[10-11]。虽然急性胰腺炎事件较少发生，但3期临床试验的荟萃分析显示，这种治疗也并没有额外增加其发生的风险[12]

在2017年，报道了一项3期心血管结局试验的荟萃分析，它包含18 238名使用DPP-4抑制药治疗的患者和18 157名使用安慰剂治疗的患者[13]。这项分析显示，DPP-4抑制药的治疗增加了急性胰腺炎的风险[OR值为1.79（95% CI：1.13~2.82）P=0.013]。另一项三期心血管结局试验则表明，与安慰剂治疗相比，GLP-1 RAs的治疗并没有额外增加急性胰腺炎的风险[14]。因此，DPP-4抑制药和GLP-1 RAs对急性胰腺炎是否存在不同的风险仍在争论中。

近来，Steinberg等提供了关于利拉鲁肽与急性胰腺炎风险新的相关证据[15-16]。他们对来自SCALE（关于利拉鲁肽对患或不患有糖尿病患者的安全性与临床肥胖的证据）临床发展项目所汇总的数据资料进行了二次分析。这项分析包括4项随机安慰剂对照试验，其中一项为3.0 mg利拉鲁肽方案的3A期SCALE临床试验项目——体重管理（n=5 358，BMI≥30，或BMI在27~30之间且伴有至少一项合并症）。在这些受试者中，有1 723人血糖正常，2 789人处于糖尿病前期，846人患有2型糖尿病。这些受试者被随机分到3.0 mg利拉鲁肽治疗组（n=3 302）、1.8 mg利拉鲁肽治疗组（n=211，只患有2型糖尿病）以及安慰剂组（n=1 845）。有特发性急性胰腺炎或是慢性胰腺炎病史的受试者均被排除在SCALE这一试验项目外。研究的是血清淀粉酶/脂肪酶在基础值与治疗期间的活性和急性胰腺炎的关系。

56周之后，3.0 mg利拉鲁肽试验组相对安慰剂对照组淀粉酶活性平均增加了7%，脂肪酶活性平均增加了31%。1.8 mg利拉鲁肽试验组也有相似的变化。然而，几乎没有受试者淀粉酶和脂肪酶的水平会增加到其正常上限值的3倍以上，并且这些酶的水平也会在停药后降至基础水平。在利拉鲁肽3.0 mg治疗组中有12名受试者发展为急性胰腺炎（其中9人在治疗期间，占0.3%，3人为治疗后，占0.1%），而安慰剂对照组只有1人（占0.1%），所有的这些受试者都来自SCALE 试验。利拉鲁肽3.0 mg试验组的12例急性胰腺炎中有5例在发病时合并有胆结石。淀粉酶或脂肪酶的升高对急性胰腺炎发作几乎没有什么阳性预测价值。

这项研究的优势在于它是一组前瞻性、随机性和对照性的试验。它包含有大的样本量和一段相当长的随访时间。定期检测淀粉酶和脂肪酶的活性，且急性胰腺炎的诊断标准是由一个独立、双盲的委员会所判定的。

伴随着这篇文章的发表，LEADER（利拉鲁肽对糖尿病的效果与作用：心血管事件结局的增加）试验的二次分析在同一份热点杂志《糖尿病护理》上也发布了[16]。它阐述了经1.8 mg利拉鲁肽治疗的2型糖尿病患者急性胰腺炎的发生与其淀粉酶和脂肪酶间的关系。LEADER试验包含了9 340名患有2型糖尿病和高心血管事件风险的患者，他们被随机分配到利拉鲁肽组或安慰剂组并接受了平均为期3.84年的随访。在这一研究中，18（0.4%）名利拉鲁肽治疗者与23（0.5%）名安慰剂治疗者被诊断为急性胰腺炎。利拉鲁肽治疗的患者，他们胰腺炎的既往史并不会增加其患急性胰腺炎的风险。与安慰剂对照组比较，利拉鲁肽治疗的患者血清淀粉酶和脂肪酶分别增加了7.0%和28.0%。与SCALE试验相似的是，利拉鲁肽治疗的患者淀粉酶和脂肪酶的升高并不能预测其患急性胰腺炎的远期风险。

这些结果更加清晰地显示了利拉鲁肽和急性胰腺炎之间的关联。第一，不管是否患有糖尿病，利拉鲁肽大致分别增加了7%和30%的血清淀粉酶和脂肪酶的水平，且为非剂量依耐性的。第二，在一开始使用利拉鲁肽治疗的4周内淀粉酶或脂肪酶就开始升高。第三，它们的增加在利拉鲁肽停药后是可逆的。第四，淀粉酶或脂肪酶的升高并不能预测急性胰腺炎的发生。

尽管这些研究都证实了GLP-1RAs的治疗会导致淀粉酶/脂肪酶的升高，但其具体作用机制仍不明确。近来，一些研究表明GLP-1受体在胰腺细胞中弱表达[17]；而在大鼠中GLP-1则增加了胰腺细胞分泌淀粉酶[18-19]。另一项对大鼠的研究也表明，GLP-1RAs 4星期的治疗能增加胰腺细胞及其蛋白质合成，这反映出胰腺细胞团数量的增加，而导管细胞和β细胞的量并没有改变。故GLP-1或许能够增强胰腺细胞蛋白质的合成，包括淀粉酶和脂肪酶。然而，GLP-1对胰腺外分泌功能和其形态学的影响并没有在人类和非人灵长类动物身上得到证实[21-25]。另一个假说是GLP-1增加胰腺细胞基底外侧细胞膜的渗透性，这就导致了更多的胰腺酶被转运至血液中，但这一假说需要进一步的研究。

肠促胰岛素治疗的患者发生急性胰腺炎的另一个机制是胆结石相关性胰腺炎。LEADER和SCALE试验都报道说用GLP-1RAs治疗的患者胆囊相关的不良事件发生率都增加了，例如胆石病和急性胆囊炎[2,26-27]。因为GLP-1会抑制胃肠的蠕动，胆囊和胆道的运动性也会被GLP-1所抑制，这就导致了胆结石的形成[28]。GLP-1RAs

治疗后体重的减轻及饮食成分的改变也促进了胆结石的形成。从GLP-1RAs治疗的开始到急性胰腺炎发作这段相当长的持续时间里似乎都与这个假说一致。事实上，在SCALE这个项目中50%的急性胰腺炎归因于胆结石[15]。

在SCALE和LEADER这两个项目中，胰酶的整个变化几乎是完全一致且互补的（见表1）。然而，一个显著的差异是在SCALE项目中，利拉鲁肽治疗后急性胰腺炎发生率的增加用数值体现[15]，而在LEADER试验中其发生率只是在利拉鲁肽组和安慰剂组进行整体对比[2]。我们猜测不同剂量的利拉鲁肽会影响急性胰腺炎的发生率。GLP-1RAs治疗会减轻体重、改变饮食成分以及改变胃肠道蠕动功能（包括胆囊和胆管），这些都能促进胆石的形成。较高剂量的利拉鲁肽主要是能减轻体重，且与1.8 mg利拉鲁肽组相比，以上那些影响都更明显了。这些因素可能加速胆石的形成，从而导致如SCALE试验中所见的急性胰腺炎发生率的增加。

因此，胆石相关性胰腺炎或许就能解释两种试验中急性胰腺炎发生率的不同。但是，这似乎并不能解释与DPP-4抑制药有关的急性胰腺炎风险的增加，因为DPP-4抑制药通常并不影响胃肠的运动性也不会减轻体重（见表2）。DPP-4抑制药的使用似乎不会增加胆结石相关性不良事件的发生，并且据报道，在使用DPP-4抑制药后血清淀粉酶/脂肪酶的变化与使用GLP-1RAs不一致[29-33]。

因为急性胰腺炎风险的增加最初是在用西他列汀或艾塞那肽治疗的患者身上被报道的，并且GLP-1对胰腺外分泌腺的促炎症反应/增殖效应被认为是那些用肠促胰岛素治疗的患者发生急性胰腺炎的发病机制[34-36]，因此急性胰腺炎也被认为是这种治疗的常见不良反应。但是，近来的荟萃分析显示，实际上急性胰腺炎发生率的增加是与DPP-4抑制药有关，而非GLP-1 RAs。DPP-4的抑制作用不仅仅影响GLP-1的水平，还影响了其他各种底物，如GIP、细胞因子、生长因子和神经肽。DPP-4（也称为CD26）在T细胞表面也有表达[37]，因而DPP-4抑制药也可能影响到免疫系统及组织炎症反应。近来也有用DPP-4抑制药后出现大疱性类天疱疮的报道[38]。这种不良事件可能与先天因素有关[39]。因此，用DPP-4抑

表1 SCALE及LEADER试验中关于急性胰腺炎相关结果概要

变量	SCALE试验（利拉鲁肽3.0 mg）	LEADER试验（利拉鲁肽1.8 mg）
人数（女性，%）	5 358（70.8）	9 340（35.7）
平均年龄（岁）	47.0	64
平均BMI（kg/m^2）	38.0	32.5
糖耐量状态	正常血糖1723；糖尿病前期2789；T2DM 846	均为T2DM
观察时间	56周	平均3.84年
淀粉酶上升水平	7%	7.0%
脂肪酶上升水平	31%	28.0%
AP发生率（利拉鲁肽 vs. 安慰剂）	12（0.4%）vs. 1（0.1%）	18（0.4%）vs. 23（0.5%）
AP发作距离用药时间	两个高峰（<60天和>5-6个月）	大部分>12个月
淀粉酶/脂肪粉对AP的阳性预测值	<1%	<1%

T2DM，2型糖尿病；AP，急性胰腺炎。

表2 DPP-4抑制药和GLP-1RAs对胰腺的影响

对胰腺的影响	DPP-4抑制药	GLP-1RAs
淀粉酶/脂肪酶的水平	上升或无变化	上升
急性胰腺炎	上升	无变化或上升？（利拉鲁肽3.0 mg组）
胆石症/胆囊炎	无变化	上升

制药治疗的患者获得急性胰腺炎风险的增加可能与遗传因素引起的胰腺内炎症反应有关。

　　大量积累的证据都简要概述了DPP-4抑制药与GLP-1RAs对急性胰腺炎发生的不同风险。它们分别如何增加其发生风险的机制可能也是不同的，我们需要远期的研究来阐明这个尚未解决的难题。

参考文献

[1] Nauck MA, Meier JJ. The incretin effect in healthy individuals and those with type 2 diabetes: physiology, pathophysiology, and response to therapeutic interventions. Lancet Diabetes Endocrinol 2016, 4: 525-536.

[2] Marso SP, Daniels GH, Brown-Frandsen K, et al. Liraglutide and cardiovascular outcomes in type 2 diabetes. N Engl J Med 2016, 375: 311-322.

[3] Marso SP, Bain SC, Consoli A, et al. Semaglutide and cardiovascular outcomes in patients with type 2 diabetes. N Engl J Med 2016, 375: 1834-1844.

[4] Mann JFE, Ørsted DD, Brown-Frandsen K, et al. Liraglutide and renal outcomes in type 2 diabetes. N Engl J Med 2017, 377: 839-848.

[5] American Diabetes Association. 8. Pharmacologic Approaches to Glycemic Treatment: Standards of Medical Care in Diabetes-2018. Diabetes Care 2018, 41: S73-S85.

[6] Parks M, Rosebraugh C. Weighing risks and benefits of liraglutide--the FDA's review of a new antidiabetic therapy. N Engl J Med 2010, 362: 774-777.

[7] Egan AG, Blind E, Dunder K, et al. Pancreatic safety of incretin-based drugs — FDA and EMA assessment. N Engl J Med 2014, 370: 794-797.

[8] Elashoff M, Matveyenko AV, Gier B, et al. Pancreatitis, pancreatic, and thyroid cancer with glucagon-like peptide-1-based therapies. Gastroenterology 2011, 141: 150-156.

[9] Singh S, Chang HY, Richards TM, et al. Glucagonlike peptide 1-based therapies and risk of hospitalization for acute pancreatitis in type 2 diabetes mellitus: a population-based matched case-control study. JAMA Intern Med 2013, 173: 534-539.

[10] Nauck MA. A critical analysis of the clinical use of incretin-based therapies: The benefits by far outweigh the potential risks. Diabetes Care 2013, 36: 2126-2132.

[11] Butler PC, Elashoff M, Elashoff R, et al. A critical analysis of the clinical use of incretin-based therapies: Are the GLP-1 therapies safe? Diabetes Care 2013, 36(7): 2118-2125.

[12] Meier JJ, Nauck MA. Risk of pancreatitis in patients treated with incretin-based therapies. Diabetologia 2014, 57: 1320-1324.

[13] Tkac I, Raz I. Combined analysis of three large interventional trials with gliptins indicates increased incidence of acute pancreatitis in patients with type 2 diabetes. Diabetes Care 2017, 40: 284-286.

[14] Nauck MA, Meier JJ, Schmidt WE. Incretin-based glucose-lowering medications and the risk of acute pancreatitis and/or pancreatic cancer: Reassuring data from cardio-vascular outcome trials. Diabetes Obes Metab 2017, 19: 1327-1328.

[15] Steinberg WM, Rosenstock J, Wadden TA, et al. Impact of Liraglutide on Amylase, Lipase, and Acute Pancreatitis in Participants With Overweight/Obesity and Normoglycemia, Prediabetes, or Type 2 Diabetes: Secondary Analyses of Pooled Data From the SCALE Clinical Development Program. Diabetes Care 2017, 40: 839-848.

[16] Steinberg WM, Buse JB, Ghorbani MLM, et al. Amylase, lipase, and acute pancreatitis in people with type 2 diabetes treated with liraglutide: Results from the LEADER randomized trial. Diabetes Care 2017, 40: 966-972.

[17] Pyke C, Heller RS, Kirk RK, et al. GLP-1 receptor localization in monkey and human tissue: novel distribution revealed with extensively validated monoclonal antibody. Endocrinology 2014, 155: 1280-1290.

[18] Hou Y, Ernst SA, Heidenreich K, et al. Glucagon-like peptide-1 receptor is present in pancreatic acinar cells and regulates amylase secretion through cAMP. Am J Physiol Gastrointest Liver Physiol 2016, 310: G26-G33.

[19] Wewer Albrechtsen NJ, Albrechtsen R, Bremholm L, et al. Glucagon-like peptide 1 receptor signaling in acinar cells causes growth-dependent release of pancreatic enzymes. Cell Rep 2016, 17: 2845-2856.

[20] Koehler JA, Baggio LL, Cao X, et al. Glucagon-like peptide-1 receptor agonists increase pancreatic mass by induction of protein synthesis. Diabetes 2015, 64: 1046-1056.

[21] Gotfredsen CF, Molck AM, Thorup I, et al. The human GLP-1 analogs liraglutide and semaglutide: Absence of histopathological effects on the pancreas in nonhuman primates. Diabetes 2014, 63: 2486-2497.

[22] Bonner-Weir S, In't Veld PA, Weir GC. Reanalysis of study of pancreatic effects of incretin therapy: methodological deficiencies. Diabetes Obes Metab 2014, 16: 661-: 666.

[23] Ueberberg S, Jutte H, Uhl W, et al. Histological changes in endocrine and exocrine pancreatic tissue from patients exposed to incretin-based therapies. Diabetes Obes Metab 2016, 18: 1253-1262.

[24] Smits MM, Tonneijck L, Muskiet MH, et al. Pancreatic effects of liraglutide or sitagliptin in overweight patients with type 2 diabetes: A 12-week randomized, placebo-controlled trial. Diabetes Care 2017, 40: 301-308.

[25] Tanaka K, Saisho Y, Manesso E, et al. Effects of liraglutide

monotherapy on beta cell function and pancreatic enzymes compared with metformin in Japanese overweight/obese patients with type 2 diabetes mellitus: A subpopulation analysis of the KIND-LM randomized trial. Clin Drug Invest 2015, 35: 675-684.

[26] Faillie JL, Yu OH, Yin H, et al. Association of bile duct and gallbladder diseases with the use of incretin-based drugs in patients with type 2 diabetes mellitus. JAMA Intern Med 2016, 176: 1474-1481.

[27] Pi-Sunyer X, Astrup A, Fujioka K, et al. A randomized, controlled trial of 3.0 mg of liraglutide in weight management. N Engl J Med 2015, 373: 11-22.

[28] Meier JJ, Rosenstock J. Therapy: Gastrointestinal safety of incretin therapies: are we there yet? Nat Rev Gastroenterol Hepatol 2016, 13: 630-632.

[29] Lando HM, Alattar M, Dua AP. Elevated amylase and lipase in patients using GLP-1 receptor agonists or DPP-4 inhibitors in the outpatient setting. Endocr Pract 2012, 18: 472-477.

[30] Tokuyama H, Kawamura H, Fujimoto M, et al. A low-grade increase of serum pancreatic exocrine enzyme levels by dipeptidyl peptidase-4 inhibitor in patients with type 2 diabetes. Diabetes Res Clin Pract 2013, 100: e66-e69.

[31] Sato S, Saisho Y, Kou K, et al. Efficacy and safety of sitagliptin added to insulin in Japanese patients with type 2 diabetes: the EDIT randomized trial. PLoS One 2015, 10: e0121988.

[32] Shetty AS, Nandith A, Snehalath C, et al. Treatment with DPP-4 inhibitors does not increase the chance of pancreatitis in patients with type 2 diabetes. J Assoc Physicians India 2013, 61: 543-544.

[33] Lehrke M, Marx N, Patel S, et al. Safety and tolerability of linagliptin in patients with type 2 diabetes: a comprehensive pooled analysis of 22 placebo-controlled studies. Clin Ther 2014, 36: 1130-1146.

[34] Matveyenko AV, Dry S, Cox HI, et al. Beneficial endocrine but adverse exocrine effects of sitagliptin in the human islet amyloid polypeptide transgenic rat model of type 2 diabetes: interactions with metformin. Diabetes 2009, 58: 1604-1615.

[35] Gier B, Matveyenko AV, Kirakossian D, et al. Chronic GLP-1 receptor activation by exendin-4 induces expansion of pancreatic duct glands in rats and accelerates formation of dysplastic lesions and chronic pancreatitis in the KrasG12D mouse model. Diabetes 2012, 61: 1250-1262.

[36] Butler AE, Campbell-Thompson M, Gurlo T, et al. Marked expansion of exocrine and endocrine pancreas with incretin therapy in humans with increased exocrine pancreas dysplasia and the potential for glucagon-producing neuroendocrine tumors. Diabetes 2013, 62: 2595-2604.

[37] Yazbeck R, Howarth GS, Abbott CA. Dipeptidyl peptidase inhibitors, an emerging drug class for inflammatory disease? Trends Pharmacol Sci 2009, 30: 600-607.

[38] Attaway A, Mersfelder TL, Vaishnav S, et al. Bullous pemphigoid associated with dipeptidyl peptidase IV inhibitors. A case report and review of literature. J Dermatol Case Rep 2014, 8: 24-28.

[39] Ujiie H, Muramatsu K, Mushiroda T, et al. HLA-DQB1*03:01 as a Biomarker for Genetic Susceptibility to Bullous Pemphigoid Induced by DPP-4 Inhibitors. J Invest Dermatol 2018, 138: 1201-1204.

译者：陈鑫、黄惠彬，福建省立医院内分泌科

第二十章　利拉鲁肽3.0 mg用于控制体重时的神经精神安全性：来自临床2期、3a期的随机对照试验结果

原文标题：Neuropsychiatric safety with liraglutide 3.0mg for weight management: Results from randomized controlled phase 2 and 3a trials

原文作者：O'Neil PM[1], Aroda VR[2], Astrup A[3], Kushner R[4], Lau DCW[5], Wadden TA[6], Brett J[7], Cancino AP[8], Wilding JPH[9]; Satiety and Clinical Adiposity - Liraglutide Evidence in individuals with and without diabetes (SCALE) study groups

[1]Weight Management Center, Department of Psychiatry and Behavioral Sciences, Medical University of South Carolina, Charleston, South Carolina; [2]Department of Internal Medicine, Endocrinology, Diabetes & Metabolism, MedStar Health Research Institute, Georgetown University School of Medicine, Hyattsville, Maryland; [3]Department of Nutrition, Exercise and Sports, University of Copenhagen, Frederiksberg C, Denmark; [4]Department of Internal Medicine, Northwestern University Feinberg School of Medicine, Chicago, Illinois; [5]Departments of Medicine and Biochemistry & Molecular Biology, University of Calgary Cumming School of Medicine, Calgary, Alberta, Canada; [6]Department of Psychiatry, Perelman School of Medicine at the University of Pennsylvania, Philadelphia, Pennsylvania; [7]Novo Nordisk Inc., Plainsboro, New Jersey; [8]Novo Nordisk A/S, Søborg, Denmark; [9]Department of Obesity and Endocrinology, Obesity and Endocrinology Clinical Research Group, University of Liverpool, Liverpool, UK.

刊载信息：Diabetes Obes Metab. 2017 Nov;19(11):1529-1536. doi: 10.1111/dom.12963. Epub 2017 Jul 21

利拉鲁肽是一种胰高血糖素样肽-1（GLP-1）受体激动药，它通过兴奋下丘脑及脑部其他区域的GLP-1受体，减少食欲及能量摄入，从而达到减少体重的效果。因为利拉鲁肽作用于中枢神经系统受体，所以可能引起如抑郁、焦虑、自杀等神经精神症状，故需要对利拉鲁肽的药物安全性进行研究。目前关于利拉鲁肽的药物临床研究——饱中枢和临床肥胖（SCALE：Satiety and Clinical Adiposity—Liraglutide Evidence in indiciduals with and without diabetes）已经进入2期、3a期临床试验阶段，已证实利拉鲁肽3.0 mg sc. qd具有控制体重的作用，但仍需探讨这个剂量治疗下的药物效能及安全性。

研究者用两份神经精神量表对5组随机、双盲、安慰剂对照试验进行评价，对合并数据进行分析，评价利拉鲁肽3.0 mg的药物安全性。每位受试者通过自行使用Flex笔进行皮下注射利拉鲁肽或安慰剂，起始剂量为0.6 mg，每周增加0.6 mg，直至剂量达到3.0 mg，并连续使用一年；然后改为利拉鲁肽2.4 mg，最后利拉鲁肽3.0 mg维持治疗。只有治疗超过一年的患者，其数据才会进行整合分析。在观察随访过程中，研究者会要求受试者进行低卡路里饮食并进行计步器锻炼。在观察随访终点运用患者健康调查问卷-9（PHQ-9）来评价受试者有无焦虑、抑郁等精神症状；用哥伦比亚自杀危险度量表（C-SSRS）来评价受试者的自杀倾向。

合并数据表明，利拉鲁肽组与安慰剂组的抑郁、焦虑、失眠发生率分别为：（利拉鲁肽组：安慰剂组）3.0%：2.5%、2.7%：2.1%、3.6%：2.3%，其自杀行为或念想的报道率分别为：9/3 384（0.3%，0.2人次/

100人·年）与2/1 941（0.1%，<0.1人次/100人·年）。对利拉鲁肽组与安慰剂组进行PHQ-9调查问卷分别为4.2±3.7分、4.0±3.8分；进行C-SSRS量表量化，其自杀念想与自杀行为比例分别为：1.0%:1.0%、0.24%:0%。

通过对SCALE 2期、3a期临床试验合并数据进行分析研究，我们可以得到：运用利拉鲁肽3.0 mg治疗肥胖时并不会增加神经精神疾病发病的风险。值得注意的是，据流行病学统计，肥胖者患焦虑、抑郁等神经精神疾病的可能性为正常体重者的1.5倍。因此，我们运用利拉鲁肽控制体重，不但不会增加神经精神疾病发生风险，还间接地降低了这个可能性。

总结：江嘉林、黄惠彬，福建省立医院内分泌科

[点 评]

随着人们生活方式的改变，全球肥胖率正逐年升高。据统计，自1980年以来，超过70个国家的肥胖率增加一倍，至2017年全球肥胖或超重（BMI≥24 kg/m²）人数已超过20亿。这意味着糖尿病、高血压和慢性肾病等一系列疾病的发病率增加[1-2]，甚至缩短寿命。这不仅损害了个人健康，还增加了经济社会负担[1]。肥胖已经成为一项危害全球健康的重大问题。

幸运的是，目前仍有许多途径可以逆转肥胖：控制饮食、增加运动量、药物治疗等。利拉鲁肽是一种用于控制肥胖的药物。

利拉鲁肽原为一种控制2型糖尿病高血糖的药物。它是GLP-1（内源性肠促胰岛素激素）类似物，可以结合并激活GLP-1受体，促进胰腺β细胞葡萄糖浓度依赖性地分泌胰岛素，并降低胰高糖素的分泌。但研究发现，利拉鲁肽也能通过兴奋下丘脑及脑部其他区域的GLP-1受体[1]，通过减轻饥饿感和能量摄入降低体重和体脂量。一项关于肥胖的研究——SCALE（*Satiety and Clinical Adiposity—Liraglutide Evidence in indiciduals with and without diabetes*）显示，利拉鲁肽3.0 mg每天一次的皮下注射具有控制体重的作用[2]，这为受肥胖困扰的患者带来福音。

因为利拉鲁肽具有中枢作用，其不良反应如抑郁、焦虑、增强自杀倾向等[2]也同时被人们所关注。正因如此，研究者们对一项多中心、随机、双盲、对照的RCT试验——利拉鲁肽3.0 mg应用于控制体重时的神经精神安全性分析（*Neuropsychiatric safety with luraglutide 3.0mg for weight management:Results from randomized controlled phase 2 and 3a trials*）中第2期与3a期临床试验中关于利拉鲁肽的神经精神安全性数据进行了整合分析。

该神经精神安全性研究纳入了大样本（样本量：5 325），通过控制影响肥胖的其他因素，诸如年龄、性别、人种、体重等，按盲法进行利拉鲁肽或安慰剂给药，并观察一年以上，其研究的真实性值得肯定。

在RCT试验的终点，研究者采用PHQ-9调查问卷与C-SSRS量表的方式，客观地对合并数据进行分析，采用率的方式对两种干预措施的结果进行比较，所以本研究的效应强度及精度均较高。

但是，该神经精神安全性研究仅对符合纳入标准的受试者（即无重大神经精神障碍者）进行观察随访，其最终结论能否扩展到有神经精神基础疾病的肥胖患者，仍存在争议。另外，研究对象中的重要临床特征如人群、种族等未进行标准化。所以，这项RCT试验的研究结果能否推广到所有利拉鲁肽治疗者还有待商榷。同时，本研究未报道受试者流失情况、是否有完整的随访，且缺少意向性分析，研究者也未对RCT试验中所应用的安慰剂的有效成分、剂型等进行报道，使得本研究尚有不严谨之处。

该神经精神安全性研究对5 325位受试者（其中3 384位接受利拉鲁肽治疗；1 941位接受安慰剂治疗）的PHQ-9、C-SSRS得分进行率的比较，得出了利拉鲁肽3.0 mg治疗时并不会增加焦虑、抑郁、失眠等不良事件及自杀念想或行为的风险这一结论，帮助应用利拉鲁肽控制肥胖而担心增加神经精神症状的治疗者扫清顾虑。

参考文献

[1] Knudsen LB, secher A, ecksher-Sørensen J, et al. Long-acting glucagon-like peptide-1 receptor agonists have direct access to and effects on pro-opiomelanocortin/cocaine- and amphetamine-stimulated transcript neurons in the mouse hypothalamus. J Diabetes Investig 2016,7: 56-63.

[2] Christensen T, Kristensen PK, Bartels EM, et al. Efficacy and fety of the weight-loss drug rimonabant:a meta-analysis of randomized trials. Lancet 2007, 370: 1706-1713.

作者：江嘉林、黄惠彬，福建省立医院内分泌科

第四部分

DPP-4抑制药

第二十一章　MARLINA-T2D研究：一项关于利格列汀对2型糖尿病合并肾病患者血糖和白蛋白尿影响的随机临床试验

原文标题：LiLinagliptin and its effects on hyperglycaemia and albuminuria in patients with type 2 diabetes and renal dysfunction: the randomized MARLINA-T2D trial

原文作者：Groop PH[1,2,3], Cooper ME[3], Perkovic V[4], Hocher B[5,6,7], Kanasaki K[8,9], Haneda M[10], Schernthaner G[11], Sharma K[12], Stanton RC[13], Toto R[14], Cescutti J[15], Gordat M[15], Meinicke T[16], Koitka-Weber A[16], Thiemann S[17], von Eynatten M[17]

[1]Folkhälsan Institute of Genetics, Folkhälsan Research Center, Biomedicum Helsinki, Helsinki, Finland; [2]Abdominal Center Nephrology, University of Helsinki and Helsinki University Hospital, Helsinki, Finland; [3]Baker IDI Heart and Diabetes Institute, Melbourne, Australia; [4]The George Institute for Global Health, Faculty of Medicine, University of Sydney, Sydney, Australia; [5]Institute of Nutritional Science, University of Potsdam, Potsdam, Germany; [6]Department of Histology and Embryology, Medical College, Jinan University, Guangzhou, China; [7]IFLb, Institut für Laboratoriumsmedizin Berlin GmbH, Berlin, Germany; [8]Department of Diabetology and Endocrinology, Kanazawa Medical University, Kanazawa, Japan; [9]Division of Anticipatory Molecular Food Science and Technology, Medical Research Institute, Kanazawa Medical University, Kanazawa, Japan; [10]Division of Metabolism and Biosystemic Science, Department of Medicine, Asahikawa Medical University, Asahikawa, Japan; [11]Department of Internal Medicine, Rudolfstiftung Hospital, Vienna, Austria; [12]Department of Medicine, Center for Renal Translational Medicine, University of California, San Diego, California; [13]Joslin Diabetes Center, Harvard Medical School, Boston, Massachusetts; [14]Department of Internal Medicine, University of Texas Southwestern Medical Center, Dallas, Texas; [15]Boehringer Ingelheim France S.A.S, Reims, France; [16]Boehringer Ingelheim Pharma GmbH & Co. KG, Biberach, Germany; [17]Boehringer Ingelheim Pharma GmbH & Co. KG, Ingelheim, Germany.

刊载信息：Diabetes Obes Metab. 2017;19:1610–1619

　　2型糖尿病患者出现白蛋白尿和（或）肾小球滤过率（GFR）下降，可被诊断为慢性肾脏病（CKD），糖尿病肾病大大增加了糖尿病患者的死亡风险。目前，2型糖尿病肾病患者的标准治疗为个体化血糖控制联合应用肾素-血管紧张素-醛固酮系统（RAAS）阻滞药或血管紧张素转化酶（ACE）抑制或血管紧张素Ⅱ受体阻滞药（ARBs）。然而，尽管服用RAAS阻断剂治疗却仍有残余白蛋白尿的患者仍然存在心肾并发症和死亡的高风险。因此，寻找治疗糖尿病肾病的新疗法迫在眉睫。MARLINA-T2D研究（Clinical Trials.gov，NCT01792518）正是基于这样的研究背景而诞生的。它主要是观察利格列汀对仅使用单一RAAS阻滞药治疗却仍伴有蛋白尿的2型糖尿病患者血糖和肾脏功能的影响。该研究共纳入了360名2型糖尿病患者，糖化血红蛋白（HbA1c）水平为6.5%~10.0%（48~86 mmol/mol），估计肾小球滤过率（eGFR）≥30 mL/min·1.73 m^2，尿白蛋白/肌酐比值（UACR）30~3000 mg/g。采用双盲法，随机分配到利格列汀组（n=182）或安慰剂组（n=178），共治疗24周。主要终点是从基线至24周时HbA1c的变化，关键的次要终点为从基线到24周时

UACR百分比的时间加权平均值的变化。

研究结果显示：基线时：HbA1c均值为7.8%±0.9%（62.2±9.6 mmol/mol）；UACR的几何均数（gMean）为126 mg/g；伴有微量白蛋白尿和大量白蛋白尿的患者比例分别为73.7%和20.3%。24周后，经安慰剂校正的HbA1c与基线相比下降了0.6%（6.6 mmol/mol）[95% CI：-0.78~-0.43（-8.5~-4.7 mmol/mol）；$P<0.001$]；经安慰剂校正的UACR百分比的时间加权平均值较基线下降了6.0%（95% CI：-15.0~3.0；$P=0.1954$）。利格列汀组与安慰剂两组不良事件（主要包括肾脏安全性和

eGFR改变等）的发生率是相类似的。

综上所述，使用白蛋白尿作为替代终点，糖尿病肾病早期阶段，利格列汀短期使用虽可显着改善血糖控制，但却没有明显降低蛋白，亦未能显著改善肾小球损伤。动物实验结果表明，利格列汀主要是通过减少肾脏的间质纤维化而不是改变肾小球血流动力学来发挥非血糖相关的肾脏保护效应。因此，利格列汀对临床相关肾功能的影响可能需要更长时间的治疗才能体现。

总结：林纬、陈刚，福建省立医院内分泌科

[点 评]

MARLINA-T2D研究，翻开2型糖尿病肾病患者血糖管控的新篇章
——初探利格列汀的肾脏保护效应

全球范围内糖尿病的高患病率令人触目惊心，且预测到2040年全球患病总数将高达6.42亿。糖尿病导致的机体持续的高血糖状态，通过活化己糖胺及多元醇，促进糖基化终末产物形成，从而导致糖尿病肾病在内的微血管并发症的发生。2型糖尿病患者出现白蛋白尿和（或）肾小球滤过率（GFR）下降，可诊断为糖尿病肾病（DKD）或慢性肾脏病（CKD）。有35%~40%的2型糖尿病患者伴有慢性肾脏病，糖尿病肾病引起的肾间质纤维化、慢性肾衰竭，是诱发糖尿病患者死亡的主要原因[1-3]。糖尿病肾病的发病机制尚不明确，可能受到多种因素的影响，如遗传易感性、肾脏血管血流动力学变化、细胞因子及生长因子作用。更令人忧心的是，糖尿病患者一旦发生肾损害，大部分将最终发展进入肾功能衰竭等终末期阶段，而临床无法逆转此过程。因此，临床早期发现、早期干预糖尿病患者肾损害进程，对提高患者生存率及生活质量有着重要意义。目前糖尿病肾病患者的常规治疗策略为血糖管理联合肾素-血管紧张素-醛固酮系统（RAAS）阻滞药或血管紧张素转化酶（ACE）抑制药或血管紧张素Ⅱ受体阻滞药（ARBs）的使用[4-5]。遗憾的是，由于肾脏功能的损害，使得许多降糖药物在此类患者中的应用受到了极大的限制。更糟糕的是，现有的干预措施并不能有效地改善患者的预后，残余白蛋白尿的患者依然存在心肾并发症和死亡的高风险[6]，这也使得寻找治疗糖尿病肾病的新策略成为了迫在眉睫的任务。

2016年在第76届美国糖尿病协会（ADA）科学会议上公布了糖尿病药物利格列汀（linagliptin）一项新的研究（MARLINA-T2D）数据。该数据显示，利格列汀能够有效降低伴有肾损伤风险的2型糖尿病患者的血糖水平，且无论患者肾功能如何，均不需要调整剂量。此项研究结果的发表亦翻开了2型糖尿病肾病患者血糖管理的新篇章。

利格列汀是一种二肽基肽酶-4（DPP-4）抑制药。DPP-4在许多组织和器官中表达，其中肾脏组织中表达水平最高[7]。因此，DPP-4抑制药也是不同CKD分期的2型糖尿病肾病患者可选择的治疗策略之一[8]。多项临床前研究表明，用高亲和力DPP-4抑制药利格列汀靶向作用于肾脏DPP-4可能具有直接（即非血糖相关）肾脏保护作用[9-12]。

MARLINA-T2D研究，是一项关于利格列汀在接受ACEI或ARBs治疗的2型糖尿病肾病患者中有效性、安全性以及蛋白尿的改善的随机对照双盲的前瞻性研究，为期仅24周，旨在评估利格列汀潜在的短期降低白蛋白尿的效应。它也是第一个致力于研究DPP-4抑制药或任何肠促胰素治疗对糖尿病肾病影响的临床研究。该研究共纳入了360名2型糖尿病患者，研究结果显示，利格列汀治疗24周后，经安慰剂校正的HbA1c与基线相比下降了0.6%（6.6 mmol/mol）[95% CI：-0.78~-0.43（-8.5~-4.7 mmol/mol）；$P<0.001$]；经安慰剂校正的UACR百分比的时间加权平均值较基线仅仅下降了6.0%（95% CI：-15.0~3.0；$P=0.1954$）。该研究结果中，利格列汀的降血糖效应和安全性与此前报道的利格列汀对肾功能不全患者的临床第3阶段研究相一致[13-14]，而利格列汀降低白蛋白尿的效果却不显著（<10%），这一结果与临床试验的汇总分析结果不一

致[15]。汇总分析[15]发现，接受ACEI或ARBs的2型糖尿病肾功能不全患者，使用利格列汀治疗24周后与安慰剂相比，白蛋白尿降低28%，且有统计学意义和临床相关性，而且这种效应似乎与血糖控制改善无关。不仅如此，临床试验的汇总分析还发现，利格列汀长达12~76周的治疗可使CKD进展风险降低16%且结果具有统计学显著性和临床相关性。然而，MARLINA-T2D结果却表明，利格列汀在接受稳定RAAS阻滞药治疗的患者中短期使用降低白蛋白尿的效应比根据汇总分析所预期的要小。无论如何，这些发现并不表明利格列汀可通过降低蛋白尿相关的机制进而影响2型糖尿病患者的肾功能。这样结果的差异可能与研究类型的局限性、研究人群、背景治疗方案以及UACR收集方法的不同等因素相关[15]。

Groop等[16]报道的临床前研究表明，利格列汀和其他DPP-4抑制药可能具有非血糖相关的肾脏保护的多种效应。①DPP-4也称为T细胞活化抗原CD26，是一种普遍存在的具有丝氨酸外肽酶活性的糖蛋白，以循环可溶形式和膜结合形式存在，后者在肾脏组织中表达水平最高[8]。②LEADER研究[17]中使用GLP-1受体激动药利拉鲁肽和SUSTAIN-6试验中使用索马鲁肽均发现到糖尿病肾病和蛋白尿的改善，这也提示了至少部分GLP-1受体信号传导参与介导DPP-4抑制药的肾脏效应[18]。③最近的基础研究表明，利格列汀具有抗炎[19-20]、抗氧化[21]和抗纤维化[9-12]的效应。利格列汀可通过干扰大量肾小管DPP-4蛋白的蛋白相互作用来下调促纤维化途径，从而显著缓解肾小管–间质纤维化[9-12]，然而这些变化却并不一定会降低尿白蛋白的水平。虽然MARLINA-T2D研究的初衷是想评估利格列汀短期使用对UACR的缓解作用，但研究表明，利格列汀的肾脏保护作用更有可能是防止长期CKD的进展，而并非是具有短期的UACR缓解效应。这一假设也得到了比较利格列汀和RAAS阻滞药在糖尿病和非糖尿病CKD动物模型中的研究的进一步支持[12,22-23]。动物实验[12,22-23]结果显示，尿白蛋白排泄减少与肾氧化应激减少，炎症和纤维化之间存在明显的分离。例如，肾脏纤维化（一种与临床预后密切相关的形态学生物标志）的减少在利格列汀治疗的CKD模型中与RAAS阻断剂的作用相比更加明显。

此外，值得注意的是，针对沙格列汀的SAVOR-TIMI 53[24]心血管安全性研究发现，eGFR越低的患者，白蛋白尿下降反而更多：eGFR>50，30~50和

<30 mL/min，相对应的白蛋白尿下降程度分别为–19、–105和–245 mg/g。而MARLINA-T2D研究对象主要为早期的糖尿病肾病患者群，CKD晚期患者比例低，这也部分解释了研究结果不能很好地体现出利格列汀的降白蛋白尿作用的原因。最后，我们也需要注意到MARLINA-T2D评估的仅仅是替代终点，而不是实际的肾脏预后，因此将来也需要评估2型糖尿病肾病的硬终点的临床试验，进一步证实利格列汀的非糖相关的肾脏保护效应，并且针对该研究中治疗有效的患者的肾脏标志物（例如活化性纤维化和/或炎症的生物标志物）的更深入的探索可能为未来制定2型糖尿病肾病患者个性化治疗策略提供新的思路。

参考文献

[1] Koro CE, Lee BH, Bowlin SJ. Antidiabetic medication use and prevalence of chronic kidney disease among patients with type 2 diabetes mellitus in the United States. Clin Ther 2009, 31: 2608–2617.

[2] de Boer IH, Rue TC, Hall YN, et al. Temporal trends in the prevalence of diabetic kidney disease in the United States. JAMA 2011, 305: 2532–2539.

[3] Afkarian M, Sachs MC, Kestenbaum B, et al. Kidney disease and increased mortality risk in type 2 diabetes. J Am Soc Nephrol 2013, 24: 302–308.

[4] National Kidney Foundation. KDOQI clinical practice guideline for diabetes and CKD: 2012 update. Am J Kidney Dis 2012, 60: 850–886.

[5] American Diabetes Association. Standards of medical care in diabetes - 2016. Diabetes Care 2016, 39(suppl 1): S1–S112.

[6] de Zeeuw D, Heerspink HJ. Unmet need in diabetic nephropathy: failed drugs or trials? Lancet Diabetes Endocrinol 2016, 4: 638–640.

[7] Mentlein R. Dipeptidyl-peptidase IV (CD26)--role in the inactivation of regulatory peptides. Regul Pept 1999, 85: 9–24.

[8] Inzucchi SE, Bergenstal RM, Buse JB, et al. Management of hyperglycemia in type 2 diabetes, 2015: a patient-centered approach: update to a position statement of the American Diabetes Association and the European Association for the Study of Diabetes. Diabetes Care 2015, 38: 140–149.

[9] Kanasaki K, Shi S, Kanasaki M, et al. Linagliptin-mediated DPP-4 inhi- bition ameliorates kidney fibrosis in streptozotocin-induced diabetic mice by inhibiting endothelial-to-mesenchymal transition in a thera- peutic regimen. Diabetes 2014, 63: 2120–2131.

[10] Shi S, Srivastava SP, Kanasaki M, et al. Interactions of DPP-

4 and integrin beta1 influences endothelial-to-mesenchymal transition. Kidney Int 2015, 88: 479–489.

[11] Gangadharan Komala M, Gross S, Zaky A, et al. Linagliptin limits high glucose induced conversion of latent to active TGFss through interaction with CIM6PR and lim- its renal tubulointerstitial fibronectin. PLoS ONE 2015, 10: e0141143.

[12] Tsuprykov O, Ando R, Reichetzeder C, et al. The dipeptidyl peptidase inhibitor linagliptin and the angiotensin II receptor blocker telmisartan show renal benefit by different pathways in rats with 5/6 nephrec- tomy. Kidney Int 2016, 89: 1049–1061.

[13] McGill JB, Sloan L, Newman J, et al. Long-term efficacy and safety of linagliptin in patients with type 2 diabetes and severe renal impair- ment: a 1-year, randomized, double-blind, placebo-controlled study. Diabetes Care 2013, 36: 237–244.

[14] Laakso M, Rosenstock J, Groop PH, et al. Treatment with the dipepti- dyl peptidase-4 inhibitor linagliptin or placebo followed by glimepiride in patients with type 2 diabetes with moderate to severe renal impairment: a 52-week, randomized, double-blind clinical trial. Diabe- tes Care 2015, 38: e15–e17.

[15] Groop PH, Cooper ME, Perkovic V, et al. Linagliptin lowers albuminuria on top of recommended standard treatment in patients with type 2 diabetes and renal dys- function. Diabetes Care 2013, 36: 3460–3468.

[16] Groop PH, Cooper ME, Perkovic V, et al. Dipeptidyl peptidase-4 inhi- bition with linagliptin and effects on hyperglycaemia and albuminuria in patients with type 2 diabetes and renal dysfunction: rationale and design of the MARLINA-T2D trial. Diab Vasc Dis Res 2015, 12: 455–462.

[17] Marso SP, Daniels GH, Brown-Frandsen K, et al. LEADER Steering Committee, LEADER Trial Investigators. Liraglutide and cardiovascular outcomes in type 2 diabetes. N Engl J Med 2016, 375: 311–322.

[18] Marso SP, Bain SC, Consoli A, et al. SUSTAIN-6 Investigators. Sema- glutide and cardiovascular outcomes in patients with type 2 diabetes. N Engl J Med 2016, 375: 1834–1844.

[19] Fadini GP, Bonora BM, Cappellari R, et al. Acute effects of linagliptin on progenitor cells, monocyte phenotypes, and soluble mediators in type 2 diabetes. J Clin Endocrinol Metab 2016, 101: 748–756.

[20] Zhuge F, Ni Y, Nagashimada M, et al. DPP-4 inhibition by linagliptin attenuates obesity-related inflammation and insulin resistance by reg- ulating M1/M2 macrophage polarization. Diabetes 2016, 65: 2966–2979.

[21] Takashima S, Fujita H, Fujishima H, et al. Stromal cell-derived factor-1 is upregulated by dipeptidyl peptidase-4 inhibition and has protective roles in progressive diabetic nephropathy. Kidney Int 2016, 90: 783–796.

[22] Sharkovska Y, Reichetzeder C, Alter M, et al. Blood pressure and glucose independent renoprotective effects of dipeptidyl peptidase-4 inhibition in a mouse model of type-2 diabetic nephropathy. J Hypertens 2014, 32: 2211–2223.

[23] Chaykovska L, Alter ML, von Websky K, et al. Effects of telmisartan and linagliptin when used in combination on blood pressure and oxidative stress in rats with 2-kidney-1-clip hypertension. J Hypertens 2013, 31: 2290–2298.

[24] Mosenzon O, Leibowitz G, Bhatt DL, et al. Effect of saxagliptin on renal outcomes in the SAVOR-TIMI 53 trial. Diabetes Care 2017, 40: 69–76.

作者：林纬、陈刚，福建省立医院内分泌科

第二十二章 2型糖尿病患者的心血管二级预防：对TECOS研究的国际性视角分析

原文标题：Secondary Prevention of Cardiovascular Disease in Patients with Type 2 Diabetes: International Insights from the TECOS Trial

原文作者：Pagidipati NJ[1], Navar AM[2], Pieper KS[2], Green JB[2], Bethel MA[2], Armstrong PW[2], Josse RG[2], McGuire DK[2], Lokhnygina Y[2], Cornel JH[2], Halvorsen S[2], Strandberg TE[2], Delibasi T[2], Holman RR[2], Peterson ED[2]; TECOS Study Group

[1]From Duke Clinical Research Institute, Duke University School of Medicine, Durham, NC (N.J.P., A.M.N., K.S.P., J.B.G., Y.L., E.D.P.); Diabetes Trials Unit, Oxford Centre for Diabetes, Endocrinology and Metabolism, University of Oxford, United Kingdom (M.A.B., R.R.H.); Canadian VIGOUR Centre, University of Alberta, Edmonton, Canada (P.W.A.); St. Michael's Hospital, University of Toronto, Ontario, Canada (R.G.J.); Division of Cardiology, Department of Medicine, University of Texas Southwestern Medical Center, Dallas (D.K.M.); Noordwest Ziekenhuisgroep, Department of Cardiology, Alkmaar, the Netherlands (J.C.H.); Department of Cardiology, Oslo University Hospital, and University of Oslo, Norway (S.H.); University of Helsinki and Helsinki University Hospital, Finland (T.E.S.); University of Oulu, Center for Life Course Health Research, Finland (T.E.S.); and Department of Endocrinology and Metabolism, School of Medicine (Kastamonu), Hacettepe University, Ankara, Turkey (T.D.). neha.pagidipati@dm.duke.edu. [2]From Duke Clinical Research Institute, Duke University School of Medicine, Durham, NC (N.J.P., A.M.N., K.S.P., J.B.G., Y.L., E.D.P.); Diabetes Trials Unit, Oxford Centre for Diabetes, Endocrinology and Metabolism, University of Oxford, United Kingdom (M.A.B., R.R.H.); Canadian VIGOUR Centre, University of Alberta, Edmonton, Canada (P.W.A.); St. Michael's Hospital, University of Toronto, Ontario, Canada (R.G.J.); Division of Cardiology, Department of Medicine, University of Texas Southwestern Medical Center, Dallas (D.K.M.); Noordwest Ziekenhuisgroep, Department of Cardiology, Alkmaar, the Netherlands (J.C.H.); Department of Cardiology, Oslo University Hospital, and University of Oslo, Norway (S.H.); University of Helsinki and Helsinki University Hospital, Finland (T.E.S.); University of Oulu, Center for Life Course Health Research, Finland (T.E.S.); and Department of Endocrinology and Metabolism, School of Medicine (Kastamonu), Hacettepe University, Ankara, Turkey (T.D.).

刊载信息：Circulation. 2017 Sep 26;136(13):1193-1203

心血管疾病是2型糖尿病最主要致死致残的并发症，犹如难兄难弟，如影随形。而Steno-2研究和大庆研究已经提示，通过各种措施预防或强化多种因素的综合管理，可以改善2型糖尿病患者的心血管结局和预后，但在临床实践中，如何去通过二级预防实现治疗目标则还没有国际性的临床研究数据支持。

在开始TECOS研究前，研究者对13 616例来自38个国家的糖尿病合并心血管疾病的患者进行了以下指标的评估——5项二级预防目标的达成，包括阿司匹林的使用，控制血脂（低密度脂蛋白胆固醇低于70 mg/dl或他汀类药物治疗），控制血压（收缩压<140 mmhg，舒张压<90 mmHg），血管紧张素转换酶抑制药或血管紧张素受体阻断剂的使用，以及控烟状况。研究采用logistic回归分析评价基线水平个人和地区

因素与二级预防之间的关系。Cox比例风险回归分析用于确定基线水平的二级预防成就与心血管死亡、心肌梗死或卒中之间的关系。

总体而言，尽管71.8%的患者至少达到了4项二级预防目标，但只有29.9%的糖尿病合并心血管病的患者在基线水平时达成了所有5项二级预防目标。其中北美洲的比例最高（41.2%），西欧、东欧和拉丁美洲的比例约为25%。单独就某个目标达标情况而言，血压控制（57.9%）总体得分最低，而控烟状态最好（89%）。在平均3年的随访中，与那些达成不足两项的人群相比，那些达成了所有5项目标的人群通过逐步

分级研究相关性发现，好的基线二级预防达标评分与较好的结局有关，调整后的风险比：0.60（95% CI：0.47~0.77）。

上医治未病，在国际性的针对2型糖尿病合并心血管疾病患者临床研究中，通过强化多种心血管二级预防护理目标（包括抗血小板、控制血糖、血压、血脂及控烟）管理，达标情况越好，就能有更大的机会降低2型糖尿病患者心血管事件的风险，改善其预后。

总结：吴绮楠，重庆大学附属肿瘤医院

降糖药物与心脏健康：如何使用新的降糖药物预防2型糖尿病心血管并发症

原文标题：Anti-diabetic agents and heart health: how to use new diabetes medications in a global strategy for the prevention of cardiovascular complications in type 2 diabetes

原文作者：Carmine Gazzaruso[1,2], Adriana Coppola[1], Tiziana Montalcini[3], Colomba Falcone[2,4]

[1]Diabetes and endocrine and metabolic diseases Unit and the Centre for Applied Clinical Research (Ce.R.C.A.) Clinical Institute "Beato Matteo" (Hospital Group San Donato), Vigevano, Italy; [2]Interdepartmental Center for Research in Molecular Medicine (CIRMC), University of Pavia, Pavia, Italy; [3]Department of Clinical and Experimental Medicine, Nutrition Unit, University Magna Grecia, Catanzaro, Italy; [4]Department of Cardiology, Istituti Clinici di Pavia e Vigevano, University Hospital, Pavia, Italy

Provenance: This is an invited Editorial commissioned by Section Editor Qi-Nan Wu, MD, PhD (Associate Professor of Endocrinology Department, South West Hospital, Third Military Medical University, Diabetic Foot Diagnosis & Treatment Medical Center of Chong Qing, Chong Qing, China), and Guest Section Editor Xiaotian Lei [The First Hospital Affiliated to Army Medical University (Southwest Hospital), Chongqing, China].

Comment on: Pagidipati NJ, Navar AM, Pieper KS, *et al.* Secondary Prevention of Cardiovascular Disease in Patients With Type 2 Diabetes Mellitus: International Insights From the TECOS Trial (Trial Evaluating Cardiovascular Outcomes With Sitagliptin). Circulation 2017;136:1193-203.

刊载信息：Ann Transl Med 2018. doi: 10.21037/atm.2018.03.30
View this article at: http://atm.amegroups.com/article/view/19106

2型糖尿病是一种强心血管危险因子[1]。相较于普通人，糖尿病患者有2~4倍的心血管风险，其中80%的2型糖尿病死于心血管疾病[1-3]。这种风险部分来自于高血糖，但主要是由代谢综合征引起的，如胰岛素抵抗、脂代谢障碍、肥胖、高血压、高尿酸血症[1,3]。事实上，有几项研究表明，高血糖可能是一种弱心血管风险因子[4-5]，并且如果低血糖发生[6]，严格的血糖控制甚至可能会增加心血管病死率[4-5]。除了心血管疾病，心力衰竭也是糖尿病患者发病率和病死率升高的一个重要原因[1]。糖尿病的心衰是由冠状动脉疾病和糖尿病心肌病引起的[1]。糖尿病心血管疾病的发病率和病死率的增加可能是由于血管并发症经常是无症状的，

因此没有得到及时治疗[7-8]。因此，新的筛选策略和无症状心血管疾病和外周动脉病变（PAD）的预测因子已经被提出[8-11]。此外，由于糖尿病的流行，全球的心血管疾病发病率和病死率可能会增加[2]。现今，全世界大约有4.25亿人患有糖尿病，到2045年，这个数字预计将超过6.28亿[12]。换句话说，全世界大约有12%的人患有糖尿病。

1 糖尿病心血管疾病的预防

降低糖尿病心血管疾病的发病率和病死率，不仅需要控制高血糖，也可以通过控制所有相关的心血管

危险因素来实现。因此，理想的降糖药物应该对血糖和代谢综合征的因素都有积极的影响，并且具有良好的心血管安全性。尤其是在2007年，罗格列酮被指控可以增加心肌梗死和死亡风险的事件以后[13]。

2 新型降糖药物的心血管安全性和有效性

在罗格列酮事件之后，美国食品和药物管理局（FDA）和欧洲药物管理局（EMA）组织了评价降糖药物心血管结局试验（CVOTs）。针对新型糖尿病药物，CVOTs评估以下主要的不良心血管事件（MACE）指标：心血管死亡、非致死性心肌梗死和非致死性卒中，次要终点各不相同。CVOTs观察了三类新型降糖药物：SGLT-2抑制药、GLP-1受体激动药、DPP-4抑制药。表1总结了所有已完成的关于降糖药物的CVOTs。

3 SGLT-2抑制药相关研究

在依帕列净的EMPA-REG OUTCOME研究中，第一次观察到心血管风险的显著降低。超过7 000名患有血管并发症的糖尿病患者接受了SGLT-2抑制药依帕列净或安慰剂的治疗。随访治疗3.1年，接受依帕列净的

患者心血管病死率和心衰住院治疗率均明显降低[14]。心血管评估研究CANVAS项目证明，服用坎格列净的患者主要综合治疗结果减少了14%，心力衰竭住院治疗的患者减少了33%[15]。需要注意的是在CANVAS研究中发现，服用坎格列净的患者的截肢发生率增加了一倍（可能是由于基线截肢或PAD病史）。

来自6个国家30多万患者的大型真实世界的研究数据比较了恩格列净、坎格列净、达格列净与其他降糖药物的心血管安全性，证明在没有心血管疾病的糖尿病患者中，SGLT-2抑制药可以降低51%的死亡风险和39%的心衰住院率[16]。

综上所述，所有这些数据都清楚地表明，SGLT-2抑制药的心血管保护效应与降糖作用无关。因此，已有额外的机制假设[17]。

4 GLP-1受体激动药相关研究

在EMPA-REG OUTCOME研究以后，LEADER研究评估了GLP-1受体激动药利拉鲁肽在糖尿病中的心血管结果[18]。超过9 340例具有高心血管风险的糖尿病患者被随机分为利拉鲁肽或安慰剂治疗。随访3.8年之后，利拉鲁肽治疗的患者心血管死亡显著减少。索马鲁肽

表1　2008年至今已完成的新型降糖药物CVOTs研究

COVTs研究	药物	完成时间
DPP-IV抑制药		
TECOS	西格列汀	2015
EXAMINE	阿格列汀	2014
SAVOR-TIMI 53	沙格列汀	2014
GLP-1受体激动药		
EXSCEL	艾塞那肽长效制剂	2017
SUSTAIN-6	索马鲁肽	2016
LEADER	利拉鲁肽	2015
ELIXA	利西拉肽	2015
SGLT-2抑制药		
CANVAS	坎格列净	2017
EMPA-REG OUTCOME	恩格列净	2015

TECOS，评估西他列汀的心血管结果；EXAMINE，阿格列汀与标准治疗的心血管结果对比研究；SAVOR-TIMI 53，沙格列汀对糖尿病合并心肌梗死患者的血管结果的评价；EXSCEL，艾塞那肽长效制剂对心血管结局的影响；SUSTAIN-6，评估索马鲁肽对2型糖尿病患者的心血管及其他长期预后；LEADER，利拉鲁肽效应与其对糖尿病心血管预后作用的评价；ELIXA，评价利西拉肽在急性冠状动脉综合征患者中的作用；CANVAS，坎格列净的心血管评估研究；EMPA-REG OUTCOME，依帕列净对2型糖尿病患者心血管病死率、心血管安全性、心血管结局的评价。

也显示了重要的心血管获益[19]。

LEADER研究之前，急性冠状动脉综合征试验（ELIXA）中证实了利西拉肽的心血管安全性，但没有观察到心血管事件的减少[20]。在EXSCEL实验的研究也证明了GLP-1受体激动药艾塞那肽的心血管安全性，但即使P值非常接近统计学差异（P=0.06），并没有显示出受益[21]。

关于GLP-1受体激动药类的CVOTs并没有给出关于心血管受益的同类效应结果。另外，需要注意的是，GLP-1受体激动药还可轻度增快心率，对心衰住院率呈中性反应。

5　DPP-4抑制药相关研究

目前在四大DPP-4抑制药的CVOTs研究中，沙格列汀、阿格列汀、西格列汀和奥格列汀都显示了心血管的安全性，但并没有观察到主要不良心血管事件（MACE）的减少[22-25]。而且，SAVOR-TIMI 53和EXAMINE研究结果表明，沙格列汀和阿格列汀甚至可能导致更高的心衰住院风险[22-23]。在没有心衰病史的受试者中，使用阿格列汀治疗的患者的心衰风险比对照组高76%。评估心血管结果的TECOS试验证明，使用西他列汀治疗的患者并没有增加心衰住院的风险[24]，并得到了进一步的证实[26]。最近奥格列汀的实验表明，与对照组相比，在使用DPP-4抑制药的受试者中，心衰患者的住院率并没有增加[25]。

为了更好地了解DPP-4抑制药对心衰住院治疗的潜在风险，研究者对大型数据库进行了回顾性分析。一项荟萃分析发现，在使用DPP-4抑制药治疗的患者中，心衰住院的风险有轻度增加[27]，而另一项纳入54项研究的Meta分析中没有[28]。在此Meta分析中，研究人员发现，服用沙格列汀的受试者心衰风险增加，但在使用其他DPP-4抑制药的人群中却没有[28]。加拿大的大样本回顾性分析中，DPP-4抑制药和其他糖尿病药物的比较并没有显示增加糖尿病患者心衰住院的风险[29]。FDA通过对大型数据库的分析也得出了类似的结果[30]。在使用沙格列汀和阿格列汀治疗的人群中，也并没有观察到心衰风险增加[30]。

基于以上数据，我们可以肯定DPP-4抑制药的心血管安全性是确定的，但DPP-4抑制药对心衰住院风险的影响仍有待明确。因此，FDA建议，如果患者有心衰，停用沙格列汀或阿格列汀。并且FDA对西格列汀和利格列汀的标签进行了修改，警告大家注意，其他的DPP-4抑制药可能会增加心力衰竭住院的风险。

6　预防心血管并发症的临床实践是一种全球战略

预防糖尿病心血管并发症和死亡是临床医生面临的一大问题。事实上，在2型糖尿病中，严格的血糖控制仅轻度减少MACE的发生率（约9%）[4-5]。其残留的心血管风险仍有91%。因此只有对所有的心血管危险因素进行全面严格的控制才能显著降低糖尿病的心血管事件发生率和病死率[31]。尽管这一证据多年来众所周知，但大部分糖尿病患者在心血管疾病的一级和二级预防中都没有达到心血管危险因素的控制目标[32-33]。

最近的一项大型研究评估了在全球范围内糖尿病合并心血管疾病患者在二级预防中所达到心血管危险因素的控制程度[34]。该研究评估了5个目标参数：阿司匹林的使用、血脂控制、血压控制、ACEI或ARB类药物的使用以及戒烟状态。他们发现，只有29%的患者达到了所有5个二级预防目标，71.8%的患者达到至少4个目标，只有58%的人血压控制达标，而戒烟状态达标率最高（89%）。作者认为在全球范围内，糖尿病心血管并发症患者的二级预防治疗仍显不足。如果填补了上述不足，可以为心血管疾病高危患者提供重要的改善预后的机会[34]。

根据目前的指南，二甲双胍仍然是一线治疗药物，所有新的治疗方案均应以二甲双胍为基础[35]。另一方面，也有一些研究证明二甲双胍的心血管安全性及其对血脂、体重、内皮功能、氧化应激等的积极影响[36]。此外，二甲双胍即使是在心衰患者和老年患者中使用也是安全的，能够带来心血管获益[37-39]。

值得我们注意的是，新型降糖药物和二甲双胍具有相同的特点，低血糖的风险非常低。正如已经报道的那样，低血糖是一个很强的心血管风险因素[6]。在使用磺胺类药物或胰岛素强化血糖控制时，低血糖的发生也可以解释一些心血管结局的中性或阴性的结果[4-5,36]。

另外，向所有患者提供结构化的治疗教育是另一个降低心血管并发症发病率和病死率的重要手段[3,40-41]。目前正在进行的相关试验应探索并阐明最有效的方法，从而能通过患者教育取得心血管疾病预防的最佳效果[42]。

最后，重要的是，10%~30%的糖尿病患者可能存在无症状的心血管疾病[43]。一些大型的随机研究并不支持对隐匿的心血管疾病进行系统的筛查会带来好处[44-45]，即使一些研究显示了心血管预后的改善[7,46]。因此，目前的欧洲社会心脏病学指南（European Society Cardiology guidelines）建议更好地评估隐匿的冠心病筛查对患者预后的影响[47]。事实上，对无症状的冠心病患者，可以根据二级预防要求对心血管风险因素进行更严格的控制，在适当的情况下，可以开始进行抗缺血治疗并可进行血管重建。所有这些行为均可改善预后[7]。对无症状PAD的筛查也可能是鉴别和早期治疗糖尿病高危患者的另一个重要手段[8]。

表2总结了2型糖尿病心血管疾病预防的全球战略措施，以减少2型糖尿病患者的CVD风险。

表2　2型糖尿病心血管疾病预防的全球战略

强化血糖控制
控制所有相关的心血管危险因素
尽可能选择低血糖风险较低的糖尿病药物
在可耐受的情况下，应使用二甲双胍作为一线治疗
在已知血管并发症或高危血管并发症的患者中使用SGLT-2抑制药或GLP-1受体激动药
避免在心力衰竭或有心衰风险的患者中使用沙格列汀和阿格列汀
选择SGLT-2抑制药治疗心力衰竭患者
向所有患者提供结构化的患者治疗教育
筛查无症状冠状动脉疾病和外周动脉疾病

7　结论

总之，使用低血糖风险较低的药物控制血糖，让所有心血管风险因素全面达标，结构化的患者治疗教育，筛查无症状的CAD和PAD均有助于实现心血管疾病的二级预防。新的降糖药物具有心血管安全性，不仅对心血管风险因素产生作用，也具有非常低的低血糖的风险，GLP-1受体激动药类似物和SGLT-2抑制药还可提供额外的心血管保护效应，带来心血管疾病发病率和病死率的降低。

参考文献

[1] Low Wang CC, Hess CN, Hiatt WR, et al. Clinical Update: Cardiovascular Disease in Diabetes Mellitus: Atherosclerotic Cardiovascular Disease and Heart Failure in Type 2 Diabetes Mellitus - Mechanisms, Management, and Clinical Considerations. Circulation 2016, 133: 2459-2502.

[2] Sarwar N, Gao P, Seshasai SR, et al. Diabetes mellitus, fasting blood glucose concentration, and risk of vascular disease: a collaborative meta-analysis of 102 prospective studies. Lancet 2010, 375: 2215-2222.

[3] Coppola A, Sasso L, Bagnasco A, et al. The role of patient education in the prevention and management of type 2 diabetes: an overview. Endocrine 2016, 53: 18-27.

[4] Giugliano D, Maiorino MI, Bellastella G, et al. Glycemic control in type 2 diabetes: from medication nonadherence to residual vascular risk. Endocrine 2018. [Epub ahead of print].

[5] Giugliano D, Maiorino MI, Bellastella G, et al. Type 2 diabetes and cardiovascular prevention: the dogmas disputed. Endocrine 2018, 60(2): 224-228.

[6] Lee AK, Warren B, Lee CJ, et al. The Association of Severe Hypoglycemia With Incident Cardiovascular Events and Mortality in Adults With Type 2 Diabetes. Diabetes Care 2018, 41: 104-111.

[7] Gazzaruso C, Coppola A, Montalcini T, et al. Screening for asymptomatic coronary artery disease can reduce cardiovascular mortality and morbidity in type 2 diabetic patients. Intern Emerg Med 2012, 7: 257-266.

[8] Gazzaruso C, Coppola A, Falcone C, et al. Transcutaneous oxygen tension as a potential predictor of cardiovascular events in type 2 diabetes: comparison with ankle-brachial index. Diabetes Care 2013, 36: 1720-1725.

[9] Gazzaruso C, Coppola A, Montalcini T, et al. Erectile dysfunction can improve the effectiveness of the current guidelines for the screening for asymptomatic coronary artery disease in diabetes. Endocrine 2011, 40: 273-279.

[10] Gazzaruso C, Pujia A, Solerte SB, et al. Erectile dysfunction and angiographic extent of coronary artery disease in type II diabetic

patients. Int J Impot Res 2006, 18: 311-315.

[11] Gazzaruso C, Giordanetti S, De Amici E, et al. Relationship between erectile dysfunction and silent myocardial ischemia in apparently uncomplicated type 2 diabetic patients. Circulation 2004, 110: 22-6.

[12] International Diabetes Federation. Available online: https://www.idf.org/e-library/epidemiology-research/diabetes-atlas.html. Accessed 25 February 2018.

[13] Nissen SE, Wolski K. Effect of rosiglitazone on the risk of myocardial infarction and death from cardiovascular causes. N Engl J Med 2007, 356: 2457-2471.

[14] Zinman B, Wanner C, Lachin JM, et al. Empagliflozin, Cardiovascular Outcomes, and Mortality in Type 2 Diabetes. N Engl J Med 2015, 373: 2117-2128.

[15] Neal B, Perkovic V, Mahaffey KW, et al. Canagliflozin and Cardiovascular and Renal Events in Type 2 Diabetes. N Engl J Med 2017, 377: 644-657.

[16] Kosiborod M, Cavender MA, Fu AZ, et al. Lower Risk of Heart Failure and Death in Patients Initiated on Sodium-Glucose Cotransporter-2 Inhibitors Versus Other Glucose-Lowering Drugs: The CVD-REAL Study (Comparative Effectiveness of Cardiovascular Outcomes in New Users of Sodium-Glucose Cotransporter-2 Inhibitors). Circulation 2017, 136: 249-259.

[17] Monica Reddy RP, Inzucchi SE. SGLT2 inhibitors in the management of type 2 diabetes. Endocrine 2016, 53: 364-372.

[18] Marso SP, Daniels GH, Brown-Frandsen K, et al. Liraglutide and Cardiovascular Outcomes in Type 2 Diabetes. N Engl J Med 2016, 375: 311-322.

[19] Marso SP, Bain SC, Consoli A, et al. Semaglutide and Cardiovascular Outcomes in Patients with Type 2 Diabetes. N Engl J Med 2016, 375: 1834-1844.

[20] Pfeffer MA, Claggett B, Diaz R, et al. Lixisenatide in Patients with Type 2 Diabetes and Acute Coronary Syndrome. N Engl J Med 2015, 373: 2247-2257.

[21] Holman RR, Bethel MA, Mentz RJ, et al. Effects of Once-Weekly Exenatide on Cardiovascular Outcomes in Type 2 Diabetes. N Engl J Med 2017, 377: 1228-1239.

[22] Scirica BM, Bhatt DL, Braunwald E, et al. Saxagliptin and cardiovascular outcomes in patients with type 2 diabetes mellitus. N Engl J Med 2013, 369: 1317-1326.

[23] White WB, Cannon CP, Heller SR, et al. Alogliptin after acute coronary syndrome in patients with type 2 diabetes. N Engl J Med 2013, 369: 1327-1335.

[24] Green JB, Bethel MA, Armstrong PW, et al. Effect of Sitagliptin on Cardiovascular Outcomes in Type 2 Diabetes. N Engl J Med 2015, 373: 232-242.

[25] Gantz I, Chen M, Suryawanshi S, et al. A randomized, placebo-controlled study of the cardiovascular safety of the once-weekly DPP-4 inhibitor omarigliptin in patients with type 2 diabetes mellitus. Cardiovasc Diabetol 2017, 16: 112.

[26] McGuire DK, Van de Werf F, Armstrong PW, et al. Association Between Sitagliptin Use and Heart Failure Hospitalization and Related Outcomes in Type 2 Diabetes Mellitus: Secondary Analysis of a Randomized Clinical Trial. JAMA Cardiol 2016, 1: 126-135.

[27] Li L, Li S, Deng K, et al. Dipeptidyl peptidase-4 inhibitors and risk of heart failure in type 2 diabetes: systematic review and meta-analysis of randomised and observational studies. BMJ 2016, 352: i610.

[28] Kongwatcharapong J, Dilokthornsakul P, Nathisuwan S, et al. Effect of dipeptidyl peptidase-4 inhibitors on heart failure: A meta-analysis of randomized clinical trials. Int J Cardiol 2016, 211: 88-95.

[29] Filion KB, Azoulay L, Platt RW, et al. A Multicenter Observational Study of Incretin-based Drugs and Heart Failure. N Engl J Med 2016, 374: 1145-1154.

[30] Toh S, Hampp C, Reichman ME, et al. Risk for Hospitalized Heart Failure Among New Users of Saxagliptin, Sitagliptin, and Other Antihyperglycemic Drugs: A Retrospective Cohort Study. Ann Intern Med 2016, 164: 705-714.

[31] Gaede P, Pedersen O. Intensive integrated therapy of type 2 diabetes: implications for long-term prognosis. Diabetes 2004, 53: S39-S47.

[32] Vaccaro O, Boemi M, Cavalot F, et al. The clinical reality of guidelines for primary prevention of cardiovascular disease in type 2 diabetes in Italy. Atherosclerosis 2008, 198: 396-402.

[33] Kotseva K; EUROASPIRE Investigators. The EUROASPIRE surveys: lessons learned in cardiovascular disease prevention. Cardiovasc Diagn Ther 2017, 7: 633-639.

[34] Pagidipati NJ, Navar AM, Pieper KS, et al. Secondary Prevention of Cardiovascular Disease in Patients With Type 2 Diabetes Mellitus: International Insights From the TECOS Trial (Trial Evaluating Cardiovascular Outcomes With Sitagliptin). Circulation 2017, 136: 1193-1203.

[35] American Diabetes Association. 8. Pharmacologic Approaches to Glycemic Treatment: Standards of Medical Care in Diabetes-2018. Diabetes Care 2018, 41: S73-S85.

[36] Yandrapalli S, Jolly G, Horblitt A, et al. Cardiovascular benefits and safety of non-insulin medications used in the treatment of type 2 diabetes mellitus. Postgrad Med 2017, 129: 811-821.

[37] Bossoni S, Mazziotti G, Gazzaruso C, et al. Relationship between instrumental activities of daily living and blood glucose control in elderly subjects with type 2 diabetes. Age Ageing 2008, 37: 222-225.

[38] Mazziotti G, Bossoni S, Orini S, et al. Treatment with metformin is protective against limitations in instrumental

activities of daily living in older subjects with type 2 diabetes mellitus. J Am Geriatr Soc 2009, 57: 562-564.

[39] Gazzaruso C, Coppola A, Luppi C, et al. Effect of different diabetes mellitus treatments on functional decline and death in elderly adults with diabetes mellitus. J Am Geriatr Soc 2013, 61: 666-667.

[40] He X, Li J, Wang B, et al. Diabetes self-management education reduces risk of all-cause mortality in type 2 diabetes patients: a systematic review and meta-analysis. Endocrine 2017, 55: 712-731.

[41] Gazzaruso C, Fodaro M, Coppola A. Structured therapeutic education in diabetes: is it time to re-write the chapter on the prevention of diabetic complications? Endocrine 2016, 53: 347-349.

[42] Coppola A, Luzi L, Montalcini T, et al. Role of structured individual patient education in the prevention of vascular complications in newly diagnosed type 2 diabetes: the INdividual Therapeutic Education in Newly Diagnosed type 2 diabetes (INTEND) randomized controlled trial. Endocrine 2018, 60: 46-49.

[43] Gazzaruso C, Coppola A, Giustina A. Erectile dysfunction and coronary artery disease in patients with diabetes. Curr Diabetes Rev 2011, 7: 143-147.

[44] Young LH, Wackers FJ, Chyun DA, et al. DIAD Investigators. Cardiac outcomes after screening for asymptomatic coronary artery disease in patients with type 2 diabetes: the DIAD study: a randomized controlled trial. JAMA 2009, 301: 1547-1555.

[45] Muhlestein JB, Lappé DL, Lima JA, et al. Effect of screening for coronary artery disease using CT angiography on mortality and cardiac events in high-risk patients with diabetes: the FACTOR-64 randomized clinical trial. JAMA 2014, 312: 2234-2243.

[46] Faglia E, Mantero M, Quarantiello A, et al. Risk reduction of cardiac events by screening of unknown asymptomatic coronary artery disease in subjects with type 2 diabetes mellitus at high cardiovascular risk: an open-label randomized pilot study. Am Heart J 2005, 149: e1-e6.

[47] Rydén L, Grant PJ, Anker SD, et al. ESC Guidelines on diabetes, pre-diabetes, and cardiovascular diseases developed in collaboration with the EASD: the Task Force on diabetes, pre-diabetes, and cardiovascular diseases of the European Society of Cardiology (ESC) and developed in collaboration with the European Association for the Study of Diabetes (EASD). Eur Heart J 2013, 34: 3035-3087.

译者：雷小添，第三军医大学（陆军军医大学）第一附属医院

第二十三章　西格列汀与2型糖尿病患者的骨折风险：来自TECOS研究的结果

原文标题：Sitagliptin and Risk of Fractures in Type 2 Diabetes: Results from the TECOS Trial

原文作者：Josse RG[1], Majumdar SR[2], Zheng Y[3], Adler A[4], Bethel MA[5], Buse JB[6], Green JB[7], Kaufman KD[8], Rodbard HW[9], Tankova T[10], Westerhout CM[3], Peterson ED[7], Holman RR[5], Armstrong PW[3]; TECOS Study Group

[1]St. Michael's Hospital, University of Toronto, Toronto, Ontario, Canada; [2]Department of Medicine, University of Alberta, Edmonton, Alberta, Canada; [3]Canadian VIGOUR Centre, University of Alberta, Edmonton, Alberta, Canada; [4]Wolfson Diabetes and Endocrine Clinic, Addenbrooke's Hospital, Cambridge University Hospitals Foundation Trust, Cambridge, UK; [5]Diabetes Trials Unit, Oxford Centre for Diabetes, Endocrinology and Metabolism, University of Oxford, Oxford, UK; [6]University of North Carolina School of Medicine, Chapel Hill; [7]Duke Clinical Research Institute, Duke University School of Medicine, Durham, North Carolina; [8]Merck & Co., Inc., Kenilworth, New Jersey; [9]Endocrine and Metabolic Consultants, Rockville, Maryland; [10]Clinical Centre of Endocrinology, Medical University, Sofia, Bulgaria.

刊载信息：Diabetes Obes Metab. 2017 Jan;19(1):78-86. doi: 10.1111/dom.12786. Epub 2016 Oct 6

2型糖尿病（T2DM）患者骨折风险增高，而某些糖尿病治疗药物，如噻唑烷二酮类、钠–葡萄糖协同转运蛋白2抑制药又进一步增加骨折风险。本研究通过分析西格列汀心血管结局评估试验（TECOS）中的数据，了解接受二肽基肽酶（DPP-4）抑制药治疗的T2DM患者骨折的发生率。

研究对象为TECOS中的14 671例患者，随机双盲分为西格列汀组7 332例、安慰剂组7 339例。计算受试者累积骨折发生率，并采用多因素Cox比例风险回归模型分析其与治疗药物的关系。基线时受试者平均年龄为（65.5±8.0）岁，糖尿病病程（11.6±8.1）年，糖化血红蛋白（7.2±0.5）%［（55.2±5.5）mmol/L]，受试者中29.3%为女性，32.1%为非白种人。在43 222人年的随访中，有375人年（2.6%，8.7/1 000人年）发生骨折，其中146人年为骨质疏松性骨折（髋部34人年，上肢81人年，脊椎31人年）。校正后数据显示高龄（$P<0.001$）、女性（$P<0.001$）、白种人（$P<0.001$）、舒张压降低（$P<0.001$）及糖尿病神经病变（$P=0.003$）是骨折的独立危险因素。西格列汀组与安慰剂组相比，骨折[189人年 *vs.* 186人年（校正前HR 1.01，95% CI：0.82~1.23，$P=0.944$；校正后HR 1.03，$P=0.745$）]、骨质疏松性骨折（$P=0.673$）或髋部骨折（$P=0.761$）的风险均没有增加。胰岛素治疗增加骨折风险（HR 1.40，95% CI：1.02~1.91，$P=0.035$），而二甲双胍治疗则降低骨折风险（HR 0.76，95% CI：0.59~0.98，$P=0.035$）。

TECOS研究中骨折的发生率为9/1 000人年，因此，糖尿病药物的骨骼安全性值得关注。通过对服用西格列汀的T2DM患者进行前瞻性、随机、安慰剂对照研究，我们发现：①骨折在这一人群中是很常见的；②DPP-4抑制药西格列汀不增加骨折风险；③二甲双胍治疗降低骨折风险而胰岛素治疗增加骨折风险。

本研究也显示，众所周知的骨折危险因素如高龄、白种人、女性，同样增加糖尿病患者的骨折风险，而且跌倒的危险因素如低血糖、低血压等也容易导致骨折。糖尿病、骨质疏松症和骨折均是常见慢性病，尤其多发于老年人，因此骨骼健康应被视为糖尿病护理的一个重要方面。本项研究的结果可能有助于提高人们对潜在可预防的不良事件的认识，并帮助临床医生了解骨折高危患者的糖尿病治疗选择。

总结：许桂平，福建省立医院老年医学科

[点 评]

2型糖尿病（T2DM）与骨质疏松的关系比较复杂，目前尚没有明确T2DM是骨质疏松的易患因素。有研究认为1型糖尿病患者骨密度减低，骨质疏松性骨折风险增加，而T2DM患者骨密度是增加的[1-2]，特别是女性T2DM患者非椎体骨折的风险是下降的[2]。但也有报道了T2DM患者骨折风险比非糖尿病患者高20%~30%[3-4]，特别是病程超过5年的T2DM女性患者[5]。诸多混杂因素的存在可能导致研究结果的不同，例如有的研究随访时间比较短，可能未能发现潜在的因果联系；研究对象种族差异的存在会影响最终的结果；统计学效果评价指标的不同，也会导致结果的差异；糖尿病患者本身跌倒的风险可能增加，但如果因为身体虚弱活动减少，则骨折的风险反而下降。不论怎样，这部分T2DM患者通常是老年人占大多数，本身就是骨质疏松和跌倒的高危人群，因此为T2DM患者选择治疗药物的时候，药物对骨折风险的影响值得关注。

目前研究发现，对骨代谢有影响的降糖药包括噻唑烷二酮类（TZD）、肠促胰素类、二甲双胍和胰岛素[6]。动物实验表明，TZD类药物减少间充质干细胞向成骨细胞分化，抑制成骨细胞功能[7-8]，同时增加破骨细胞的活化[9]。而临床研究也证实，罗格列酮治疗增加T2DM患者发生骨折的风险，特别是女性患者[10-14]。TZD治疗一年后骨折低危女性患者发生骨折的概率是1/55，而高危女性患者发生骨折的概率是1/21[14]，极大地限制了TZD类药物在骨折高危患者中的应用。从作用机制上讲，肠促胰素，特别是胰高糖素样肽-1（GLP-1），动物实验证实可以诱导成骨细胞分化、抑制破骨细胞活性，从而促进骨形成[15]。二肽基肽酶（DPP-4）抑制药增加肠促胰素的浓度、延长其作用时间，理论上对骨代谢是有利的，但现有的大多数临床试验均为中性结果，当然这些临床试验的样本量比较小[16-19]。人群研究大多数支持二甲双胍具有降低骨折风险的作用[12,20-22]，给予二甲双胍治疗的患者餐后GLP-1的浓度

明显升高[23]。作为腺苷酸活化蛋白激酶（AMPK）的激动药，细胞和动物实验均证实，二甲双胍促进成骨细胞分化和矿化结节的形成[24-26]，通过抑制氧化应激反应减少成骨细胞的凋亡[27]，通过抑制破骨细胞活性从而减少骨质疏松大鼠的骨丢失[28-29]。外源性胰岛素治疗是否增加T2DM骨折风险的情况比较复杂，涉及患者病情严重程度、并发症、血糖波动等，因为缺乏临床随机对照试验尚无法定论。但动物[30-32]和细胞[33-34]实验均显示，胰岛素具有促进骨形成、抑制骨吸收的作用。

TECOS是为了评估DPP-4抑制药西格列汀治疗T2DM的心血管安全性，并不是为骨折风险评估设计的，因此本研究不可避免存在局限性，例如遗漏无症状性的椎体骨折；由于受试者整体血糖控制比较理想，因此无法判断血糖过高或者过低对骨折风险的影响；没有检测患者的骨密度、骨转换标志物；没有评估随机分组后新诊断的疾病或者加用的药物是否增加跌倒的风险。

总之，根据现有的体内外实验证据，具有骨折高风险的老年T2DM患者应尽量减少TZD类药物的应用，二甲双胍治疗可能有助于减少骨折风险，肠促胰素类和胰岛素在理论上有助于减少骨丢失，但胰岛素治疗需预防低血糖以减少跌倒风险。

参考文献

[1] Vestergaard P. Discrepancies in bone mineral density and fracture risk in pa-tients with type 1 and type 2 diabetes——a meta-analysis. Osteoporos Int 2007, 18 : 427-444.

[2] van Daele PL, Stolk RP, Burger H, et al. Bone density in non-insulindependent diabetes mellitus. The Rotterdam Study. Ann Intern Med 1995, 122 : 409-414.

[3] Liao CC, Lin CS, Shih CC, et al. Increased risk of fracture and postfracture adverse events in patients with diabetes : two nationwide population-based retrospective cohort studies. Diabetes Care 2014, 37 : 2246-2252.

[4] Leslie WD, Rubin MR, Schwartz AV, et al. Type 2 diabetes and bone. J Bone Miner Res 2012, 27: 2231-2237.

[5] Forsén L, Meyer HE, Midthjell K, et al. Diabetes mellitus and the incidence of hip fracture: results from the Nord-Trøndelag Health Survey. Diabetologia 1999, 42: 920-925.

[6] Gilbert MP, Pratley RE. The impact of diabetes and diabetes medications on bone health. Endocr Rev 2015, 36: 194-213.

[7] Ali AA, Weinstein RS, Stewart SA, et al. Rosiglitazone causes bone loss in mice by suppressing osteoblast differenti-ation and bone formation. Endocrinology 2005, 146: 1226-1235.

[8] Sottile V, Seuwen K, Kneissel M. Enhanced marrow adipogenesis and bone resorption in estrogen-deprived rats treated with the PPARγ agonist BRL49653 (rosiglitazone). Calcif Tissue Int 2004, 75: 329-337.

[9] Wan Y, Chong LW, Evans RM. PPAR-γ regulates osteoclastogenesis in mice. Nat Med 2007, 13: 1496-1503.

[10] Grey A, Bolland M, Gamble G, et al. The peroxisome proliferator-activated receptor- agonist rosiglitazone decreases bone formation and bone min-eral density in healthy postmenopausal women: a randomized, controlled trial. J Clin Endocrinol Metab 2007, 92: 1305-1310.

[11] Schwartz AV, Sellmeyer DE, Vittinghoff E, et al. Thiazolidinedione use and bone loss in older diabetic adults. J Clin Endocrinol Metab 2006, 91: 3349-3354.

[12] Kahn SE, Haffner SM, Heise MA, et al. Glycemic durability of rosiglitazone, metformin, or glyburide monotherapy. N Engl J Med 2006, 355: 2427-2443.

[13] Meier C, Kraenzlin ME, Bodmer M, et al. Use of thi-azolidinediones and fracture risk. Arch Intern Med 2008, 168: 820-825.

[14] Loke YK, Singh S, Furberg CD. Long-term use of thiazolidinediones and fractures in type 2 diabetes: a meta-analysis. CMAJ 2009, 180: 32-39.

[15] Shanbhogue VV, Mitchell DM, Rosen CJ, et al. Type 2 diabetes and the skeleton: new insights into sweet bones. Lancet Diabetes Endocrinol 2016, 4: 159-173.

[16] Bunck MC, Poelma M, Eekhoff EM, et al. Effects of vildagliptin on postprandial markers of bone resorption and calcium homeostasis in re-cently diagnosed, well-controlled type 2 diabetes patients. J Diabetes 2012, 4: 181-185.

[17] Bunck MC, Eliasson B, Cornér A, et al. Exenatide treatment did not affect bone mineral density despite body weight reduction in patients with type 2 diabetes. Diabetes Obes Metab 2011, 13: 374-377.

[18] Mabilleau G, Mieczkowska A, Chappard D. Use of glucagon- like pep-tide-1 receptor agonists and bone fractures: a meta-analysis of random-ized clinical trials. J Diabetes 2014, 6: 260-266.

[19] Su B, Sheng H, Zhang M, et al. Risk of bone fractures associated with glucagon-like peptide-1 receptor agonists' treatment: a meta-analysis of randomized controlled trials. Endocrine 2015, 48: 107-115.

[20] Vestergaard P, Rejnmark L, Mosekilde L. Relative fracture risk in patients with diabetes mellitus, and the impact of insulin and oral antidiabetic medication on relative fracture risk. Diabetologia 2005, 48: 1292-1299.

[21] Monami M, Cresci B, Colombini A, et al. Bone fractures and hypoglycemic treatment in type 2 diabetic patients: a case-control study. Diabetes Care 2008, 31: 199-203.

[22] Borges JL, Bilezikian JP, Jones-Leone AR, et al. Arandomized, parallel group, double-blind, multicentre study comparing the efficacy and safety of Avandamet (rosiglitazone / metformin) and metformin on long-term gly-caemic control and bone mineral density after 80 weeks of treatment in drug-naive type 2 diabetes mellitus patients. Diabetes Obes Metab 2011, 13: 1036-1046.

[23] Mannucci E, Ognibene A, Cremasco F, et al. Effect of metformin on glucagon-like peptide 1 (GLP-1) and leptin levels in obese nondiabetic subjects. Diabetes Care 2001, 24: 489-494.

[24] Kanazawa I, Yamaguchi T, Yano S, et al. Adiponectin and AMP kinase activator stimulate proliferation, differentiation, and mineralization of osteoblastic MC3T3–E1 cells. BMC Cell Biol 2007, 8: 51.

[25] Kanazawa I, Yamaguchi T, Yano S, et al. Metformin enhances the differentiation and mineralization of osteoblastic MC3T3–E1 cells via AMP kinase activation as well as eNOS and BMP-2 expression. Biochem Biophys Res Commun 2008, 375: 414-419.

[26] CortizoAM, Sedlinsky C, McCarthy AD, et al. Osteogenic actions of the anti-diabetic drug metformin on osteoblasts in culture. Eur J Pharmacol 2006, 536: 38-46.

[27] Zhen D, Chen Y, Tang X. Metformin reverses the deleterious effects of high glucose on osteoblast function. J Diabetes Complications 2010, 24: 334-344.

[28] Gao Y, Li Y, Xue J, et al. Effect of the anti-diabetic drug metformin on bone mass in ovariectomized rats. Eur J Pharmacol 2010, 635: 231-236.

[29] Mai QG, Zhang ZM, Xu S, et al. Metformin stimulates osteoprotegerin and reduces RANKL expression in osteoblasts and ovariectomized rats. J Cell Biochem 2011, 112: 2902-2909.

[30] Akune T, Ogata N, Hoshi K, et al. Insulin receptor substrate-2 maintains predominance of anabolic function over catabolic function of osteoblasts. J Cell Biol 2002, 159: 147-156.

[31] Ogata N, Chikazu D, Kubota N, et al. Insulin receptor substrate-1 in osteoblast is indispensable for maintaining bone turnover. J Clin Invest 2000, 105: 935-943.

[32] Shimoaka T, Kamekura S, Chikuda H, et al. Impairment of

bone healing by insulin receptor substrate-1 deficiency. J Biol Chem 2004, 279: 15314-15322.

[33] Fulzele, K, Riddle, RC, DiGirolamo DJ, et al. Insulin receptor signaling in osteoblasts regulates postnatal bone ac-quisition and body composition. Cell 2010, 142: 309-319.

[34] Thrailkill K, Bunn RC, Lumpkin C Jr, et al. Loss of insulin receptor in osteoprogenitor cells impairs structural strength of bone. J Diabetes Res 2014, 2014: 703589.

作者：林帆，福建省立医院老年医学科

第二十四章　TECOS研究中西格列汀的胰腺安全性

原文标题：Pancreatic Safety of Sitagliptin in the TECOS Study

原文作者：Buse JB[1], Bethel MA[2], Green JB[3], Stevens SR[3], Lokhnygina Y[3], Aschner P[4], Grado CR[5], Tankova T[6], Wainstein J[7], Josse R[8], Lachin JM[9], Engel SS[10], Patel K[11], Peterson ED[3], Holman RR[2]; TECOS Study Group

[1]University of North Carolina School of Medicine, Chapel Hill, NC jbuse@med.unc.edu; [2]Diabetes Trials Unit, Oxford Centre for Diabetes, Endocrinology and Metabolism, University of Oxford, Oxford, U.K; [3]Duke Clinical Research Institute, Duke University School of Medicine, Durham, NC; [4]Pontificia Universidad Javeriana, Hospital Universitario San Ignacio, Bogotá, Colombia; [5]Centre Region CINVEC, Viña del Mar, Chile; [6]University Specialized Hospital for Active Treatment in Endocrinology, Medical University, Sofia, Bulgaria; [7]E. Wolfson Medical Center, Holon, Israel; [8]St. Michael's Hospital, University of Toronto, Toronto, Ontario, Canada; [9]The George Washington University Biostatistics Center, Rockville, MD; [10]Merck & Co., Inc., Kenilworth, NJ; [11]Toronto Centre for Liver Disease, Division of Gastroenterology, University of Toronto Health Network, Toronto, Ontario, Canada.

刊载信息：Diabetes Care. 2017 Feb;40(2):164-170. doi: 10.2337/dc15-2780. Epub 2016 Sep 14

西格列汀心血管结局评估试验（TECOS）是一项全球性、双盲、安慰剂对照临床研究，针对≥50岁的2型糖尿病（T2DM）合并心血管疾病的患者，评估二肽基肽酶（DPP-4）抑制药西格列汀心血管安全性。本研究选取TECOS中的14 671名受试者，中位随访3年并收集急性胰腺炎或胰腺癌的疑似病例进行分析，评估接受西格列汀治疗的T2DM合并心血管疾病患者的急性胰腺炎和胰腺癌发病率。

在基线水平，无胰腺疾病、患急性胰腺炎或胰腺癌的三组受试者之间一般情况的差异很小。受试者随机接受西格列汀和安慰剂治疗，在接受西格列汀治疗的患者中有23例（0.3%）、对照组12例（0.2%）患胰腺炎（HR 1.93，95% CI：0.96~3.88，$P=0.065$；发病率为0.107/100 *vs.* 0.056/100人年），2组发生不良事件分别为25例和17例。西格列汀组有4例发生严重胰腺炎，其中2例致命。胰腺癌病例数西格列汀组为9例

（0.1%），少于对照组的14例（0.2%）（HR 0.66，95% CI：0.28~1.51，$P=0.32$；发病率0.042/100 *vs.* 0.066/100人年）。与其他2个DPP-4抑制药心血管预后研究合并进行Meta分析表明，DPP-4抑制药增加急性胰腺炎风险（HR 1.78，95% CI：1.13~2.81，$P=0.01$），而对胰腺癌无明显影响（HR 0.54，95% CI：0.28~1.04，$P=0.07$）。

胰腺炎和胰腺癌均是罕见事件，虽然从数字上看西格列汀组的胰腺炎更多而胰腺癌更少，但西格列汀组和安慰剂组之间两种疾病的发病率无统计学差异。Meta分析则提示DPP-4会轻度增加胰腺炎风险。

TECOS研究的主要目的是考察西格列汀心血管安全性。本次研究旨在探讨西格列汀与胰腺疾病之间是否有关联。TECOS研究中关于急性胰腺炎和胰腺癌的分析和另外两个Meta分析，以及其他有关DPP-4抑制药的研究，能在胰腺安全问题上为医生和患者提供更精确的参考。虽然本次研究的病例数和随访时间均较有限，但这

些双盲、随机、安慰剂对照研究提供了目前为止最强大的数据用于量化DPP-4抑制药治疗相关的胰腺风险。基于TECOS研究，西格列汀过量的风险大约是1例/1 000人年，虽然严重和致命胰腺炎发生在西格列汀组。胰腺癌是一种致命性疾病，在参与者中的发病率大约是胰腺炎的一半，而西格列汀并未增加其风险。

总结：辛宁，福建省立医院老年医学科

[点 评]

DPP-4抑制药与胰腺炎或者胰腺癌之间是否存在潜在联系？目前没有因果定论。TECOS研究显示，西格列汀组胰腺炎患者数量较对照组有增加的趋势（无统计学意义），但严重和致命的胰腺炎均发生在西格列汀组，而西格列汀对胰腺癌无明显影响。TECOS结果与其他DPP-4抑制药临床研究的结论基本一致[1-2]，即DPP-4抑制药组胰腺炎的发病数高于对照组（即使没有统计学意义）[1]。有研究者认为，阴性结果的原因可能是因为选取的胰腺炎诊断标准不当，导致漏诊了药物性胰腺炎，或把药物性胰腺炎归咎于其他原因导致的胰腺炎[3]。

DPP-4抑制药引起胰腺炎的机制还不确定，胰高糖素样肽-1（GLP-1）受体激动药和胰腺外分泌是有互相作用的，可能在胰腺的外分泌腺体上有GLP-1受体。GLP-1受体刺激胰腺酶分泌，有潜在的泄漏进入循环的风险，而不是定向分泌到胰腺消化液，并可能诱导慢性炎症反应[4]。DPP-4抑制药会引起胰酶、胰蛋白酶原、淀粉酶、脂肪酶的升高[5]，但相关的胰腺病理学检查尚不支持DPP-4抑制药引起胰腺炎的观点，一方面可能与样本量不足有关，另一方面动物实验结果也不能代表人体实验[4]。在DPP-4抑制药和胰腺炎的相关性研究中，有各种原因可能导致假阴性或假阳性的结果，例如假阳性结果中，可能存在把DPP-4抑制药引起淀粉酶的一过性升高当做了胰腺炎，诊断胰腺炎的标准过宽等原因[4,7]。无论DPP-4抑制药和胰腺炎是否相关，DPP-4抑制药的收益远大于风险，仅对于自身有胰腺炎风险的患者，以谨慎的观点来看，在使用DPP-4抑制药时需提高警惕[3]。

DPP-4抑制药和胰腺癌的关系同样不能确定[6,8]。有学说认为，长期对胰腺外分泌功能的改变会导致胰腺胆管增生和癌前病变的形成，但动物实验存在争议。对生前使用DPP-4抑制药西格列汀或艾塞那肽的T2DM患者进行尸检，其胰腺标本与接受其他口服药治疗的T2DM患者相比，其胰腺标本中β细胞增殖、α细胞表达胰高糖素增多，癌前病变患病率增加[4]，但此结果有待于更大样本量、更具代表性样本的研究进一步证实[6]。虽然观察到胰腺早期增生或癌前期变化，但这并不能证明变化的最终结果是胰腺癌，所以目前只能认为基于流行病学分析，肠促胰素类药物治疗有潜在风险。由于胰腺癌发展缓慢，鉴于药物上市不过数年，尚难以观察到此类药物的长期风险[4]。

就目前证据而已，DPP-4抑制药不宜用于胰腺炎或胰腺癌患者，以及其他潜在胰腺相关病变的患者。

参考文献

[1] Meier JJ, Nauck MA. Risk of pancreatitis in patients treated with incretin-based therapies. Diabetologia 2014, 57: 1320-1324.

[2] Yabe D, Kuwata H, Kaneko M, et al. Use of the Japanese health insurance claims database to assess the risk of acute pancreatitis in patients with diabetes: comparison of DPP-4 inhibitors with other oral antidiabetic drugs. Diabetes Obes Metab 2015, 17: 430-434.

[3] DeVries JH, Rosenstock J. DPP-4 Inhibitor-Related Pancreatitis: Rare but Real! Diabetes Care 2017, 40: 161-163.

[4] Butler PC, Elashoff M, Elashoff R, et al. A critical analysis of the clinical use of in-cretin-based therapies: Are the GLP-1 therapies safe? Diabetes Care 2013, 36: 2118-2125.

[5] Smits MM, Tonneijck L, Muskiet MH, et al. Pancreatic Effects of Liraglutide or Sitagliptin in Overweight Patients With Type 2 Diabetes: A 12-Week Ran-domized, Placebo-Controlled Trial. Diabetes Care 2017, 40: 301-308.

[6] Ueberberg S, Jütte H, Uhl W, et al. Histological changes in endocrine and exocrine pancreatic tissue from patients exposed to incretin-based therapies. Diabetes Obes Metab 2016, 18: 1253-1262.

[7] Azoulay L, Filion KB, Platt RW, et al. Association Between Incretin-Based Drugs and the Risk of Acute Pancreatitis. JAMA Intern Med 2016, 176: 1464-1473.

[8] Gokhale M, Buse JB, Gray CL, et al. Dipeptidyl-peptidase-4 inhibitors and pancreatic cancer: a cohort study. Diabetes Obes Metab 2014, 16: 1247-1256.

作者：许桂平、林帆，福建省立医院老年医学科

第二十五章　TECOS研究中西格列汀在老年人群中的安全性评估

原文标题： Assessing the Safety of Sitagliptin in Older Participants in the Trial Evaluating Cardiovascular Outcomes With Sitagliptin (TECOS)

原文作者： Bethel MA[1], Engel SS[2], Green JB[3], Huang Z[3], Josse RG[4], Kaufman KD[2], Standl E[5], Suryawanshi S[2], Van de Werf F[6], McGuire DK[7], Peterson ED[3], Holman RR[8]; TECOS Study Group

[1]Diabetes Trials Unit, Oxford Centre for Diabetes, Endocrinology and Metabolism, University of Oxford, Oxford, U.K. angelyn.bethel@dtu.ox.ac.uk; [2]Merck Research Laboratories, Merck & Co., Inc., Kenilworth, NJ; [3]Duke Clinical Research Institute, Duke University School of Medicine, Durham, NC; [4]St. Michael's Hospital, University of Toronto, Toronto, Ontario, Canada; [5]Munich Diabetes Research Group e.V., Helmholtz Centre, Neuherberg, Germany; [6]Department of Cardiovascular Sciences, University of Leuven, Leuven, Belgium; [7]Division of Cardiology, Department of Medicine, University of Texas Southwestern Medical Center, Dallas, TX; [8]Diabetes Trials Unit, Oxford Centre for Diabetes, Endocrinology and Metabolism, University of Oxford, Oxford, U.K.

刊载信息： Diabetes Care. 2017 Apr;40(4):494-501. doi: 10.2337/dc16-1135. Epub 2017 Jan 5

目前有关老年2型糖尿病（T2DM）患者服用降糖药物的安全性和有效性的数据相当有限。TECOS是一项随机、双盲、安慰剂对照研究，旨在评估西格列汀对T2DM（HbA1c 6.5%~8.0%）合并心血管疾病的患者主要终点事件如心血管性死亡、非致死性卒中、非致死性心肌梗死或不稳定性心绞痛的影响。为此我们分析了TECOS研究中≥75岁参与者的基线特征及临床预后，对比分析老年组与年轻组、老年组内治疗组与对照组的临床及安全事件。

在全部14 351名TECOS参与者中≥75岁的有2 004人（占14%），平均年龄（78.3±3.1）岁，其中68%为男性，T2DM病程平均为12（四分位数7~21）年。在2.9年的中位随访过程中，老年组参与者具有更高的主要终点事件发生率[6.46 *vs.* 3.67/100人年，HR 1.72（95% CI：1.52~1.94）]、病死率[2.52（2.20~2.89）]、严重低血糖[1.53（1.15~2.03）]和骨折发生率[1.84（1.44~2.35）]。在老年组内西格列汀并没有显著影响主要终点事件发生率[1.10（0.89~1.36）]、病死率[1.05（0.83~1.32）]、心衰住院率[0.99（0.65~1.49）]、严重低血糖[1.03（0.62-1.71）]、急性胰腺炎或胰腺癌发生率或严重不良反应。

TECOS研究中有超过2 000名75岁或以上控制良好的T2DM患者，提供了至今为止最大的常规服用西格列汀的老年人临床研究数据。在这些老年人中，西格列汀组与对照组的主要心血管终点事件、病死率、非致死性卒中、不稳定性心绞痛住院率均没有统计学差异。西格列汀治疗也不影响心血管疾病并发症（心血管性死亡、非致死性卒中和非致死性心肌梗死）、全因病死率或心衰。在本研究中，西格列汀治疗的老年组和年轻组的血糖均是达标的；而老年组内西格列汀组与对照组的低血糖、骨折、严重跌倒或损伤等不良安全事件均无统计学差异。本研究的局限性：①中位随访2.9年，而西格列汀的常规治疗时间更长；②TECOS研究人群可能不具有社区代表性。

总之，本研究结果表明，在血糖控制良好的老年T2DM患者中，西他列汀不会增加严重低血糖的风险，对心血管结局的影响也是中性的。虽然不排除更长时间的随访可能出现其他益处或风险，尤其是在老年人的合并症日益复杂的情况下，但是这个结果对于老年

T2DM患者的管理是令人欣慰的。

总结：吴丽娟，福建省立医院老年医学科

[点 评]

到目前为止，包括西格列汀在内，所有的二肽基肽酶（DPP-4）抑制药心血管安全性评估研究结果均显示，DPP-4抑制药既不增加、也不减少心血管事件发生的风险。

评价沙格列汀对T2DM合并心血管疾病或心血管危险因素的患者主要终点事件的影响，WAVOR-TIMI 53研究纳入16 492例患者，中位随访2.1年。结果显示，在常规降糖治疗基础上，与对照组相比，沙格列汀组对心血管死亡、非致死性心肌梗死、非致死性缺血性卒中三终点主要不良心血管事件（MACE）的风险未见显著影响，但心力衰竭住院风险增加[1-2]，没有增加急性肾衰竭等的风险[3]。阿格列汀在T2DM合并急性冠脉综合征（ACS）患者中的心血管结局（EXAMINE）研究，纳入5 380例近期发生过ACS的T2DM患者，中位随访18个月。结果显示，在常规降糖治疗基础上，与对照组相比，阿格列汀组对三终点MACE的风险未见显著影响[4]。维格列汀不增加T2DM患者心脑血管事件风险，没有增加心衰住院风险（VIVIDD study）[5]。利格列汀不增加心血管事件风险，肾衰等发生率低[6-7]。

老年T2DM患者血糖自我管理能力降低，如果发生低血糖往往会引起严重的后果，因此对于老年人而言避免低血糖至关重要。DPP-4抑制药主要降低餐后血糖，耐受性和安全性比较好，不增加体重，对老年患者有较多获益。因此在老年T2DM患者降糖药物的选择方面，我国老年糖尿病诊疗措施专家共识（2013年版）[8]以及2017年美国糖尿病学会（ADA）糖尿病医学诊疗标准[9]，均指出老年人降糖药物应用注意点，首选不易出现低血糖的口服降糖药物如二甲双胍、α-糖苷酶抑制药和DPP-4抑制药。对使用上述药物血糖难以控制达标，且患者自我管理能力较强，低血糖风险可控的患者，酌情选用胰岛素促泌剂包括磺脲类药物和餐时血糖调节剂，但应尽量避免使用降糖效果强、作用时间长、低血糖纠正困难的药物，如格列本脲。其中，二甲双胍

为一线药物，α-糖苷酶抑制药主要降低餐后血糖并且低血糖的发生风险较低，对于以糖类（碳水化合物）为主要能量来源的老年T2DM患者更为合适，不良反应主要为胃肠道反应。噻唑烷二酮类药物有增加体重、水钠潴留以及加重心力衰竭与骨折风险，在老年人中的应用存在一定负面影响，应慎用。同为促泌剂，格列奈类药物的低血糖风险较磺脲类低。与DPP-4抑制药类似，胰高糖素样肽-1受体激动药低血糖风险较低，但是这类药物可能导致恶心等胃肠道不良反应及体重减轻，对于比较瘦弱的老年患者不适用，肾功能不全时药物需要减量，有胰腺炎病史者需慎用肠促胰素类药物。

参考文献

[1] Leiter LA, Teoh H, Braunwald E, et al. Efficacy and Safety of Saxagliptin in Older Participants in the SAVOR-TIMI 53 Trial. Diabetes Care 2015, 38: 1145-1153.

[2] Scirica BM, Bhatt DL, et al. Saxagliptin and Cardiovascular Outcomes in Patients with Type 2 Diabetes Mellitus. N Engl J Med 2013, 369: 1317-1326.

[3] Lo Re V, Carbonari DM, Saine ME, et al. Postauthorization safety study of the DPP-4 inhibitor saxagliptin: a large-scale multinational family of cohort studies of five outcomes. BMJ Open Diabetes Res Care 2017, 5: e000400.

[4] White WB, Cannon CP, Heller SR, et al. Alogliptin after Acute Coronary Syndrome in Patients with Type 2 Diabetes. N Engl J Med 2013, 369: 1327-1335.

[5] Williams R, de Vries F, Kothny W, et al. Cardiovascular safety of vildagliptin in patients with type 2 diabetes: A European multi-database, non-interventional post-authorization safety study. Diabetes Obes Metab 2017, 19: 1473-1478.

[6] Schernthaner G, Barnett AH, Patel S, et al. Safety and efficacy of the DPP-4 inhibitor linagliptin in elderly patients with type 2 diabetes: a comprehensive analysis of data from 1331 individuals aged ≥65 years. Diabetes Obes Metab 2014, 16: 1078-1086.

[7] Marx N, Rosenstock J, Kahn SE, et al. Design and baseline

characteristics of the CARdiovascular Outcome Trial of LINAgliptin Versus Glimepiride in Type 2 Diabetes (CAROLINA®). Diab Vasc Dis Res 2015, 12: 164-174.

[8]　中国老年学学会老年医学会老年内分泌代谢专业委员会. 老年糖尿病诊疗措施专家共识(2013年版). 中华内科杂志, 2014, 3: 243-251.

[9]　American Diabetes Association. Standards of Medical Care in Diabetes-2017. Diabetes Care 2017, 40: S1-S135.

作者：许桂平、林帆，福建省立医院老年医学科

第二十六章　西格列汀在2型糖尿病合并慢性肾脏病患者中的安全性分析：来自TECOS研究的结果

原文标题： Safety of Sitagliptin in Patients with Type 2 Diabetes and Chronic Kidney Disease: Outcomes from TECOS

原文作者： Engel SS[1], Suryawanshi S[1], Stevens SR[2], Josse RG[3], Cornel JH[4,5], Jakuboniene N[6], Riefflin A[7], Tankova T[8], Wainstein J[9], Peterson ED[2], Holman RR[10]; TECOS Study Group

[1]Merck & Co., Inc., Kenilworth, New Jersey; [2]Duke Clinical Research Institute, Duke University School of Medicine, Durham, North Carolina; [3]St. Michael's Hospital, University of Toronto, Toronto, Canada; [4]Department of Cardiology, Noordwest Ziekenhuisgroep, Alkmaar, the Netherlands; [5]Working group on Cardiovascular Research the Netherlands (WCN), Utrecht, the Netherlands; [6]Department of Endocrinology, Lithuanian University of Health Sciences, Kaunas, Lithuania; [7]GMP Husby, Husby, Germany; [8]Clinical Center of Endocrinology, Medical University, Sofia, Bulgaria; [9]Wolfson Medical Center, Sackler Faculty of Medicine, Tel-Aviv University, Tel Aviv, Israel; [10]Diabetes Trials Unit, Oxford Centre for Diabetes, Endocrinology and Metabolism, University of Oxford, Oxford, UK.

刊载信息： Diabetes Obes Metab. 2017 Nov;19(11):1587-1593

糖尿病合并慢性肾脏病（CKD）患者药物治疗的安全性是临床实践中一个焦点问题。该研究分析TECOS研究中2型糖尿病并发症的发生率，并分析西格列汀在糖尿病合并CKD患者中使用的安全性。

从2008年12月—2012年7月，这项研究入组了来自38个国家14 671例受试者，入组标准为年龄≥50岁，eGFR≥30 mL/min per 1.73 m²，有心血管疾病史，HbA1c在6.5%~8.0%，入选前3个月使用稳定剂量的二甲双胍、磺脲类、吡格列酮或胰岛素单药或双药联合治疗。将受试者以随机双盲对照的方式分别入组到西格列汀治疗组或安慰剂对照组。在治疗过程中，记录和报告低血糖、住院、死亡、心血管事件、糖尿病并发症、严重不良事件或者导致停药的不良反应。由于心血管复合终点事件是该研究的主要终点，因此未被记录到不良事件中。在入组的受试者中，将eGFR<60 mL/min per 1.73 m²的患者与无CKD的患者基线指标和研究终点进行比较。在CKD患者中，采用重复测量方差分析方法将西格列汀治疗组与安慰剂治疗组进行比较。总结分析患者基线指标，并在治疗组中分析严重不良事件情况。在意向治疗的人群中，进一步分析不良反应与糖尿病并发症的发生率。

该研究结果显示，在14 528例记录了基线eGFR水平的TECOS研究入组者中，3 324（23%）的患者合并CKD。CKD患者的平均年龄为68.8±7.9岁，平均糖尿病病程为13.7±9.0年，其中62%的患者为男性。与无合并CKD的患者相比，CKD患者发生严重不良反应、肿瘤、骨折、严重低血糖以及糖尿病并发症的发生率显著增高。两组胰腺炎和胰腺肿瘤的发生率无显著差异。在合并CKD患者中，经过平均2.8年随访，西格列汀治疗组发生糖尿病视网膜并发症，糖尿病神经并发症，肾衰竭，恶性肿瘤、骨折、胰腺炎和严重低血糖的风险与安慰剂治疗组类似，无明显统计学差异。

综上所述，TECOS研究入组的糖尿病合并CKD的患者发生严重不良反应和糖尿病并发症的风险高于未合并CKD的患者。患者使用西格列汀治疗耐受性良好，与安慰剂对照组相比，两组的安全性终点无显著差异。

总结：林苗、陈刚，福建省立医院内分泌科

[点 评]

CKD是2型糖尿病一个常见的并发症，与患者的病死率有密切的关系。在治疗糖尿病合并CKD患者时，权衡利弊选择个体化的降糖方案尤为重要。由于肾功能不全限制了传统的口服降糖药物例如二甲双胍、磺脲类、非磺脲类胰岛素促分泌剂等药物的使用，而新型的钠-葡萄糖协同转运蛋白2（SGLT-2）抑制药的作用依赖于肾脏的钠-葡萄糖协同转运蛋白2，所以在CKD患者的降糖效果有限。DDP-4抑制药作为一种新型的降糖药物，其在肾功能不全（包括透析）的患者中的疗效及安全性问题一直为人们关注。已有随机对照试验显示，在2型糖尿病合并中重度肾损害的患者中，西格列汀治疗12个月能有效降低血糖，且治疗耐受性良好，发生低血糖等不良反应的风险较低[1]。在另外一项为期54周的随机双盲对照研究中，糖尿病合并终末期肾病并接受透析的患者，使用西格列汀能有效控制血糖，且低血糖反应较格列吡嗪治疗组显著降低[2]。然而西格列汀在糖尿病合并CKD患者长期的治疗效果尚未明确。

2015年发布的TECOS研究是一项为期3年的随机、双盲、安慰剂对照的临床试验，旨在评估在常规糖尿病治疗基础上加用西格列汀对心血管预后和临床安全性的影响[3]。结果显示，西格列汀达到非劣效性的心血管主要终点。次级终点中，西格列汀与安慰剂相比，未增加因充血性心力衰竭住院事件。值得注意的是，在这个研究中约有1/4的患者合并CKD，TECOS的研究结果提示，肾功能不全与心血管终点事件的发生密切相关，而西格列汀治疗并未有效降低肾脏病和心血管终点事件。在本研究中，作者着重研究西格列汀对合并CKD患者安全性。该研究提示，西格列汀可有效控制2型糖尿病合并慢性肾脏病患者的血糖水平，且西格列汀在慢性肾脏病患者中的使用耐受性良好。与该研究结果类似，在SAVOR-TIMI53研究人群中，合并CKD患者使用沙格列汀治疗与安慰剂对照组相比不良事件的发生率未明显增加，且肾脏安全性良好[4-5]。

该研究为西格列汀在CKD患者中使用的安全性问题提供了新的依据。然而也有一定的局限性，尽管西格列汀在透析患者的安全性研究已有报道，这个研究并未纳入终末期肾脏病和eGFR<30 mL/min per 1.73 m^{2}的CKD患者。其次，这个研究纳入的糖尿病患者HbA1c在6.5%~8.0%，排除了那些血糖水平很高的患者。另外，这个研究中CKD患者平均随访时间为2.8年，不能反映西格列汀的长期治疗效果，TECOS研究的设计目的并非着重于安全性分析，因此未将心血管终点事件纳入严重不良事件。因此，西格列汀在2型糖尿病慢性肾脏病中长期疗效和安全性问题仍需要进一步研究探讨。

参考文献

[1] Arjona Ferreira JC, Marre M, Barzilai N, et al. Efficacy and safety of sitagliptin versus glipizide in patients with type 2 diabetes and moderate-to-severe chronic renal insufficiency. Diabetes Care 2013, 36: 1067-073.

[2] Arjona Ferreira JC, Corry D, Mogensen CE, et al. Efficacy and safety of sitagliptin in patients with type 2 diabetes and ESRD receiving dialysis: a 54-week randomized trial. Am J Kidney Dis 2013, 61: 579-587.

[3] Green JB, Bethel MA, Armstrong PW, et al. Effect of Sitagliptin on Cardiovascular Outcomes in Type 2 Diabetes. N Engl J Med 2015, 373: 232-242.

[4] Udell JA, Bhatt DL, Braunwald E, et al. Saxagliptin and cardiovascular outcomes in patients with type 2 diabetes and moderate or severe renal impairment: observations from the SAVOR-TIMI 53 Trial. Diabetes Care 2015, 38: 696-705.

[5] Mosenzon O, Leibowitz G, Bhatt DL, et al. Effect of Saxagliptin on Renal Outcomes in the SAVOR-TIMI 53 Trial. Diabetes Care 2017, 40: 69-76.

作者：林苗、陈刚，福建省立医院内分泌科

第五部分

其他口服降糖药

第二十七章 二甲双胍单药血糖控制不佳的T2DM患者加用吡格列酮与磺酰脲类药物对心血管事件发生率的影响（TOSCA.IT）：一项随机、多中心的试验

原文标题：Effects on the incidence of cardiovascular events of the addition of pioglitazone versus sulfonylureas in patients with type 2 diabetes inadequately controlled with metformin (TOSCA.IT): a randomised, multicentre trial

原文作者：Vaccaro O[1], Masulli M[2], Nicolucci A[3], Bonora E[4], Del Prato S[5], Maggioni AP[6], Rivellese AA[2], Squatrito S[7], Giorda CB[8], Sesti G[9], Mocarelli P[10], Lucisano G[3], Sacco M[3], Signorini S[10], Cappellini F[10], Perriello G[11], Babini AC[12], Lapolla A[13], Gregori G[14], Giordano C[15], Corsi L[16], Buzzetti R[17], Clemente G[18], Di Cianni G[19], Iannarelli R[20], Cordera R[21], La Macchia O[22], Zamboni C[23], Scaranna C[24], Boemi M[25], Iovine C[26], Lauro D[27], Leotta S[28], Dall'Aglio E[29], Cannarsa E[30], Tonutti L[31], Pugliese G[32], Bossi AC[33], Anichini R[34], Dotta F[35], Di Benedetto A[36], Citro G[37], Antenucci D[38], Ricci L[39], Giorgino F[40], Santini C[41], Gnasso A[42], De Cosmo S[43], Zavaroni D[44], Vedovato M[45], Consoli A[46], Calabrese M[47], di Bartolo P[48], Fornengo P[49], Riccardi G[2]; Thiazolidinediones Or Sulfonylureas Cardiovascular Accidents Intervention Trial (TOSCA.IT) study group; Italian Diabetes Society

[1]Department of Clinical Medicine and Surgery, University of Naples Federico II, Naples, Italy. Electronic address: ovaccaro@unina.it; [2]Department of Clinical Medicine and Surgery, University of Naples Federico II, Naples, Italy; [3]Center for Outcomes Research and Clinical Epidemiology (CORESEARCH), Pescara, Italy; [4]Division of Endocrinology, Diabetes and Metabolism, University and Hospital Trust of Verona, Verona, Italy; [5]Department of Clinical & Experimental Medicine, University of Pisa, Pisa, Italy; [6]National Association of Hospital Cardiologists (ANMCO) Research Center, Florence, Italy; [7]Diabetes Unit, University Hospital Garibaldi-Nesima of Catania, Catania, Italy; [8]Diabetes Unit, Azienda Sanitaria Locale (ASL) Torino 5, Torino, Italy; [9]Department of Medical and Surgical Sciences, Magna Graecia University of Catanzaro, Italy; [10]University Department Laboratory Medicine, Hospital of Desio, Monza, Italy; [11]Endocrinology and Metabolism, University of Perugia, Perugia, Italy; [12]Medical Division, Rimini Hospital, Rimini, Italy; [13]Dipartimento di Medicina, Università di Padova, Padova, Italy; [14]Diabetes Unit, Massa Carrara, Azienda Unità Sanitarie Locali (USL) Toscana Nord Ovest, Carrara, Italy; [15]Section of Endocrinology, Diabetology and Metabolic Diseases, University of Palermo, Palermo, Italy; [16]Diabetes Unit, ASL 4 Chiavarese, Chiavari, Italy; [17]Department of Experimental Medicine, Sapienza University, Rome, Italy; [18]Institute for Research on Population and Social Policies-National Research Council, Penta di Fisciano, Italy; [19]Diabetes and Metabolism, Livorno Hospital, Livorno, Italy; [20]Diabetes Unit, Department of Medicine, San Salvatore Hospital, L'Aquila, Italy; [21]Diabetes Unit, School of Medicine, University of Genova, Istituto di Ricovero e Cura a Carattere Scientifico (IRCCS) San Martino Hospital, Genova, Italy; [22]Endocrinology, Azienda Ospedaliero Universitaria Ospedali Riuniti, Foggia, Italy; [23]Diabetes Unit, University of Ferrara, Ferrara, Italy; [24]Endocrinology and Diabetology, Azienda Socio Sanitaria Territoriale (ASST) Papa Giovanni XXIII, Bergamo, Italy; [25]Diabetes and Metabolism Unit, IRCCS Istituto Nazionale Riposo e Cura Anziani, Ancona, Italy; [26]Diabetes Unit, University of Naples Federico II, Naples, Italy; [27]Department of Systems Medicine, University of Rome Tor Vergata, Rome, Italy; [28]UOC Diabetologia Ospedale Sandro Pertini, Rome, Italy; [29]Clinical and Experimental Medicine, University of Parma, Parma, Italy; [30]Diabetes Unit, San Liberatore Hospital, Atri Teramo, Italy; [31]Endocrinology, Diabetes, Metabolism and Clinical Nutrition Unit, Azienda Sanitaria Universitaria Integrata di Udine, Udine,

Italy; [32]Department of Clinical and Molecular Medicine, Sapienza University, Rome, Italy; [33]ASST Bergamo Ovest, Treviglio, Italy; [34]Diabetes Unit, USL 3, Pistoia, Italy; [35]Diabetes Unit, Department of Medicine, Surgery and Neurosciences, University of Siena, Siena, Italy; [36]Department of Clinical and Experimental Medicine, University of Messina, Messina, Italy; [37]Endocrinology and Diabetes Unit, Azienda Sanitaria Locale di Potenza, Potenza, Italy; [38]Diabetes Unit, Renzetti Hospital, ASL 2 Abruzzo, Lanciano, Italy; [39]Diabetes Unit, USL Sud Est, Toscana, Italy; [40]Department of Emergency and Organ Transplantation, Endocrinology and Metabolic Diseases, University of Bari Aldo Moro, Bari, Apulia, Italy; [41]Department Endocrinology and Diabetology, Cesena Hospital, Cesena, Italy; [42]Department of Clinical and Experimental Medicine, Magna Graecia University of Catanzaro, Italy; [43]Unit of Internal Medicine, IRCCS Casa Sollievo della Sofferenza, San Giovanni Rotondo, Italy; [44]Diabetes Unit, Guglielmo da Saliceto Hospital, Piacenza, Italy; [45]Metabolism Unit, Azienda Ospedaliera di Padova, Padova, Italy; [46]Department of Medicine and Aging Sciences, and Aging and Translational Medicine Research Center (CeSI-Met), D'Annunzio University, Chieti-Pescara, Italy; [47]Diabetes Unit, USL Toscana Centro, Prato, Italy; [48]Diabetes Unit, Ravenna Internal Medicine Department, Romagna Local Health Unit, Ravenna, Italy; [49]Department of Medical Sciences, University of Turin, Turin, Italy.

刊载信息：Lancet Diabetes Endocrinol. 2017 Nov;5(11):887-897. doi: 10.1016/S2213-8587(17)30317-0. Epub 2017 Sep 13

二甲双胍是2型糖尿病（Type 2 diabetes mellitus，T2DM）推荐的一线药物治疗，但对于单用二甲双胍无法良好控制血糖的患者，何为最佳附加治疗方案存在相当大的不确定性。磺酰脲类是最广泛使用的选择，但其心血管安全性尚不确定。鉴于对缺血性心血管疾病有保护作用的证据，吡格列酮可能是一种合适的替代方案，但人们仍担心可能存在临床相关的不良反应。以前没有长程的头对头的试验对这些药物的心血管效应、降血糖效应和安全性进行比较，TOSCA.IT旨在比较吡格列酮与磺酰脲类药物对T2DM患者心血管事件的长期影响。

TOSCA.IT是一项多中心、实用性、随机、头对头试验。该试验从意大利的57家糖尿病诊所招募50~75岁的T2DM患者，其均接受二甲双胍单药治疗（2~3 g/d）且血糖均控制不佳。所有患者按1:1比例随机分组至吡格列酮组和磺酰脲类组。受试者以男性为主（约60%），糖尿病病史>2年（平均8.4年），基线HbA1c 7.0%~9.0%（平均7.7%），BMI 20~45 kg/m² （平均值=30.3 kg/m²）。绝大多数受试者（89%）在基线时未合并心血管疾病（cardiovascular diseases，CVD），整个研究过程中保证对心血管危险因素进行很好的控制。根据患者所在地的情况以及既往CVD的情况，吡格列酮组在二甲双胍治疗的基础上加用吡格列酮15~45 mg/d治疗，磺酰脲类组在二甲双胍治疗的基础上加用格列美脲6 mg/d或格列齐特30~120 mg/d治疗。该试验不是双盲试验，但独立终点事件委员会不知道治疗分组的情况。使用Cox比例风险模型评估的主要终点由首次发生的全因病死率、非致死性心肌梗死、非致死性卒中和紧急冠状动脉血运重建组成的复合终点，次要终点包括猝死、致死以及非致死性心肌梗死（包括静息性心肌梗死）、致死以及非致死性卒中、下肢截肢（踝以上）、冠脉、下肢或颈动脉的血运重建。这些终点事件均在调整的意向治疗人群中进行评估，所有随机分配的受试者的基线数据均有效，没有任何与研究标准相关的协议违规。本研究已在ClinicalTrials.gov上注册，编号为NCT00700856。

在2008年9月18日—2014年1月15日期间，共有3 028名患者纳入研究，根据随机分配原则，有1 535名患者被分配到吡格列酮组、1 493名被分配到磺酰脲类组，其中格列本脲组24例（2%），格列美脲组723例（48%），格列齐特组745例（50%）。在研究开始时，有335例（11%）既往合并CVD。平均57.3个月的中位随访时间后进行了无效分析，后该研究被提前终止。吡格列酮组的主要终点事件发生率和磺酰脲类组相似，均为1.5例/100人·年（危险比0.96，95% CI：0.74~1.26，P=0.79）。两组次要终点事件的发生率无明显差异。吡格列酮组的平均HbA1c水平（7.24%）低于磺酰脲类组（7.30%），P=0.001。吡格列酮组的低血糖发生率（148例，10%）低于磺酰脲类组（508例，34%），P<0.0001。对心血管危险因素的研究发现，高密度脂蛋白（HDL）、甘油三酯、血压、白蛋白尿、肾小球滤过率（eGFR）、超敏C反应蛋白这几项指标中，除吡格列酮组对HDL的升高有显著性差异外，其余各项参数的影响两组均无统计学差异。吡格列酮组中到重度低血糖的发生率显著低于磺酰脲类组。两组均出现中度的体重增加，体重平均增幅<2 kg。各

治疗组的心力衰竭、膀胱癌和骨折的发生率并无显著差异。

这项研究的主要优势是在常规临床条件下进行了两种适合作为T2DM二线治疗药物的头对头比较，并进行了长期随访。这个长程的实用性试验发现，单用二甲双胍血糖控制不良的T2DM患者加用吡格列酮和磺酰脲药物（主要是格列美脲和格列齐特），其心血管事件发生率相似。两种治疗方法总体均有效，不存在临床相关不良反应的高风险。给予吡格列酮治疗的患者具有更好的血糖控制持久性，更低的低血糖症发生率和更高的HDL水平。吡格列酮和磺酰脲类药物均可作为二甲双胍的附加药物方案。

总结：陈彦、陈刚，福建省立医院内分泌科

吡格列酮与T2DM患者的心血管风险：吡格列酮对所有人都有益吗？

原文标题：Pioglitazone and Cardiovascular risk in T2DM patients: is it good for all?

原文作者：Muhammad Abdul-Ghani[1], Amin Jayyous[1], Nidal Asaad[2], Sherif Helmy[2], Jassim Al-Suwaidi[2]

[1]Academic Health System; [2]Cardio-Metabolic Institute, Hamad General Hospital, Doha, Qatar Correspondence to: Muhammad Abdul-Ghani. Academic Health System, PO Box 3050, Hamad General Hospital, Doha, Qatar. Email: abdulghani@uthscsa.edu.

Provenance: This is an invited Editorial commissioned by Section Editor Kaiping Zhang (AME College, AME Group, China).

Comment on: Vaccaro O, Masulli M, Nicolucci A, et al. Effects on the incidence of cardiovascular events of the addition of pioglitazone versus sulfonylureas in patients with type 2 diabetes inadequately controlled with metformin (TOSCA.IT): a randomised, multicentre trial. Lancet Diabetes Endocrinol 2017;5:887-97.

刊载信息：Ann Transl Med 2018. doi: 10.21037/ atm.2018.03.19

View this article at: http://atm.amegroups.com/article/view/19031

2型糖尿病（Type 2 diabetes mellitus，T2DM）的微血管并发症（视网膜病变、肾病、神经病变）和大血管并发症（心肌梗死、卒中、截肢）使得T2DM的发病率、病死率和医疗费用均增高[1-2]。因此，降低糖尿病血管并发症的风险对改善公共卫生状况和控制医疗保健费用都有重要意义。

糖尿病是西方国家失明、终末期肾病的首要原因[2]，并且T2DM患者罹患心血管疾病（cardiovascular diseases，CVD）的概率要比普通人高2.5~4倍[3]。横断面研究已证实，1/3~1/2的糖尿病患者发生了器官损伤[4]。虽然近期的一项研究[4]发现，并非所有糖尿病患者都会产生并发症，但近1/5的糖尿病患者都会产生两种或更多的并发症。

糖尿病患者出现微血管并发症是与严重的高血糖相关的[5-6]。已有确证资料表明，降低T2DM患者血糖水平可显著降低发生眼病和肾病的风险。糖化血红蛋白（HbA1c）每降低1%，眼病和肾病的发生风险就会降低约40%[5-9]。所以，所有专业机构都建议要将HbA1c

长期维持在7.0%以下[10-12]。

尽管T2DM患者心血管并发症（心肌梗死和卒中）的风险显著增加，且一旦出现任何CVD事件后预后更差[3,13]，但血糖水平的降低对T2DM患者CVD风险的降低并没有多大益处[6,14-15]，这提示高血糖可能只是CVD一个微弱的风险因子，可能有其他因素导致T2DM的CVD风险增高。相反地，降低血压和低密度脂蛋白（LDL）胆固醇可以显著降低T2DM患者的心血管风险[16-20]。另外，大多数T2DM患者表现有中重度的胰岛素抵抗，这和肥胖、血脂紊乱、高血压、内皮无功能、致凝状态等多种代谢异常相关，而这些因素都是发生CVD的重要风险因子[21]。再者，胰岛素抵抗的分子机制参与了动脉粥样硬化的进程[22-23]，基于这一假说，我们可以预见改善胰岛素敏感性的降糖药物可以降低T2DM的CVD风险，而与其降低血糖水平的能力无关。

吡格列酮是可用于治疗T2DM的唯一真正的胰岛素增敏剂[24-26]。除了降低血糖浓度，吡格列酮还能在骨骼肌、肝脏、脂肪细胞中降低35%~40%的胰岛素抵抗[27]，也能降低血浆甘油三酯浓度及降低血压[28]，还能降低血浆游离脂肪酸（FFA）浓度、脂肪细胞因子、升高脂联素水平[24-28]，而这些都被认为有心血管益处。因此，吡格列酮被认为除了可降低血糖浓度外，还可为患者带来额外的心血管益处[29-30]。与此一致，吡格列酮被发现可减缓T2DM患者[31]和糖耐量受损[32]人群出现颈动脉内膜中层增厚的进程。另外，吡格列酮也可减少冠状动脉粥样斑块容积[33]并减少了安装冠状动脉支架的T2DM患者发生冠状动脉再阻塞的风险[34]。最后，在大型临床试验结果中，吡格列酮显著降低了有CVD的T2DM患者发生3类主要心血管结局事件（非致死性心肌梗死，非致死性脑卒中，心血管死亡）的风险[35]。

PROActive[35]研究和IRIS[36]研究均证实了吡格列酮对于合并CVD病史的T2DM患者的心血管益处。尽管合并CVD的T2DM患者的心血管风险最高[3]，未合并CVD的T2DM患者相较非糖尿病患者其心血管风险也是升高的。合并CVD的T2DM患者发生心肌梗死或CV相关死亡的7年风险与合并CVD的非糖尿病患者是差不多的[3]。因为大多数T2DM患者没有合并CVD，所以确认在这个人群中吡格列酮是否存在心血管益处很重要。而TOSCA.IT研究就旨在回答这个问题。

TOSCA.IT研究[37]是意大利出资的一项前瞻性、随机、开放性的研究，该研究是由终点事件驱动的。由于研究的入组率低，主要终点事件的发生率低，吡格列酮组退出率较高（23%），这导致终点事件的发生例数（213例）比预期的（498例）少得多。故8年后研究人员考虑研究达到其目标的可能性很低（5%），决定在未达到预期终点事件的目标之前即终止研究。由于研究面临的障碍，意向治疗分析的结果表明，两种治疗方案的主要和次要终点事件均未显示出统计学差异。由于吡格列酮组的高停药率，研究者进行了治疗分析。在本分析中，吡格列酮组的主要终点事件与磺酰脲类组没有差异（HR=0.95，95% CI：0.74~1.26，$P=0.79$）。然而，吡格列酮组关键的次要终点事件即3点MACE（腿截肢以及冠状动脉和颈动脉血运重建）的发生率降低了21%（HR=0.79，95% CI：0.47~0.96，$P=0.03$）。

综合TOSCA.IT的研究结果可以得出结论，该研究发现未合并CVD的T2DM患者中，吡格列酮组和磺酰脲类组的CVD事件发生率并没有显著差异，但该研究并未明确排除吡格列酮对未合并CVD的T2DM患者心血管风险的可能获益。除了上面讨论的TOSCA.IT研究的技术局限之外，还有其他几个因素可能导致了该研究的阴性结果，包括如下几方面：第一，TOSCA.IT研究进行的是吡格列酮与磺酰脲类药物的头对头比较，而IRIS和PROActive研究进行的是吡格列酮与安慰剂的比较。虽然没有关于磺酰脲类对CVD转归结果影响的确凿证据，但磺酰脲类有一定程度的CV获益，这种轻微的心血管获益也可缩小TOSCA.IT研究中两个治疗组之间的差异。第二，在PROActive和IRIS研究中，吡格列酮使用剂量达到最大量（45 mg/d），而TOSCA.IT研究中吡格列酮的使用剂量平均为23 mg/d。因此，可以推测大约一半患者接受吡格列酮30 mg/d的剂量，另一半患者接受15 mg/d的剂量治疗。尽管研究者没有根据所用的吡格列酮剂量对研究结果进行分层，但是剂量反应研究[11]已经证实了吡格列酮15 mg/d的剂量对T2DM患者的胰岛素敏感性和其他代谢异常的微弱效应，比如减轻FFA、脂联素的表达等。TOSCA.IT研究与IRIS和PROActive研究之间药物剂量的差异，可能可以部分解释TOSCA.IT研究中吡格列酮较低的心血管益处。第三，有可能吡格列酮在DM的一级预防中可降低心血管风险，但在二级预防中并无作用。因此，只有已合并CVD的受试者，如IRIS和PROActive研究中的受试者，才能从吡格列酮中受益，而未合并CVD的受试者不会受益于吡格列酮。

由于TOSCA.IT研究的这些局限性，我们无法确定吡格列酮在未合并CVD的T2DM患者中的心血管获益。尽管如此，TOSCA.IT研究的结果仍强调了吡格列酮在T2DM患者中的两个重要作用：第一，与以前的许多研究[38]一致，与磺酰脲类药物相比，吡格列酮可以使HbA1c降低的持续时间更久。虽然6个月时磺酰脲类组HbA1c水平的下降高于吡格列酮组，但6个月后HbA1c逐渐升高，1年后吡格列酮组HbA1c水平低于磺酰脲类组（$P=0.01$）。吡格列酮组的治疗失败率（11%）低于磺酰脲类组（16%）（$P<0.0001$）。正如预期的那样，吡格列酮组低血糖发生率低于磺酰脲类组，磺酰脲类组轻度低血糖事件的发生率是吡格列酮组的3.2倍。第二，由于研究持续时间长，TOSCA.IT研究提供了关于吡格列酮和磺酰脲类药物长期安全性的重要信息。总体来说，只有少数受试者出现严重不良事件，两组的比率相当。有趣的是，两组的膀胱癌、骨折和充血性

心力衰竭的发生率相似。

　　总之，二甲双胍是T2DM患者推荐的一线治疗药物[10-12]。尽管开始使用二甲双胍治疗后，HbA1c开始下降，但随着时间推移HbA1c仍逐渐增高，并且在开始使用二甲双胍平均5~6年后，HbA1c回升至基线水平[6]。因此，推荐进行二线药物的治疗。TOSCA.IT研究可视为吡格列酮与磺酰脲类药物作为二线治疗的有效性追踪研究。虽然TOSCA.IT研究的结果并未提供支持吡格列酮更大程度地降低心血管风险的证据，但吡格列酮使HbA1c降低的持续时间更久，低血糖风险更低。两个治疗组的体重增加情况相当，一系列不良事件的发生率相当。因此，就代谢控制而言，TOSCA.IT研究的结果提示，作为二甲双胍单药治疗失败的二线降糖药物，吡格列酮比磺酰脲类药物更胜一筹。

参考文献

[1] Schalkwijk CG, Stehouwer CD. Vascular complications in diabetes mellitus: the role of endo-thelial dysfunction. Clin Sci (Lond) 2005, 109: 143-59.

[2] He Z, King GL. Microvascular complications of diabetes. Endocrinol Metab Clin North Am 2004, 33: 215-38, xi-xii.

[3] Haffner SM, Lehto S, Rönnemaa T, et al. Mortality from coronary heart disease in subjects with type 2 diabetes and in nondiabetic subjects with and without prior myocardial infarction. N Engl J Med 1998, 339: 229-34.

[4] Morgan CL, Currie CJ, Stott NC, et al. The prevalence of multiple diabetes-related complications. Diabet Med 2000, 17: 146-51.

[5] Nathan DM, Genuth S, Lachin J, et al. The effect of intensive treatment of diabetes on the de-velopment and progression of long-term complications in insulin-dependent diabetes mellitus. N Engl J Med 1993, 329: 977-86.

[6] UK Prospective Diabetes Study (UKPDS) Group. Intensive blood-glucose control with sul-phonylureas or insulin compared with convntional treatment and risk of complications in patients with type 2 diabetes (UKPDS 33). Lancet 1998, 352: 837-53.

[7] Nakagami T, Kawahara R, Hori S, et al. Glycemic control and prevention of retinopathy in Japanese NIDDM patients. A 10-year follow-up study. Diabetes Care 1997, 20: 621-2.

[8] Klein R, Klein BE, Moss SE. Relation of glycemic control to diabetic microvascular compli-cations in diabetes mellitus. Ann Intern Med 1996, 124: 90-6.

[9] Ohkubo Y, Kishikawa H, Araki E, et al. Intensive insulin therapy prevents the progression of diabetic microvascular complications in Japanese patients with non-insulindependent diabetes mellitus: a randomized prospective 6-year study. Diabetes Res Clin Pract 1995, 28: 103-17.

[10] Nathan DM, Buse JB, Davidson MB, et al. Medical management of hyperglycaemia in type 2 diabetes mellitus: a consensus algorithm for the initiation and adjustment of therapy: a consensus statement from the American Diabetes Association and the European Association for the Study of Diabetes. Diabetologia 2009, 52: 17-30.

[11] Qaseem A, Vijan S, Snow V, et al. Glycemic control and type 2 diabetes mellitus: the optimal hemoglobin A1c targets. A guidance statement from the American College of Physicians. Ann Intern Med 2007, 147: 417-22.

[12] Rodbard HW, Blonde L, Braithwaite SS, et al. American Association of Clinical Endocrinol-ogists medical guidelines for clinical practice for the management of diabetes mellitus. Endocr Pract 2007, 13: 1-68.

[13] Mazzone T. Reducing cardiovascular disease in patients with diabetes mellitus. Curr Opin Cardiol 2005, 20: 245-9.

[14] Gerstein HC, Miller ME, Byington RP, et al. Effects of intensive glucose lowering in type 2 diabetes. N Engl J Med 2008, 358: 2545-59.

[15] Patel A, MacMahon S, Chalmers J, et al. Intensive blood glucose control and vascular outcomes in patients with type 2 diabetes. N Engl J Med 2008, 358: 2560-72.

[16] Adler AI, Stratton IM, Neil HA, et al. Association of systolic blood pressure with macrovascular and microvascular complica-tions of type 2 diabetes (UKPDS 36): prospective observational study. BMJ 2000, 321: 412-9.

[17] Turnbull F, Neal B, Algert C, et al. Effects of different blood pressure-lowering regimens on major cardiovascular events in idividuals with and without diabetes mellitus: results of prospec-tively designed overviews of randomized trials. Arch Intern Med 2005, 165: 1410-9.

[18] Costa J, Borges M, David C, et al. Efficacy of lipid lowering drug treatment for diabetic and non-diabetic patients: meta-analysis of randomised controlled trials. BMJ 2006, 332: 1115-24.

[19] Rawshani A, Rawshani A, Franzén S, et al. Mortality and Cardiovascular Disease in Type 1 and Type 2 Diabetes. N Engl J Med 2017, 376: 1407-18.

[20] Colhoun HM, Betteridge DJ, Durrington PN, et al. Primary prevention of cardiovascular dis-ease with atorvastatin in type 2 diabetes in the Collaborative Atorvastatin Diabetes Study (CARDS): multicentre randomised placebo-controlled trial. Lancet 2004, 364: 685-96.

[21] Reaven GM. Banting lecture 1988. Role of insulin resistance in human disease. Diabetes 1988, 37: 1595-607.

[22] DeFronzo RA. Insulin resistance, lipotoxicity, type 2 diabetes

and atherosclerosis: the missing links. The Claude Bernard Lecture 2009. Diabetologia 2010, 53: 1270-87.

[23] Abdul-Ghani MA, Jayyousi A, DeFronzo RA, et al. Insulin Resistance the Link between T2DM and CVD: Basic Mechanisms and Clinical Implications. Curr Vasc Pharmacol 2017. [Epub ahead of print].

[24] Yki-Järvinen H. Thiazolidinediones. N Engl J Med 2004, 351: 1106-18.

[25] Mudaliar S, Henry RR. New oral therapies for type 2 diabetes mellitus: The glitazones or insulin sensitizers. Annu Rev Med 2001, 52: 239-57.

[26] Saltiel AR, Olefsky JM. Thiazolidinediones in the treatment of insulin resistance and type II diabetes. Diabetes 1996, 45: 1661-9.

[27] Miyazaki Y, Matsuda M, DeFronzo RA. Dose-response effect of pioglitazone on insulin sensi-tivity and insulin secretion in type 2 diabetes. Diabetes Care 2002, 25: 517-23.

[28] Goldberg RB, Kendall DM, Deeg MA, et al. A comparison of lipid and glycemic effects of pioglitazone and rosiglitazone in patients with type 2 diabetes and dyslipidemia. Diabetes Care 2005, 28: 1547-54.

[29] Blaschke F, Spanheimer R, Khan M, et al. Vascular effects of TZDs: new implications. Vascul Pharmacol 2006, 45: 3-18.

[30] Satoh N, Ogawa Y, Usui T, et al. Antiatherogenic effect of pioglitazone in type 2 diabetic pa-tients irrespective of the responsiveness to its antidiabetic effect. Diabetes Care 2003, 26: 2493-9.

[31] Mazzone T, Meyer PM, Feinstein SB, et al. Effect of pioglitazone compared with glimepiride on carotid intimamedia thickness in type 2 diabetes: a randomized trial. JAMA 2006, 296: 2572-81.

[32] DeFronzo RA, Tripathy D, Schwenke DC, et al. Pioglitazone for diabetes prevention in im-paired glucose tolerance. N Engl J Med 2011, 364: 1104-15.

[33] Nissen SE, Nicholls SJ, Wolski K, et al. Comparison of pioglitazone vs glimepiride on pro-gression of coronary atherosclerosis in patients with type 2 diabetes: the PERISCOPE randomized controlled trial. JAMA 2008, 299: 1561-73.

[34] Nishio K, Sakurai M, Kusuyama T, et al. A randomized comparison of pioglitazone to inhibit restenosis after coronary stenting in patients with type 2 diabetes. Diabetes Care 2006, 29: 101-6.

[35] Dormandy JA, Charbonnel B, Eckland DJ, et al. Secondary prevention of macrovascular events in patients with type 2 diabetes in the PROactive Study (PROspective pioglitAzone Clinical Trial In macroVascular Events): a randomised controlled trial. Lancet 2005, 366: 1279-89.

[36] Kernan WN, Viscoli CM, Furie KL, et al. Pioglitazone after Ischemic Stroke or Transient Ischemic Attack. N Engl J Med 2016, 374: 1321-31.

[37] Vaccaro O, Masulli M, Nicolucci A, et al. Effects on the incidence of cardiovascular events of the addition of pioglitazone versus sulfonylureas in patients with type 2 diabetes inadequately controlled with metformin (TOSCA. IT): a randomised, multicentre trial. Lancet Diabetes Endo-crinol 2017, 5: 887-97.

[38] Defronzo RA. Banting Lecture. From the triumvirate to the ominous octet: a new paradigm for the treatment of type 2 diabetes mellitus. Diabetes 2009, 58: 773-95.

译者：陈彦、陈刚，福建省立医院内分泌科

第二十八章　REMOVAL研究：二甲双胍可降低1型糖尿病患者心脏疾病的风险

原文标题：Cardiovascular and metabolic effects of metformin in patients with type 1 diabetes (REMOVAL): a double-blind, randomised, placebo-controlled trial

原文作者：Petrie JR[1], Chaturvedi N[2], Ford I[3], Brouwers MCGJ[4], Greenlaw N[3], Tillin T[2], Hramiak I[5], Hughes AD[2], Jenkins AJ[6], Klein BEK[7], Klein R[7], Ooi TC[8], Rossing P[9], Stehouwer CDA[4], Sattar N[10], Colhoun HM[11]; REMOVAL Study Group

[1]Institute of Cardiovascular and Medical Sciences, University of Glasgow, Glasgow, UK. Electronic address: john.petrie@glasgow.ac.uk; [2]Institute of Cardiovascular Science, University College London, London, UK; [3]Robertson Centre for Biostatistics, University of Glasgow, Glasgow, UK; [4]Department of Internal Medicine and Cardiovascular Research Institute Maastricht (CARIM), Maastricht University Medical Centre, Maastricht, Netherlands; [5]St Joseph's Health Care, London, ON, Canada; [6]NHMRC Clinical Trials Centre, University of Sydney, Sydney, NSW, Australia; [7]University of Wisconsin School of Medicine and Public Health, Madison, WI, USA; [8]Ottawa Hospital Research Institute, The Ottawa Hospital, Ottawa, ON, Canada; [9]Steno Diabetes Center Copenhagen and University of Copenhagen, Copenhagen, Denmark; [10]Institute of Cardiovascular and Medical Sciences, University of Glasgow, Glasgow, UK; [11]Institute of Genetics and Molecular Medicine, University of Edinburgh, Edinburgh, UK.

刊载信息：Lancet Diabetes Endocrinology. 2017 Aug;5(8):597-609. doi: 10.1016/S2213-8587(17)30194-8. Epub 2017 Jun 11

二甲双胍在1型糖尿病患者可以降低胰岛素的需求量和改善血糖，但它是否有心血管的获益却是未知的。我们的目的是探讨在心血管疾病高风险的成人1型糖尿病患者，二甲双胍治疗（合并滴注胰岛素治疗）能否减少动脉粥样硬化的进展，以颈动脉内膜中层厚度（CIMT）评估动脉粥样硬化的进展。

REMOVAL（ClinicalTrials.gov登记，编号nct01483560）是一项在五个国家（澳大利亚、加拿大、丹麦、荷兰和英国）的23所医院糖尿病诊所进行的双盲、安慰剂对照研究。该研究纳入40岁以上、至少5年以上糖尿病病程且10个特定心血管危险因素中至少有3个的1型糖尿病患者。这些患者随机双盲分配（通过交互式语音应答系统）为二甲双胍组（1 000 mg，BID）或安慰剂组。主要的结果是采用3年平均远壁颈动脉内中膜厚度（3年中将每年CIMT量化），采用重复回归的

方法分析改良意向治疗人群（不论后期参与还有入组时参与，所有受试者随机分配并且提供随机分组后任何给定的时间截点的感兴趣结果的数据）。次要终点包括糖化血红蛋白（HbA1c）、低密度脂蛋白胆固醇、估算肾小球滤过率（eGFR）、症状性微量白蛋白尿（未报道）、视网膜病变、体重、胰岛素剂量和血管内皮功能，入组后对所有研究对象任何给定时间截点的感兴趣结果进行分析。

研究发现，2011年12月14日—2014年6月24日期间，493名进入3个月风险优化和血糖控制的导入期（最后1个月仅为安慰剂组单盲）。在随机分配的428名患者中，二甲双胍组219名，安慰剂组209名。二甲双胍组中平均CIMT进展未见明显下降（−0.005 mg/年，95% CI：−0.012~0.002；$P=0.1664$），虽然最大CIMT进展（预先设定的结果三）明显下降（−0.013 mg/年，

-0.024~-0.003；$P=0.0093$）。二甲双胍组HbA1c[二甲双胍组：平均8.1%（SD 0.9）；安慰剂组：平均8.0%（SD 0.8）]平均3年有所下降（-0.13%，95% CI：-0.22~-0.037；$P=0.0060$），但这种下降是由于最初3个月时血糖下降所致（-0.24%，-0.34~-0.13；$P<0.0001$），且这种血糖下降并不能维持（$P=0.0163$随访干预时）。治疗3年后，二甲双胍组中体重（-1.17 kg，95% CI：-1.66~-0.69；$P<0.0001$）和低密度脂蛋白胆固醇（-0.13 mmol/L，-0.24~-0.03；$P=0.0117$）降低，估算eGFR有所增加（4.0 mL/min·1.73 m²，2.19~5.82；$P<0.0001$）。胰岛素需求量在平均3年内没有减少（-0.005 U/kg，95% CI：-0.022~0.012；$P=0.545$），但有一个显著的随访治疗互动（$P=0.0018$）。对评估内皮功能的反应性充血指数或视网膜病变并没有影响。相比安慰剂组有26人停止治疗，二甲双胍组有59名患者停止治疗（12% $vs.$ 27%，$P=0.0002$），主要是原因为胃肠道不良反应。二甲双胍并不增加低血糖风险。二甲双胍组中有5例死亡病例，安慰剂组中2例死亡病例，没有一例被现场调查者判定为与研究药物有关。

这些数据不支持在长病程的1型糖尿病成人患者中使用二甲双胍控制血糖，就像目前的指南建议一样，但认为它可能在心血管疾病的风险管理有更大的获益。

总结：李小明，陈刚 福建省立医院内分泌科

[点 评]

1型糖尿病患者发生心血管疾病（CVD）的风险是普通人群的2倍以上，CVD是其主要的死亡原因。既往不少的研究探讨二甲双胍在1型糖尿病患者中的作用。其中Petrie等[1]在2010年发表的关于二甲双胍对1型糖尿病患者影响的系统综述（纳入9项研究）中发现，1型糖尿病患者（192.8人年）胰岛素治疗基础上加入二甲双胍能减少胰岛素使用量（约6.6U/天），其中6个研究中有3项研究报道具有减重作用，7项研究中有4项研究发现糖化血红蛋白下降，但由于数据的异质性而不能得出结论。其中最大的一个临床试验结果（n=100）发现，联用二甲双胍可降低低密度脂蛋白胆固醇（LDL-C）水平（该研究中仅1/3患者联用他汀类治疗）。随后也有些临床研究探讨二甲双胍对1型糖尿病患者的影响。Libman等[2]在140名肥胖和超重1型糖尿病患者中进行的为期6个月的研究发现，联合二甲双胍治疗能够减重，且减少胰岛素使用的剂量（与Petrie等的系统综述的结果类似），但是无法降低LDL-C水平，且其改善血糖的作用仅限于前3个月，而不能持续6个月。

尽管CVD与1型糖尿病相关是毋庸置疑的，但既往没有任何干预试验来研究该疾病的临床或中期心血管结局。REMOVAL实验是迄今为止在1型糖尿病患者中使用二甲双胍干预的样本量最大、时间最长的研究。该研究证实了二甲双胍在减重及减少胰岛素剂量方面的作用，与前期系统综述的结果是一致的。这是第一个证实二甲双胍对中年1型糖尿病患者（他汀类药物治疗基础上）LDL-C持续降低作用的研究。这也是第一个以颈动脉内膜中层厚度作为替代指标提示二甲双胍可能延缓动脉粥样硬化进展的研究，尽管这一发现是基于第三级结果而不是主要结果。

这项研究结果为二甲双胍这种廉价的口服降糖药物用于1型糖尿病患者的治疗提供了一个更合理的临床依据。目前英国和美国的指南推荐，在超重或肥胖患者使用二甲双胍以降低胰岛素剂量和改善血糖控制。

该研究发现，在超重或肥胖患者中，二甲双胍对减少胰岛素剂量及血糖改善有短暂作用，并没有长期的获益。因此，应该修订1型糖尿病指南中关于二甲双胍对血糖持续影响的部分，并删除将二甲双胍限制应用于BMI<25 kg/m²的1型糖尿患者群。由于更大更长期的关于二甲双胍对1型糖尿病的临床心血管结局的研究不大可能在中期进行，因此治疗决策必须基于对现有证据的解释。而在血糖控制中的作用，该研究结果表明，二甲双胍长期在1型糖尿病患者中使用，可能通过持续减重和降低LDL-C水平而达到降低CVD风险的作用。

这项研究结果表明，二甲双胍可能对1型糖尿病患者的动脉粥样硬化进展有直接影响，即使对长期服用降压药和他汀类药物的中年患者中也可能有直接作用。因为二甲双胍对糖化血红蛋白没有持续的作用，因此这种影响不太可能是因为血糖控制而产生作用。

REMOVAL研究的局限性包括使用CIMT这个作为CVD的替代指标而不是使用临床结局作为终点事件。值得注意的是，虽然CVD与1型糖尿病密切相关，但既往无对1型糖尿病的任何干预的随机试验以CVD为主要临床结局，而REMOVAL实验是第一个以替代终点事件作为临床结局的研究。该研究CIMT平均基线水平变化的标准差设定为0.05，而实际的标准差为0.09，增加的标准差可能降低了该研究的统计效能。此外，该研究分析了多个第二级和第三级结果[未调整的多重比较，虽然都是预先设定的结果。但该研究的优势包括在五个国家进行国际招募，且采用现代血糖管理模式（1/3参与者使用胰岛素泵）]，使结果具有普遍性。

REMOVAL结果并不支持目前的指南关于二甲双胍可改善1型糖尿病患者的血糖控制，也不为其仅限于超重或肥胖患者提供理论基础。然而，他们确实建议二甲双胍能改善1型糖尿病的CVD风险管理及可能减少胰岛素剂量等更大的作用。此次研究对二甲双胍潜在的

降低1型糖尿病患者发展CVD风险提供了有意义的临床
数据支持。

参考文献

[1] Vella S, Buetow L, Royle P, et al. The use of metformin in type 1 diabetes: a systematic review of efficacy. Diabetologia 2010, 53: 809-820.

[2] Libman IM, Miller KM, DiMeglio LA, et al. Effect of Metformin Added to Insulin on Glycemic Control Among Overweight/Obese Adolescents With Type 1 Diabetes: A Randomized Clinical Trial. JAMA 2015, 314: 2241-2250.

作者：李小明、陈刚，福建省立医院内分泌科

第二十九章　阿卡波糖对合并糖耐量异常的冠心病患者心血管及糖尿病结局的影响（ACE）：一项随机、双盲、安慰剂对照研究

原文标题：Effects of acarbose on cardiovascular and diabetes outcomes in patients with coronary heart disease and impaired glucose tolerance (ACE): a randomised, double-blind, placebo-controlled trial

原文作者：Holman RR[1], Coleman RL[2], Chan JCN[3], Chiasson JL[4], Feng H[2], Ge J[5], Gerstein HC[6], Gray R[7], Huo Y[8], Lang Z[9], McMurray JJ[10], Rydén L[11], Schröder S[12], Sun Y[13], Theodorakis MJ[2], Tendera M[14], Tucker L[2], Tuomilehto J[15], Wei Y[16], Yang W[13], Wang D[17], Hu D[18], Pan C[19]; ACE Study Group

刊载信息：Lancet Diabetes Endocrinol. 2017 Nov;5(11):877-886. doi: 10.1016/S2213-8587(17)30309-1. Epub 2017 Sep 13

糖尿病是最重要的心血管疾病危险因素之一，合并糖耐量异常（IGT）的冠心病患者未来发生心血管事件及发展为糖尿病的风险均明显增加。著名的糖尿病预防研究STOP-NIDDM结果显示，阿卡波糖可以减少IGT患者中25%糖尿病的发生率。后续对STOP-NIDDM研究结果进行的二次分析表明，阿卡波糖可以降低复合心血管事件的风险，但是由于该试验终点事件的例数较少，因此得出的结论可能具有偶然性。另外，来自于7个临床试验的Meta分析也表明，阿卡波糖可以使2型糖尿病患者心血管事件减少1/3。但是这些临床试验均不是以检验心血管风险为初始目的。针对既往试验的局限性及启示，由糖尿病和心血管病专家共同设计了阿卡波糖心血管评估试验（ACE），用于检验阿卡波糖是否能降低IGT的中国冠心病患者的心血管事件及阿卡波糖是否能减少新发糖尿病的发生。

阿卡波糖心血管评估（ACE）试验是一项随机，双盲，安慰剂对照的4期临床试验，招募的患者来自于中国176家医院的门诊。冠心病合并IGT的中国患者通过随机化分为两组，一组接受阿卡波糖口服（每

日3次，每次50 mg），另一组为安慰剂对照组。所有患者均接受标准化的冠心病二级预防治疗。在治疗组的分配上，对所有的研究者和患者均采用盲法。主要终点是五因素心血管复合终点，包括心血管性死亡、非致死性心肌梗死、非致死性卒中、不稳定型心绞痛导致的住院、心力衰竭导致的住院。次要终点是三因素符合终点（心血管死亡，非致死性心梗和非致死性卒中），全因死亡、心血管死亡，致死或非致死性心梗，致死或非致死性卒中，不稳定型心绞痛住院，心衰住院，新发糖尿病，新出现的肾功能损害。药物安全性评估人群，包括所有接受过至少1次剂量的研究药物的患者。结果：从2009年3月20日—2015年10月23日，有6 522名患者被随机化分组纳入试验。3 272名患者被分入阿卡波糖治疗组，3 250名患者被分到安慰剂对照组。两组患者随访中位数为5.0年（IQR 3.4~6.0）。在阿卡波糖治疗组的3 272名患者中有470名患者发生主要的五因素复合终点事件（14%；3.33/100人年），而安慰剂对照组的3 250名患者中有479人（15%；3.41/100人年），两组间的危险比是

0.98（95% CI：0.86~1.11，*P*=0.73）。两个治疗组在三因素复合终点、全因死亡、心血管死亡，致死或非致死性心梗，致死或非致死性卒中，不稳定型心绞痛住院，心衰住院，肾功能损害等次要终点中无显著差异。在阿卡波糖治疗组中，糖尿病发生率较低[3 272例中436例（13%）；3.17/100人年]，与之相比，安慰剂组[3 250例中513例（16%）；84/100人年；率比0.82，95% CI：0.71~0.94，*P*=0.005]。胃肠道反应是导致药物停用或剂量调整的最常见的不良事件[在药物安全性评估人群中，3 263例阿卡波糖组中有215例（7%）*vs.* 3 241例对照组中有150例（5%），（*P*=0.0007）]。非心血管死亡的数量[3 272例中的71例（2%）*vs.* 3 250例中的56例（2%），*P*=0.19]和癌症死亡的数量[3 272例中的10例（<1%）*vs.* 3 250例中的12例（<1%），*P*=0.08]，两组间没有显著差异。

通过ACE研究，得出了这样的结论：对于合并IGT的中国冠心病患者，阿卡波糖没有减少发生主要心血管事件的风险，但确实降低了糖尿病的发病率，并具有良好的安全性（轻度和重度低血糖、肾损伤、胃肠道不良反应发生率均较对照组无统计学差异）。此外，本研究也带来了一些新的启示：基于本研究的结果及既往NAVIGATOR研究结果，尽管有强有力的流行病学数据显示，餐后高血糖与心血管风险增加密切相关，但是直接地干预餐后血糖的升高并不能减少IGT患者心血管事件发生的风险。在ACE研究中，阿卡波糖可以减少新发糖尿病的发生。这个结果从长远上看，可能可以通过减少高危人群糖尿病的发生从而减少心血管事件的发生。

总结：黄延玲，厦门大学附属中山医院内分泌科

ACE研究，一项探索"上医治未病"的临床研究

糖尿病患病率高，其引起的各种急慢性并发症给各国带来沉重的经济负担[1]。糖尿病是心血管疾病的重要危险因素，减少心血管事件、减少新发糖尿病的发生率一直是内分泌科医生及心血管科医生孜孜以求的梦想。既往多个研究成果提示，阿卡波糖可以减少新发糖尿病的发生率，减少心血管事件风险，但是这些试验均具有一定的局限性[2-3]。在心血管专家和内分泌专家的共同努力下，ACE研究应运而生，希望通过严谨的随机对照（RCT）研究，明确在已有冠心病及糖耐量异常（IGT）的心血管事件高危人群中应用阿卡波糖是否能降低心血管事件的风险；阿卡波糖能否减少合并IGT的冠心病患者新发糖尿病的发生率。

经过历时8年的漫长历程，ACE研究结果在2017年EASD首次公布，并发表于 Lancet Diabetes Endocrinol 杂志。ACE研究是迄今为止规模最大的中国糖尿病前期干预研究。该研究的发表引起了广泛的关注。很多知名的内分泌及心血管专家都针对ACE研究结果进行了专家解读与分析[4]。解读的焦点主要集中在以下几个方面：①在研究的效力上，各国专家均给予了高度评价。ACE研究是专门针对中国人群的大型RCT研究，试验设计合理，纳入的人群数及终点事件人群数均符合统计学要求，具有充分有力的统计学及临床意义。②在本研究中，阿卡波糖未能降低合并IGT的冠心病患者的心血管风险，分析其原因包括以下几个方面。首先，在本研究中，背景心血管保护性用药非常充分，研究对象他汀、阿司匹林的使用率都超过90%，β受体阻滞药超60%，ACEI，ARB类药物均有充分应用，最终血压及低密度脂蛋白控制良好，平均血压130/80 mmHg、低密度脂蛋白2.2 mmol/L。多因素综合风险因素的管控策略会带来包括心血管疾病在内的获益，因此可能掩盖或削弱了良好血糖控制带来的心血管获益，故而实验组与对照组未能

显示出明显优势；其次，本研究的随访时间较短，中位随访年限仅5年，目前关于心血管获益的流行病学研究大多需要经过漫长的随访年限才能看到具有统计学意义的差异[5]。本研究目前虽然心血管复合终点未能在统计学意义上减少，但仍然观察到心血管死亡、心衰住院等心血管事件有11%的下降趋势；此外，在首次公布ACE研究结果的EASD会议上，阿卡波糖组甘油三酯水平显著低于安慰剂组（相比平均下降0.09 mmol/L，$P<0.001$），并且体重出现明显下降（相比平均降低0.64 kg，$P<0.001$），说明阿卡波糖除降低餐后高血糖外，还能进一步影响心血管风险因素，达到多方面的综合获益。也许再经过更长时间的随访，这种差异就具有显著性。最后，本研究中，研究组有49%患者中断服药，对照组51%中断服药，虽然研究者未对药物中断具体原因进行分析，但达到半数的患者停用药物，必将对疗效乃至最后终点事件结果产生重要影响。③关于阿卡波糖降低新发糖尿病风险：这是ACE研究得出的主要阳性结果，也是最重要的结果，它进一步支持了既往STOP-NIDDM的结果，对于IGT的患者早期阿卡波糖干预可以减少新发糖尿病的发生。这样的结果对于中国这样的成人糖尿病前期患病率高达35.7%[6]的国家来说具有非常重要的意义。如果能减少糖尿病前期的患者进入糖尿病的行列，那么对于减少个人及家庭乃至整个社会的负担均具有重要意义。尽管尚未进行干预治疗的成本效益分析，但是ACE研究用大样本的高级别证据证实，阿卡波糖在预防糖尿病上的显著获益，对于今后糖尿病防治指南的修订和增补提供了重要的循证医学依据。④关于阿卡波糖的安全性：在本研究中，实验组和安慰剂组在轻度和重度低血糖、新发肿瘤、感染、血管异常、神经系统异常、肌肉及结缔组织异常、胃肠道不良反应及新发肾功能损害等方面均

无统计学差异。另一方面，在本研究中，阿卡波糖虽未能提示具有心血管保护作用，但是在冠心病患者中较长时间使用未增加心血管事件风险，这也充分肯定了阿卡波糖在心血管方面的安全性。

ACE作为迄今为止规模最大的中国糖尿病前期干预研究，历时8年，路漫漫其修远兮，虽然最终未能证实心血管保护作用，但是其对糖尿病的预防作用还是给了我们很多的启示，也是对中国"上医治未病"的医疗思想的一种探索，预示着我国慢性病的防治从二级预防向一级预防挺进。糖尿病及其并发症的管控需要从更早的IGT做起，真正从循证证据走向临床实践，做好糖尿病的预防工作，也希望今后有更多的属于中国人自己的循证医学证据，使我国的慢性病防治更符合国情。

参考文献

[1] Bommer C, Sagalova V, Heesemann E, et al. Global Economic Burden of Diabetes in Adults: Projections From 2015 to 2030. Diabetes Care 2018. Diabetes Care 2018, 41: 963-970.

[2] Chiasson J-L, Josse RG, Gomis R, et al. For the STOP-NIDDM Trial Research Group. Acarbose treatment and the risk of cardiovascular disease and hypertension in subjects with impaired glucose tolerance. The STOP-NIDDM trial. JAMA 2003, 290: 486–494.

[3] Hanefeld M, Cagatay T, Petrowitsch D. Acarbose reduces the risk for myocardial infarction in type 2 diabetic patients: meta-analysis of seven long-term studies. Eur Heart J 2004, 25: 10–16.

[4] 李光伟. ACE研究的启示和挑战. 中华内分泌代谢杂志, 2018, 34: 8-10.

[5] Li G, Zhang P, Wang J, et al. The long-term effect of lifestyle interventions to prevent diabetes in the China Da Qing Diabetes Prevention Study: a 20-year follow-up study. Lancet 2008, 371: 1783-1789.

[6] Wang L, Gao P, Zhang M, et al. Prevalence and ethnic pattern of diabetes and prediabetes in China in 2013. JAMA 2017, 317: 2515-2523.

作者：黄延玲，厦门大学附属中山医院内分泌科

第六部分

糖尿病及其并发症\合并症监测与管理

第三十章　ODYSSEY DM–INSULIN研究分析：Alirocumab在接受胰岛素治疗的合并高心血管风险1型和2型糖尿病患者中的有效性和安全性

原文标题：Efficacy and safety of alirocumab in insulin-treated patients with type 1 or type 2 diabetes and high cardiovascular risk: Rationale and design of the ODYSSEY DM–INSULIN trial

原文作者：Cariou B[1], Leiter LA[2], Müller-Wieland D[3], Bigot G[4], Colhoun HM[5], Del Prato S[6], Henry RR[7], Tinahones FJ[8], Letierce A[9], Aurand L[10], Maroni J[11], Ray KK[12], Bujas-Bobanovic M[13]

[1]Institut du thorax, CHU Nantes, INSERM, CNRS, UNIV Nantes, 44093 Nantes cedex 1, France. Electronic address: bertrand.cariou@univ.nantes.fr; [2]Li KaShing Knowledge Institute and Keenan Research Centre for Biomedical Science, St. Michael's Hospital, University of Toronto, Toronto, ON, Canada; [3]Department of Internal Medicine I, University Hospital Aachen, Aachen, Germany; [4]IVIDATA, 92300 Levallois-Perret, France; [5]University of Edinburgh, Edinburgh, Scotland, UK; [6]Department of Clinical and Experimental Medicine, University of Pisa, Pisa, Italy; [7]University of California San Diego School of Medicine, Center for Metabolic Research, Veterans Affairs, San Diego Healthcare System, San Diego, CA, USA; [8]CIBERobn, Hospital Virgen de la Victoria, Málaga University, Spain; [9]Sanofi, 91380 Chilly-Mazarin, France; [10]Sanofi, Bridgewater, NJ, USA; [11]Regeneron Pharmaceuticals, Inc., Tarrytown, NY, USA; [12]Department of Primary Care and Public Health, School of Public Health, Imperial College, London, UK; [13]Sanofi, 75008 Paris, France.

刊载信息：Diabetes Metab. 2017 Oct;43(5):453-459

心血管疾病（CVD）是1型糖尿病（T1DM）或2型糖尿病（T2DM）患者死亡的主要原因，已用胰岛素治疗的患者有更高的心血管风险。血脂异常在T1DM和T2DM中都是CVD的危险因素。T2DM患者通常以非高密度脂蛋白胆固醇（non-HDL-C）和甘油三酯水平（TG）升高，高密度脂蛋白胆固醇（HDL-C）降低为特征，低密度脂蛋白（LDL-C）的升高往往是轻微的，但小而密的LDL颗粒（LDL-P）增加了。代谢综合征中的成分也常出现在成人T1DM中。在血糖控制不佳或者肾功能减退的情况下，T1DM也常伴有血脂异常。

alirocumab是一种前蛋白转化酶枯草杆菌蛋白酶Kexin-9（PCSK9）抑制药，已经在美国、欧洲和日本等数个国家地区被批准使用，用于治疗已经使用到他汀最大耐受剂量的高胆固醇血症患者。

ODYSSEY DM–INSULIN（临床试验标识号.NCT02585778）是一个在欧洲和美国进行的Ⅲb期随机双盲、平行对照多中心试验。该研究评估Alirocumab在伴有心血管风险和高胆固醇血症已予以胰岛素治疗的糖尿病患者中的有效性和安全性。该研究计划有约500名受试者，其中包括400名T2DM和100名T1DM患者。随机化试验始于2015年11月，并于2016年8月结束。

该研究经过一个长达3周的筛选期，然后患者随机分到两个治疗组中，进行24周的治疗。符合条件的患者按糖尿病类型分层，按2:1的比例（alirocumab:安慰剂）接受双盲治疗。那些随机分配到alirocumab组的患者在前12周接受了75 mg Q2W为起始剂量alirocumab，如果第8周LDL-C≥70 mg/dL（1.81 mmol/L），则在第12周增加alirocumab到150 mg Q2W；如果在第8周LDL-C<70 mg/dL，则继续用75 mg Q2W的剂量直到治疗结束。那些随机化分配到安慰剂组的，在24周的治疗期间持续服用安慰剂。

这项研究的主要目的是：在24周的治疗后，证明alirocumab同安慰剂相比在LDL-C下降方面的优势；评估alirocumab的安全性和耐受性。

该研究招聘工作于2016年8月完成，目前正在进行临床试验。总共有517名参与者被从10个国家(奥地利、比利时、法国、德国、意大利、荷兰、西班牙、瑞士、英国和美国)随机选出，总共有76名T1DM患者和441名T2DM患者。24周治疗期的结果于2017年年中公布。

ODYSSEY DM–INSULIN研究是专门调查在胰岛素治疗伴有心血管风险糖尿病患者中尽管使用了最大可耐受剂量的他汀治疗，LDL-C水平仍不足以控制，这部分患者加用alirocumab的有效性和安全性。在单克隆抗体和胰岛素注射共同使用的情况下，对有T1DM和T2DM患者的安全性进行特定的评估是很重要的。

由于T2DM患者相比于没有糖尿病的人，而LDL-P有一个更高的比例，关于alirocumab对LDL-P的数量和大小的效果令人感兴趣。这些LDL-P更容易被糖化或氧化，降低了对LDL受体的亲和力，从而降低了LDL代谢。在其他二级脂类参数中，血浆ApoC-Ⅲ水平的变化第一次纳入到Ⅲ期alirocumab研究中。ApoC-Ⅲ已被证明是糖尿病患者的一个独立心血管危险因素，而ApoC-Ⅲ的遗传缺陷与低TG水平和降低的CHD风险有关。

了解alirocumab对血糖的影响也很有意义，尤其是他汀治疗增加了新发糖尿病的风险。有研究报道，PCSK9水平与血糖、胰岛素水平以及HOMA-IR之间有显著相关性。此外，重组PCSK9已经被证明可以在分离的胰岛细胞和肝细胞中调节LDL受体的表达。然而，在胰腺β细胞中PCSK9的功能仍然存在争议。

总之，该研究的结果将提供有价值的信息，证明在伴有心血管风险的糖尿病患者中，alirocumab的有效性和安全性，最终有助于指导除了他汀治疗外的临床决策。

　　总结：李连涛，福建省立医院内分泌科

[点 评1]

通过PCSK9抑制药降低胰岛素治疗的糖尿病患者的低密度脂蛋白胆固醇水平：它是有效安全的吗？

原文标题：Lowering low-density lipoprotein cholesterol by PCSK9 inhibition in patients with diabetes on insulin therapy: is it efficacious and safe?

原文作者：Michel Farnier

Department of Cardiology, CHU Dijon Bourgogne, and Lipid Clinic, Point Medical, Dijon, France

Correspondence to: Michel Farnier. Lipid Clinic, Point Medical, 21000 Dijon, France. Email: michelfarnier@nerim.net.

Provenance: This is an invited Editorial commissioned by Section Editor Dr. Kaiping Zhang, PhD (AME College, AME Group, Hangzhou, China).

Comment on: Leiter LA, Cariou B, Müller-Wieland D, et al. Efficacy and safety of alirocumab in insulin-treated individuals with type 1 or type 2 diabetes and high cardiovascular risk: The ODYSSEY DM-INSULIN randomized trial. Diabetes Obes Metab 2017;19:1781-92. Cariou B, Leiter LA, Müller-Wieland D, et al. Efficacy and safety of alirocumab in insulin-treated patients with type 1 or type 2 diabetes and high cardiovascular risk: Rationale and design of the ODYSSEY DM-INSULIN trial. Diabetes Metab 2017;43:453-9.

刊载信息：Ann Transl Med 2018;6(3):60. doi: 10.21037/atm.2018.01.02

View this article at: http://atm.amegroups.com/article/view/18177

动脉粥样硬化性心血管疾病（ASCVD）是糖尿病患者高发病率和病死率的主要原因[1]。T2DM患者有独特的动脉粥样硬化性血脂谱：升高的非高密度脂蛋白胆固醇（non-HDL-C），载脂蛋白B（apoB），甘油三酯（TG）水平以及较低水平的高密度脂蛋白胆固醇（HDL-C）。与没有糖尿病的人群相比，糖尿病患者的低密度脂蛋白胆固醇（LDL-C）的水平正常或者仅仅轻微升高，但致动脉粥样硬化的小而密的LDL颗粒比例增加。相比之下，血糖控制良好的T1DM患者，血脂和脂蛋白的浓度似乎与正常人群相似。然而，在LDL和HDL颗粒中成分的改变有致动脉粥样硬化的作用[2]。

在糖尿病患者中（主要是T2DM），许多临床试验和Meta分析一致表明，通过他汀或者他汀+依折麦布降低LDL-C与主要心血管事件显著减少相关。在CTT Meta分析中，他汀治疗通过减少LDL-C每1 mmol/L可使主要血管事件降低21%，无论有无糖尿病或者T1DM、T2DM，都有相似的相对风险降低[3]。CTT Meta分析进一步表明了与没有糖尿病的患者相比，他汀治疗的糖尿病患者主要心血管事件的残余绝对风险更高，尤其是ASCVD患者的残余风险更高。尽管使用了他汀治疗，但是主要血管事件的发生率在伴有糖尿病和血管疾病的患者中为31.6%，在有血管疾病但没有糖尿病的患者中为23.5%，而在有糖尿病但没有血管疾病的患者中为11.8%。相比于中等强度的他汀治疗，ASCVD患者强化他汀治疗的潜在益处已经在多个研究中被验证。与没有糖尿病的患者相比，糖尿病患者的TNT研究中，80 mg的阿托伐他汀的残余风险仍然较高[4]。

这也在CTT Meta分析中同样出现。T1DM患者他汀治疗的剩余风险特别高[3]。然而，在18 686名糖尿病患者中，仅仅1 466名T1DM患者入组了这个Meta分析。

在IMPROVE-IT研究中[5]，在近期发生急性冠脉综合征的患者中，依折麦布和辛伐他汀联合治疗同辛伐他汀单药治疗进行了比较。在糖尿病患者亚组中，依折麦布的加入降低了主要心血管事件14%的相对风险，5.5%的绝对风险。尽管依折麦布和辛伐他汀的联合治疗带来了收益，但有40%的糖尿病患者发生了主要的血管事件，而没有糖尿病的患者只有30%。

因此，需要额外的治疗来减少这种残留的风险，最近的指南[2,6-7]建议，对于高风险的糖尿病患者，若其LDL-C水平在他汀最大耐受剂量和依折麦布治疗下仍没有得到良好控制的，可以考虑使用前蛋白转化酶枯草溶菌素9（PCSK9）抑制药。事实上，在安慰剂对照试验中正在评估那些达到他汀治疗最大耐受剂量的有高ASCVD风险的加用PCSK9抑制药，两种全人源单克隆抗体：alirocumab和evolocumab。每2或4周皮下注射可导致LDL水平显著减少（从45%~70%）[8-9]。

在安慰剂对照Ⅲ期研究的补充分析中，PCSK9抑制药的疗效在糖尿病和无糖尿病患者中是相似的。在413例T2DM[10]，evolocumab（140 mg每2周或者420 mg每4周）相对于安慰剂组降低LDL-C达60%，相对于依折麦布组降低达39%。在ODYSSEY COMBO Ⅱ研究亚组分析中[11]，alirocumab（主要剂量为75 mg每2周）在糖尿病患者减少LDL-C水平达49.1%。最近报道的FOURIER研究[12]关于糖尿病合并ASCVD患者中预设二级分析的临床疗效数据：在11 031糖尿病患者（97%是T2DM，25%使用胰岛素），evolocumab显著减少LDL-C水平达57%，并且在糖尿病和非糖尿病患者中，心血管结局相对风险有相似地降低。考虑到糖尿病患者的ASCVD风险更高，evolocumab治疗的绝对收益将比非糖尿病组患者更大。使用evolocumab的糖尿病患者主要终点有一个更大的绝对风险降低（复合心血管死亡、心肌梗死、卒中，不稳定性心绞痛住院或冠状动脉重建术），但不是关键的次要终点（复合心血管死亡、心肌梗死或卒中），在有或没有糖尿病的患者中，绝对风险同样的降低了2.0%。没有关于胰岛素治疗的糖尿病患者亚组的有效信息，无论是生物学的疗效，还是心血管风险。

最近发表的ODYSSEY DM-INSULIN试验[13-14]是第一个专门评估PCSK9抑制药alirocumab在胰岛素治疗的T1DM或T2DM合并高心血管风险的患者中尽管使用了他汀稳定最大耐受剂量（无论有无伴有其他降脂药物），LDL-C水平仍≥70 mg/dL（1.8 mmol/L）患者中的有效性和安全性。在这个双盲的24周试验中，517名T2DM患者（n=441）或T1DM（n=76）被随机分配接受alirocumab或者安慰剂75 mg，每2周（比例为2:1），如果在第8周LDL-C水平仍≥70 mg/dL，则每2周增加至150 mg。总的来说，只有22.6%的随机接受alirocumab治疗的患者需要增加至150 mg（20.2%的T2DM患者和36.7%的T1DM患者）。在第24周，T2DM和T1DM患者的平均LDL-C相比于安慰剂分别下降了49.0%和47.8%（P<0.0001）。alirocumab也导致非HDL-C和apoB水平显著降低。LDL-C和非HDL-C降低的幅度与之前ODYSSEY Ⅲ期试验中观察到的结果一致[11,15]。TG水平的下降是温和的和不显著的（与安慰剂相比，T2DM为5.7%，T1DM为15.5%），表明针对PCSK9的单克隆抗体对富含TG的脂蛋白的代谢具有较小的影响。在ODYSSEY DM-INSULIN试验中，alirocumab与其他Ⅲ期临床试验一样耐受良好[8]，与之前的研究相比，局部注射部位反应发生率较低。本研究证实了先前亚组分析的结果：糖尿病患者比无糖尿病患者注射部位反应更少[11,16]。此外，ODYSSEY DM-INSULIN试验提供了有关2种注射剂alirocumab和胰岛素同时给药的安全性和耐受性的具体信息：在有限的相对较短的治疗期下，alirocumab的总体接受度较好。

与他汀类药物治疗相关的一个安全问题是发生T2DM的风险增加，尽管对糖尿病患者使用他汀类药物治疗有明显的心血管获益[17]。在ODYSSEY DM-INSULIN试验中[14]，HbA1c和血糖水平的变化很小，并且在研究期间每日总胰岛素剂量不变。这些结果与其他的研究分析一致，证明了alirocumab和evolocumab与新发糖尿病的风险无关[12-18]。然而，孟德尔随机研究发现，PCSK9和HMG-CoA还原酶基因变异与LDL-C水平较低相关，同时也与糖尿病风险增加有关[19-21]。此外，在1年的SPIRE-2试验中，bococizumab治疗与非常小的血糖水平增加相关[22]。在最近一个入组68 123名参与者，平均随访78周[23]的Meta分析表明，PCSK9抑制药治疗可诱导血糖和HbA1c小幅但有统计学差异的增加。尽管PCSK9抑制药不太可能对糖尿病风险产生重大影响，但需要更长时间的随访来更确切地评估PCSK9抑制药对血糖控制的影响。

总之，所有这些数据都高度表明了PCSK9抑制药及全人源单克隆抗体如alirocumab或evolocumab对糖尿病和ASCVD患者，包括胰岛素治疗的患者，是安全有效的。然而，来自FOURIER试验的数据也表明，尽管evolocumab加上他汀类药物治疗，但糖尿病患者仍存在较高的残余风险。在FOURIER中，evolocumab组糖尿病患者的心血管死亡，心肌梗死和卒中发生率较高（10.2%），高于安慰剂组无糖尿病患者（8.4%）。还需要确定是否其他疗法对富含TG的脂蛋白更有作用，可以更有效地降低心血管风险，这些风险与通常观察到的糖尿病患者的特定致动脉粥样化血脂谱特点相关。

参考文献

[1] Betteridge DJ. Lipid control in patients with diabetes mellitus. Nat Rev Cardiol 2011, 8: 278-290.

[2] Catapano AL, Graham I, De Backer G, et al. 2016 ESC/EAS Guidelines for the Management of Dyslipidaemias. Eur Heart J 2016, 37: 2999-3058.

[3] Cholesterol Treatment Trialists' (CTT) Collaborators, Kearney PM, Blackwell L, et al. Effcacy of cholesterollowering therapy in 18,686 people with diabetes in 14 randomised trials of statins: a meta-analysis. Lancet 2008, 371: 117-125.

[4] Shepherd J, Barter P, Carmena R, et al. Effect of lowering LDL cholesterol substantially below currently recommended levels in patients with coronary heart disease and diabetes: the Treating to New Targets (TNT)study. Diabetes Care 2006, 29: 1220-6.

[5] Cannon CP, Blazing MA, Giugliano RP, et al. Ezetimibe Added to Statin Therapy after Acute Coronary Syndromes.N Engl J Med 2015, 372: 2387-2397.

[6] American Diabetes Association. Cardiovascular disease and risk management. Diabetes Care 2017, 40: S75-S87.

[7] Writing Committee, Lloyd-Jones DM, Morris PB, et al. 2016 ACC Expert Consensus Decision Pathway on the Role of Non-Statin Therapies for LDL-Cholesterol Lowering in the Management of Atherosclerotic Cardiovascular Disease Risk: A Report of the American College of Cardiology Task Force on Clinical Expert Consensus Documents. J Am Coll Cardiol 2016, 68: 92-125.

[8] Farnier M. An evaluation of alirocumab for the treatment of hypercholesterolemia. Expert Rev Cardiovasc Ther 2015, 13: 1307-1323.

[9] Langslet G, Emery M, Wasserman SM. Evolocumab (AMG 145) for primary hypercholesterolemia. Expert Rev Cardiovasc Ther 2015, 13: 477-488.

[10] Sattar N, Preiss D, Robinson JG, et al. Lipid-lowering effcacy of the PCSK9 inhibitor evolocumab (AMG 145) in patients with type 2 diabetes: a meta-analysis of individual patient data. Lancet Diabetes Endocrinol 2016, 4: 403-410.

[11] Leiter LA, Zamorano JL, Bujas-Bobanovic M, et al. Lipidlowering effcacy and safety of alirocumab in patients with or without diabetes: A sub-analysis of ODYSSEY COMBO II. Diabetes Obes Metab 2017, 19: 989-996.

[12] Sabatine MS, Leiter LA, Wiviott SD, et al. Cardiovascular safety and effcacy of the PCSK9 inhibitor evolocumab in patients with and without diabetes and the effect of evolocumab on glycaemia and risk of new-onset diabetes: a prespecifed analysis of the FOURIER randomised controlled trial. Lancet Diabetes Endocrinol 2017, 5: 941-950.

[13] Cariou B, Leiter LA, Müller-Wieland D, et al. Effcacy and safety of alirocumab in insulin-treated patients with type 1 or type 2 diabetes and high cardiovascular risk: Rationale and design of the ODYSSEY DM-INSULIN trial. Diabetes Metab 2017, 43: 453-459.

[14] Leiter LA, Cariou B, Müller-Wieland D, et al. Effcacy and safety of alirocumab in insulin-treated individuals with type 1 or type 2 diabetes and high cardiovascular risk: The ODYSSEY DM-INSULIN randomized trial. Diabetes Obes Metab 2017, 19: 1781-1792.

[15] Farnier M, Gaudet D, Valcheva V, et al. Effcacy of alirocumab in high cardiovascular risk populations with or without heterozygous familial hypercholesterolemia: Pooled analysis of eight ODYSSEY Phase 3 clinical program trials. Int J Cardiol 2016, 223: 750-757.

[16] Leiter L, Tinahones FJ, Karalis D, et al. Alirocumab safety in individuals with and without diabetes mellitus: pooled data from 14 ODYSSEY trials. J Am Coll Cardiol 2017, 69: 1674.

[17] Collins R, Reith C, Emberson J, et al. Interpretation of the evidence for the effcacy and safety of statin therapy. Lancet 2016, 388: 2532-2561.

[18] Colhoun HM, Ginsberg HN, Robinson JG, et al. No effect of PCSK9 inhibitor alirocumab on the incidence of diabetes in a pooled analysis from 10 ODYSSEY Phase 3 studies. Eur Heart J 2016, 37: 2981-2989.

[19] Ference BA, Robinson JG, Brook RD, et al. Variation in PCSK9 and HMGCR and Risk of Cardiovascular Disease and Diabetes. N Engl J Med 2016, 375: 2144-2153.

[20] Schmidt AF, Swerdlow DI, Holmes MV, et al. PCSK9 genetic variants and risk of type 2 diabetes: a mendelian randomisation study. Lancet Diabetes Endocrinol 2017, 5: 97-105.

[21] Lotta LA, Sharp SJ, Burgess S, et al. Association Between Low-Density Lipoprotein Cholesterol-Lowering Genetic Variants and Risk of Type 2 Diabetes: A Meta-analysis. JAMA 2016, 316: 1383-1391.

[22] Ridker PM, Revkin J, Amarenco P, et al. Cardiovascular Effcacy and Safety of Bococizumab in High-Risk Patients. N Engl J Med 2017, 376: 1527-1539.

[23] de Carvalho LSF, Campos AM, Sposito AC. Proprotein Convertase Subtilisin/Kexin Type 9 (PCSK9) Inhibitors and Incident Type 2 Diabetes Mellitus: A Systematic Review and Meta-analysis With Over 96,000 PatientYears. Diabetes Care 2018, 41:364-367.

译者：李连涛，福建省立医院内分泌科

糖尿病患者调脂治疗的"后他汀时代"

T1DM和T2DM患者的主要死因还是心血管疾病[1-3]。血脂管理对于减少糖尿病患者大血管病变的发生、发展及终点有着重要的意义。在糖尿病（无论T1DM还是T2DM）人群中，LDL-C每降低1 mmol/L（38.6 mg/dl），就可降低21%的主要心血管事件[4]。但他汀应用也有一些局限性：单独应用他汀有些患者血脂控制不达标；应用他汀可以出现转氨酶升高（尤其我国是乙肝大国）、肌痛、肌病甚至横纹肌溶解等不良反应，也会出现剂量依赖性增加血糖水平等，这使得一部分患者对他汀类药物存在抵抗或不耐受；他汀类药物剂量翻倍，降脂收益仅增加6%；对家族性遗传性高胆固醇血症患者，他汀类药物的作用有限。

2014年公布的DESCARTES、LAPLACE-2、GAUSS-2等研究表明：单独使用PCSK9抑制药，或在"他汀+依折麦布"基础上加用PCSK9抑制药，可使LDL-C水平下降50%或更多。这为"后他汀时代"带来了曙光。对于许多糖尿病患者，他汀甚至合用依折麦布，仍然会有持续的血脂异常，从而会暴露于心血管事件的残余风险中。新近发表的FOURIER研究[5]表明，在他汀或他汀+依折麦布治疗的基础上，PCSK9抑制药evolocumab将冠心病患者的LDL-C水平降低至平均0.8 mmol/L，与对照组相比，LDL-C水平降低幅度达59%，而LDL-C临床转归终点（心肌梗死+卒中+心血管死亡）减少达20%。该研究进一步验证了降脂治疗后LDL-C的水平越低，临床心血管获益越大；LDL-C水平低至0.8 mmol/L依然是安全的；并证实了PCSK9抑制药的强效降脂作用和临床安全性。

对于PCSK9抑制药治疗糖尿病患者高脂血症的同时与外源注射胰岛素是否存在相互作用是一个非常有趣的话题，毕竟两个都是生物制剂。另一方面，PCSK9抑制药是否也如他汀类药物一样对血糖控制产生不良的影响也是值得关注的。有研究发现，PCSK9在T1DM患者中的表达较对照组高。当受到胰岛素刺激时，肝细胞能够分泌PCSK9，但T1DM患者体内缺乏内源性胰岛素，这提示患者体内存在有除胰岛素外的其他因子调控PCSK9的表达；该研究中也发现T1DM患者PCSK9的表达与HbA1c密切相关。虽然PCSK9在T2DM患者体内也出现升高，但我们应该注意到，导致T1DM及T2DM患者脂质代谢紊乱的原因是不同的，所以PCSK9抑制药在这两类糖尿病中所发挥的作用可能也不尽相同。

在该文章发表后的2017年6月，该研究团队在ADA年会上公布了ODYSSEY DM-INSULIN研究的结果：经过24周干预，与对照组相比，alirocumab组患者LDL水平出现明显下降（下降率0.8% vs. 48.2%，P<0.0001），两组间LDL均值的下降差异达到49%。此外，alirocumab组患者非高密度脂蛋白胆固醇、apoB，甘油三酯水平也出现明显下调，说明alirocumab对血脂的改善确实具有重要意义。在药物的安全性方面，两组患者发生的药物急性不良事件是类似的，如鼻咽炎、肌痛、关节痛及咳嗽，而同时使用胰岛素及alirocumab未出现新的安全问题。但是该项研究并未发现alirocumab对HbA1c、空腹血糖控制有益或有害的影响。

需要看到，该研究的主要终点是血脂的变化，而这些脂类的变化是否可以转变成心血管事件的显著减少，目前我们还不得而知。事实上，正在进行的ODYSSEY OUTCOMES 研究[6]（NCT01663402）就是评估alirocumab对≥18 000名发生急性冠脉综合征4~52周后患者的治疗效果。我们期待研究结束后的试验数据能解答我们的疑惑，因为这里面包括了大量糖尿病患者。此外，ODYSSEY DM-INSULIN研究时间较短，不良事件是否随着样本量增大，观察时间延长从而发生变化也是值得我们关注的。

因而，对于PCSK9抑制药的安全性问题、个体化差异以及长期治疗的持续获益问题，仍需进一步的研究来证实。

参考文献

[1] Feingold K, Grunfeld C. Diabetes and dyslipidemia. In: De Groot L, Beck-Peccoz P, Chrousos G, Dungan K, Grossman A, Hershman J, et al., editors. Endotext.South Dartmouth (MA): MDText.com, Inc.; 2000.

[2] De Ferranti SD, de Boer IH, Fonseca V, et al. Type 1 diabetes mellitus and cardiovascular disease: a scientific statement from the American Heart Association and American Diabetes Association. Circulation 2014, 130: 1110–1130.

[3] Lind M, Svensson AM, Kosiborod M, et al. Glycemic control and excess mortality in type 1 diabetes. N Engl J Med 2014, 371.

[4] Cholesterol Treatment Trailists'(CTT) Collaborators. Efficacy of cholesterol-lowering therapy in 18 686 people with diabetes in 14 randomised trials of statins a meta-analysis.The lancet 2008, 371: 117-125.

[5] Sabatine MS, Giugliano RP, Keech AC, el al. Evolocumab and Clinical Outcomes in Patients with Cardiovascular Disease. N Engl J Med 2017, 376: 1713-1722.

[6] Roth EM. Alirocumab for hyperlipidemia: ODYSSEY Phase Ⅲ clinical trial results and US FDA approval indications. Future Cardiol 2016, 12: 115-128.

作者：李连涛，福建省立医院内分泌科

第三十一章　ODYSSEY DM–DYSLIPIDEMIA试验分析：alirocumab在2型糖尿病合并混合型血脂紊乱患者中的有效性和安全性

原文标题：Design and rationale of the ODYSSEY DM DYSLIPIDEMIA trial: lipid lowering efficacy and safety of alirocumab in individuals with type 2 diabetes and mixed dyslipidaemia at high cardiovascular risk

原文作者：Müller-Wieland D[1], Leiter LA[2], Cariou B[3], Letierce A[4], Colhoun HM[5], Del Prato S[6], Henry RR[7], Tinahones FJ[8], Aurand L[9], Maroni J[10], Ray KK[11], Bujas-Bobanovic M[12]

[1]Department of Internal Medicine I, University Hospital Aachen, Pauwelsstr. 30, 52074, Aachen, Germany. dirmueller@ukaachen.de; [2]Li Ka Shing Knowledge Institute and Keenan Research Centre for Biomedical Science, St. Michael's Hospital, University of Toronto, Toronto, ON, Canada; [3]Institut du Thorax, CHU Nantes, Nantes, France; [4]Biostatistics and Programming Department, Sanofi, Chilly-Mazarin, France; [5]University of Edinburgh, Edinburgh, Scotland, UK; [6]Department of Clinical and Experimental Medicine, University of Pisa, Pisa, Italy; [7]University of California San Diego School of Medicine, Center for Metabolic Research, Veterans Affairs, San Diego Healthcare System, San Diego, CA, USA; [8]CIBERobn, Hospital Virgen de la Victoria, Málaga University, Málaga, Spain; [9]Sanofi, Bridgewater, NJ, USA; [10]Regeneron Pharmaceuticals Inc., Tarrytown, NY, USA; [11]Imperial Centre for Cardiovascular Disease Prevention, Department of Primary Care and Public Health, Imperial College, London, UK; [12]Sanofi, Paris, France.

刊载信息：Cardiovasc Diabetol. 2017 May 25;16(1):70

2型糖尿病（T2DM）经常合并混合型血脂异常。T2DM患者中非高密度脂蛋白胆固醇（non-HDL-C）、甘油三酯（TG）和小而密的低密度脂蛋白（LDL）水平升高，可以进一步增加心血管疾病的风险。其中非高密度脂蛋白胆固醇（non-HDL-C）水平与心血管疾病风险的相关性可能比低密度脂蛋白胆固醇（LDL-C）更高。已有学者提出把non-HDL-C作为混合型血脂异常的治疗靶标，因为它包括了含有载脂蛋白（Apo）B的脂蛋白颗粒（如TRL）所携带的所有致动脉粥样硬化的胆固醇，包括极低密度脂蛋白（VLDL），中密度脂蛋白（IDL），LDL和脂蛋白（a）等。

ODYSSEY DM-DYSLIPIDEMIA研究恰恰评估了

alirocumab（一种前蛋白转化酶枯草杆菌蛋白酶/kexin 9型（PCSK9）抑制药）与常规调脂治疗在高危心血管风险的T2DM合并混合型血脂异常患者中的有效性和安全性。研究人群尽管已用了最大耐受剂量的他汀类药物治疗，但non-HDL-C水平仍未达标。该研究首次以non-HDL-C作为主要研究终点进行评估。

ODYSSEY DM-DYSLIPIDEMIA是一项3b/4期随机、开放标签、平行、多国多中心研究。该研究计划入组420人。主要纳入标准为T2DM合并混合型血脂异常（non-HDL-C≥2.59 mmol/L，甘油三酯≥1.70 mmol/L但<5.65 mmol/L），有记录的动脉粥样硬化性心血管疾病或≥1个心血管危险因素者。参与者以（2:1）随机分

为alirocumab每2周75 mg治疗组和最大耐受他汀类药物（或不耐受他汀类药物）的常规调脂治疗组。如果随机分配到接受常规调脂治疗组，研究人员能够根据当地情况，将以下之一的药物添加到目前的他汀类药物治疗方案中：依折麦布，非诺贝特，ω-3脂肪酸或烟酸。

在第8周时，对于non-HDL-C≥2.59 mmol/L的Alirocumab治疗组个体将经历盲法剂量，在第12周增加至150 mg每2周。主要疗效终点是使用alirocumab与常规调脂治疗相比，从基线至第24周的非HDL-C变化，其他血脂水平（包括LDL-C）、血糖相关指标、药物安全性和耐受性也将被评估。

该研究在全球14个国家招募了413名患者进行随机化。于2016年3月开始招募，预计在2017年第二季度完成此项试验。

这是ODYSSEY项目首次将non-HDL-C作为主要疗效终点进行评估的试验。研究结果将补充第三阶段ODYSSEY的临床进展项目，该项目将non-HDL-C作为次要疗效终点进行研究。该研究也将扩展到5个3期ODYSSEY随机对照研究的亚组分析。与ODYSSEY 3期临床进展项目的先前研究不同，该试验还将测量LDL-P数量和大小以及Apo C-Ⅲ。目前科学界对于PCSK9抑制药是否影响葡萄糖稳态的研究也有很高的兴趣，因为最近有报道认为PCSK9与DM之间存在潜在的联系。为了扩展这些发现，ODYSSEY DM-DYSLIPIDEMIA研究将捕获DM相关终点的变化，包括HbA1c，FPG和降糖药的数量。与ODYSSEY DM-INSULIN研究结合，ODYSSEY DM-DYSLIPIDEMIA试验将进一步提供关于alirocumab在DM个体中的有效性和安全性的有价值的信息。正在进行的ODYSSEY OUTCOMES试验（NCT01663402）是对急性冠状动脉综合征后1年内的患者进行的研究，其中包括了相当数量的DM患者，它将提供关于alirocumab对心血管发病率和病死率益处的数据。这些试验最终可能有助于指导临床治疗此类高风险人群的决策。

总之，ODYSSEY DM-DYSLIPIDEMIA试验将提供以non-HDL-C作为主要研究终点的高心血管疾病风险的T2DM合并混合型血脂异常患者中，alirocumab与常规调脂治疗的有效性和安全性的信息。对于我们进一步深刻认识"胆固醇理论"有着重要的意义。

总结：李连涛，福建省立医院内分泌科

[点 评1]

ODYSSEY DM–DYSLIPIDEMIA试验：证实alirocumab在糖尿病合并血脂异常患者中的益处

原文标题：The ODYSSEY DM-DYSLIPIDEMIA trial: confirming the benefits of alirocumab in diabetic mixed dyslipidemia

原文作者：Paul Chan[1]*, Li Shao[2]*, Brian Tomlinson[3,4], Zhong-Min Liu[5]

[1]Division of Cardiology, Department of Internal Medicine, Wan Fang Hospital, Taipei Medical University, Taipei, Taiwan, China; [2]The VIP Department, Shanghai East Hospital, Tongji University School of Medicine, Shanghai 200120, China; [3]Research Center for Translational Medicine, Shanghai East Hospital Affiliated to Tongji University School of Medicine, Shanghai 200120, China; [4]Department of Medicine & Therapeutics, Chinese University of Hong Kong, Shatin, Hong Kong, China; [5]Department of Cardiac Surgery, Shanghai East Hospital, Tongji University, Shanghai 200120, China.

*These authors contributed equally to this work.

Correspondence to: Brian Tomlinson. Research Center for Translational Medicine, Shanghai East Hospital Affiliated to Tongji University School of Medicine, Shanghai 200120, China and Department of Medicine & Therapeutics, Chinese University of Hong Kong, Shatin, Hong Kong, China. Email: btomlinson@cuhk.edu.hk; Zhong-Min Liu. Department of Cardiac Surgery, Shanghai East Hospital, Tongji University, Shanghai 200120, China. Email: liu.zhongmin@tongji.edu.cn.

Provenance: This is an invited Editorial commissioned by Section Editor Dr. Kaiping Zhang, PhD (AME College, AME Group, Hangzhou, China).

Comment on: Müller-Wieland D, Leiter LA, Cariou B, et al. Design and rationale of the ODYSSEY DM-DYSLIPIDEMIA trial: lipid-lowering efficacy and safety of alirocumab in individuals with type 2 diabetes and mixed dyslipidaemia at high cardiovascular risk. Cardiovasc Diabetol 2017;16:70.

刊载信息：Ann Transl Med 2017;5(23):477. doi: 10.21037/atm.2017.10.26
View this article at: http://atm.amegroups.com/article/view/17262

甘油三酯在引起动脉粥样硬化性心血管疾病（ASCVD）中的作用，多年来一直是一个有争议的话题，但最近流行病学和孟德尔随机化研究的证据证实，高甘油三酯，或许更重要的是富含甘油三酯的脂蛋白，是很强的ASCVD和全因病死率独立预测因子[1]。高甘油三酯血症常与基因有关：多基因导致的轻、中度高甘油三酯血症以及单基因导致的严重高甘油三酯血症，甘油三酯浓度往往> 10 mmol/L（>885 mg/dL）[2]。生活方式、其他疾病和药物也会影响甘油三酯水平，

糖尿病通常存在血甘油三酯升高，高密度脂蛋白胆固醇（HDL-C）降低和低密度脂蛋白（LDL）颗粒小而密，这些改变容易导致动脉粥样硬化性疾病[3]。

除了LDL胆固醇（LDL-C）之外，还可以通过计算非HDL-C来评估胆固醇在富含甘油三酯的脂蛋白中的贡献，非HDL-C反映了致动脉粥样硬化脂蛋白中转运的胆固醇总负荷。非HDL-C水平可以较LDL-C水平更好地预测他汀类药物治疗中ASCVD事件[4]，并且通过冠状动脉血管内超声检查分析动脉粥样硬化体积的变

化。非HDL-C水平较LDL-C水平与冠状动脉粥样硬化进展更相关[5]。基于目前的理解，一些国际血脂管理指南建议所有患者[6-7]将非HDL-C水平作为替代的主要目标或次要目标，尤其是糖尿病患者[8]。

ODYSSEY DM-DYSLIPIDEMIA试验旨在验证alirocumab在2型糖尿病（T2DM）合并混合型血脂异常这种高心血管风险患者中的疗效。以前研究项目并未进行过9型前蛋白转化酶枯草杆菌蛋白酶-kexin（PCSK9）单克隆抗体这样的前瞻性研究[9]。同样，在糖尿病患者其他ODYSSEY研究中——ODYSSEY DM-INSULIN研究则主要是观察予以胰岛素治疗的1型糖尿病或T2DM患者[10]。这两项试验现已完成，结果在2017年圣地亚哥的美国糖尿病协会（ADA）和欧洲糖尿病研究协会（EASD）的会议上公布，ODYSSEY DM-INSULIN试验最近已出版[11]。

ODYSSEY项目alirocumab的其他试验[12]和evolocumab的PROFICIO临床试验项目[13]都是主要关注降低原发性高胆固醇血症患者中LDL-C的水平，无论是家族性的还是非家族性的。研究的纳入标准通常包括基线LDL-C高于目标水平，例如极高危患者的LDL-C≥1.8 mmol/L（70 mg/dL）。有时，非HDL-C比LDL-C高0.8 mmol/L（30 mg/dL）是另一种替代的纳入标准。LDL-C和非HDL-C目标值之间的这种差异是基于空腹甘油三酯升高>1.7 mmol/L（>150 mg/dL）的阈值，其转化为富含甘油三酯的脂蛋白中携带的胆固醇使用Friedewald公式。这些试验并不排除2型糖尿病患者，但一般排除基线空腹甘油三酯水平>4.5 mmol/L（>400 mg/dL）的患者，部分原因是计算得出的基线LDL-C水平与甘油三酯水平相关的值不准确。

考虑到PCSK9单克隆抗体对降低循环PCSK9有主要作用，因此通过上调LDL受体（LDLRs）来降低LDL-C[14]，大多数研究的主要终点是LDL-C的变化，包括alirocumab治疗24周后或evolocumab治疗12周后LDL-C的变化[12-13]。这些研究还报道了其他致动脉粥样硬化脂质参数包括总胆固醇，非HDL-C，载脂蛋白（apo）B，甘油三酯和脂蛋白（a）[Lp（a）]的显着降低，以及HDL-C和apoAI升高[15]。不论基线值如何，在大多数患者中，在皮下剂量为75或150 mg/周的情况下给予alirocumab的LDL-C平均相对减少约为40%~60%，尽管存在相当大的个体差异。具有纯合子家族性高胆固醇血症的患者通常反应较差，LDLR基因无义突变的患者在evolocumab的研究中根本无反应[16]。他汀类药物联合

alirocumab和evolocumab治疗的患者在药代动力学上显示出一些差异，但药效学无区别[12-13]。

最近的一项分析评估了alirocumab对非HDL-C和apoB的有效性，这些数据来源于参加10项随机、安慰剂或依折麦布控制的3期ODYSSEY试验的4 983名患者。该荟萃分析的主要终点是第24周时非HDL-C和apoB降低的百分比[17]。在ODYSSEY COMBO I，FHⅠ和FHⅡ研究中将alirocumab与安慰剂进行比较，alirocumab起始剂量为75 mg每2周，如果在第8周未达到基于ASCVD风险的LDL-C目标，则在第12周时增加至150 mg Q2W。在ODYSSEY LONG TERM和HIGH FH试验中，alirocumab的起始剂量为150 mg Q2W。在这两组安慰剂对照ODYSSEY试验中，与安慰剂相比，最小二乘均值差异（95% CI）非HDL-C为−46.4%（−49.6%~−43.2%）和−51.6%（−53.7%~−49.5%），apoB为−41.3%（−44.0%~−38.6%）和−52.9%（−55.2%~−50.7%），甘油三酯为−10.3%（−14.0%~−6.6%）和−17.0%（−19.7%~−14.3%），LDL-C为−52.7%（−56.3%~−49.2%）和−60.9%（−63.3%~−58.5%），HDL-C为7.6%（5.6%~9.6%）和4.5%（3.3%~5.8%）。

对于PCSK9单克隆抗体的分析和试验通常显示，甘油三酯的相对降低幅度远低于LDL-C的降低幅度，这种情况与他汀类药物的作用相似[18]。健康受试者的机制研究显示，alirocumab提高了中密度脂蛋白（IDL）和LDL的清除率，且Lp（a）的分数清除率也有所增加而产生没有变化，表明LDLR增加可能在降低血浆Lp（a）[19]中起作用。Evolocumab的一项研究显示了类似的结果，但也显示极低密度脂蛋白（VLDL）-apoB分解代谢的增加，IDL-apoB产生降低，这表明VLDL颗粒从循环中清除也可能增加[20]。PCSK9还与包括VLDL受体（VLDLR），载脂蛋白E受体2（ApoER2）和脂蛋白受体相关蛋白1（LRP1）在内的LDLR超家族的其他成员相互作用。PCSK9单克隆抗体降低PCSK9与这些受体相互作用可能有助于增加富含甘油三酯的脂蛋白分解代谢，从而降低甘油三酯水平以及对LDLR的影响[21]。

PCSK9单克隆抗体以前没有单独对于混合性高脂血症患者进行研究，只有一项对1 148名患者进行的Evolocumab疗效分析。这些患者选自4项为期12周的3期随机研究，这些研究比较了空腹甘油三酯水平≥1.7 mmol/L（≥150 mg/dL）与<1.7 mmol/L的混合型高脂血症患者[22]。与安慰剂相比，10周时Evolocumab治疗组LDL-C基线相对于安慰剂平均值约为−67%，相

对于依折麦布–42%（均$P<0.001$），12周时Evolocumab治疗组LDL-C相对于安慰剂–65%和相对于依折麦布–39%。对于非HDL-C和apoB，evolocumab与安慰剂和依折麦布存在类似的治疗差异，因此应用evolocumab后使致动脉粥样硬化脂质总体降低。

同样，以前没有单独针对T2DM应用PCSK9单克隆抗体的研究。仅仅一个荟萃分析，三项研究包括413例T2DM患者和2 119例无T2DM患者[23]。对于T2DM患者，PCSK9单克隆抗体治疗组较安慰剂组平均LDL-C降低60%（95% CI：51~69）；对于非T2DM患者，PCSK9单克隆抗体治疗组较安慰剂组平均LDL-C降低66%（95% CI：62~70）。与安慰剂相比，T2DM非HDL-C降低55%（95% CI：47~63），非T2DM者下降58%（95% CI：55~61），甘油三酯T2DM组降低23%（95% CI：12~34），而非T2DM组降低17%（95% CI：14~21）。

用evolocumab进行的FOURIER研究包括11 031名患有糖尿病的患者（40%）和16 533名（60%）未患糖尿病的患者[24]。Evolocumab显著改善了心血管结局，并且在患有和没有糖尿病的患者中程度相同。对于糖尿病和非糖尿病患者（P相互作用=0.60），主要复合终点风险比（HR）分别为0.83（95% CI：0.75~0.93；$P=0.0008$）和0.87（0.79~0.96；$P=0.0052$）。主要复合终点包括了心血管死亡、心肌梗塞、中风、不稳定型心绞痛住院或冠状动脉血运重建。以心血管死亡，心肌梗死或卒中为次要终点的HR在糖尿病和非糖尿病患者中也相似（$P=0.65$）。在基线时未发生糖尿病的患者中，新发糖尿病风险没有增加。

在ODYSSEY DM-INSULIN研究中，有441名T2DM患者和76名T1DM患者，基线LDL-C≥70 mg/dL（≥1.8 mmol/L）和心血管风险增加[11]。他们随机接受皮下注射alirocumab或安慰剂，持续24周。alirocumab剂量最初为75 mg Q2W，如在其他alirocumab研究中那样，在第12周增加至150 mg Q2W。在T2DM和T1DM患者中，从基线至第24周的LDL-C平均降低分别为49.0%±2.7%和47.8%±6.5%（$P<0.0001$）。非HDL-C，apoB，甘油三酯和Lp（a）也有显著降低。非HDL-C分别有79%的T2DM和71%的T1DM患者达到<100 mg/dL（<2.6 mmol/L）。大部分T2DM（80%）和T1DM（63%）患者不需要增加alirocumab的剂量并保持起始剂量为75 mg Q2W。HbA1c和FPG水平没有显著变化，同时

给予alirocumab和胰岛素并没有引起任何安全问题。

综上所述，现有资料显示，伴或不伴有混合型高脂血症的患者无论有无T2DM，alirocumab对于脂质的变化是相似。此外，根据evolocumab的FOURIER研究，alirocumab的心血管预后可能在糖尿病患者或非糖尿病患者中是相似的。迄今为止，还没有证据表明PCSK9单克隆抗体增加了新发糖尿病发生的风险，或者在确诊糖尿病或糖耐量减低的患者中恶化了血糖控制。

ODYSSEY DM-DYSLIPIDEMIA研究的设计是入组420例患有ASCVD或≥1额外心血管危险因素的T2DM患者。这些患者同时合并混合性血脂异常[定义为非HDL-C≥2.59 mmol/L（100 mg/dL）和甘油三酯≥1.7和<5.65 mmol/L（≥150和<500 mg/dL）]，他们尽管接受了最大耐受剂量的他汀治疗，但非HDL-C控制仍不充分[25]。参与者随机（2:1）进行额外治疗，每2周加用alirocumab 75 mg每2周，如果在第8周时非HDL-C≥100 mg/dL，则在第12周时将盲法剂量增加至150 mg每2周。常规护理允许根据当地标准护理添加预先选择的依折麦布，非诺贝特，ω-3脂肪酸或烟酸。在来自全球14个国家招募的413名患者中，主要疗效终点报告显示，alirocumab与非诺贝特比较，非HDL-C降低33.3%（$P<0.0001$）。

总之，ODYSSEY DM-DYSLIPIDEMIA试验填补了PCSK9单克隆抗体开发项目中的一个重要不足。T2DM是ASCVD高风险，并且通常伴有混合性血脂异常。在这些患者中达到目标LDL-C水平可能相对容易，但重要的是考虑以非HDL-C为治疗目标，这对于目前来说较少获得。使用alirocumab的ODYSSEY DM-DYSLIPIDEMIA试验的结果令人鼓舞，考虑到使用alirocumab和evolocumab分析已完成试验的数据，结果并不令人意外。我们期待结果的最终公布。

参考文献

[1] Nordestgaard BG. Triglyceride-Rich Lipoproteins and Atherosclerotic Cardiovascular Disease: New Insights From Epidemiology, Genetics, and Biology. Circ Res 2016, 118: 547-563.

[2] Hegele RA, Ginsberg HN, Chapman MJ, et al. The polygenic nature of hypertriglyceridaemia: implications for defnition, diagnosis, and management. Lancet Diabetes Endocrinol 2014, 2: 655-666.

[3] Adiels M, Olofsson SO, Taskinen MR, et al. Diabetic

dyslipidaemia. Curr Opin Lipidol 2006, 17: 238-246.

[4] Boekholdt SM, Arsenault BJ, Mora S, et al. Association of LDL cholesterol, non-HDL cholesterol, and apolipoprotein B levels with risk of cardiovascular events among patients treated with statins: a meta-analysis. JAMA 2012, 307: 1302-1309.

[5] Puri R, Nissen SE, Shao M, et al. Non-HDL Cholesterol and Triglycerides: Implications for Coronary Atheroma Progression and Clinical Events. Arterioscler Thromb Vasc Biol 2016, 36: 2220-2228.

[6] Catapano AL, Graham I, De Backer G, et al. 2016 ESC/EAS Guidelines for the Management of Dyslipidaemias: The Task Force for the Management of Dyslipidaemias of the European Society of Cardiology (ESC) and European Atherosclerosis Society (EAS) Developed with the special contribution of the European Asscociation for Cardiovascular Prevention & Rehabilitation (EACPR).Eur Heart J 2016, 37: 2999-3058.

[7] Anderson TJ, Gregoire J, Pearson GJ, et al. 2016 Canadian Cardiovascular Society Guidelines for the Management of Dyslipidemia for the Prevention of Cardiovascular Disease in the Adult. Can J Cardiol 2016, 32: 1263-1282.

[8] Lloyd-Jones DM, Morris PB, Ballantyne CM, et al. 2016 ACC Expert Consensus Decision Pathway on the Role of Non-Statin Therapies for LDL-Cholesterol Lowering in the Management of Atherosclerotic Cardiovascular Disease Risk: A Report of the American College of Cardiology Task Force on Clinical Expert Consensus Documents. J Am Coll Cardiol 2016, 68: 92-125.

[9] Müller-Wieland D, Leiter LA, Cariou B, et al. Design and rationale of the ODYSSEY DM-DYSLIPIDEMIA trial: lipid-lowering efficacy and safety of alirocumab in individuals with type 2 diabetes and mixed dyslipidaemia at high cardiovascular risk. Cardiovasc Diabetol 2017, 16: 70.

[10] Cariou B, Leiter LA, Muller-Wieland D, et al. Efficacy and safety of alirocumab in insulin-treated patients with type 1 or type 2 diabetes and high cardiovascular risk: Rationale and design of the ODYSSEY DM-INSULIN trial. Diabetes Metab 2017, 43: 453-459.

[11] Leiter LA, Cariou B, Müller-Wieland D, et al. Efficacy and safety of alirocumab in insulin-treated individuals with type 1 or type 2 diabetes and high cardiovascular risk: The ODYSSEY DM-INSULIN randomized trial. Diabetes Obes Metab 2017, 19: 1781-1792.

[12] Tomlinson B, Hu M, Zhang Y, et al. Alirocumab for the treatment of hypercholesterolemia. Expert Opin Biol Ther 2017, 17: 633-643.

[13] Tomlinson B, Hu M, Zhang Y, et al. Evolocumab for the treatment of hypercholesterolemia. Expert Opin Biol Ther 2017, 17: 1447-1461.

[14] Lambert G, Charlton F, Rye KA, et al. Molecular basis of PCSK9 function. Atherosclerosis 2009, 203: 1-7.

[15] Roth EM, Diller P. Alirocumab for hyperlipidemia: physiology of PCSK9 inhibition, pharmacodynamics and Phase I and II clinical trial results of a PCSK9 monoclonal antibody. Future Cardiol 2014, 10: 183-199.

[16] Raal FJ, Hovingh GK, Blom D, et al. Long-term treatment with evolocumab added to conventional drug therapy, with or without apheresis, in patients with homozygous familial hypercholesterolaemia: an interim subset analysis of the open-label TAUSSIG study. Lancet Diabetes Endocrinol 2017, 5: 280-290.

[17] Bays HE, Leiter LA, Colhoun HM, et al. Alirocumab Treatment and Achievement of Non-High-Density Lipoprotein Cholesterol and Apolipoprotein B Goals in Patients With Hypercholesterolemia: Pooled Results From 10 Phase 3 ODYSSEY Trials. J Am Heart Assoc 2017, 6.pii: e005639.

[18] Karlson BW, Palmer MK, Nicholls SJ, et al. A VOYAGER Meta-Analysis of the Impact of Statin Therapy on LowDensity Lipoprotein Cholesterol and Triglyceride Levels in Patients With Hypertriglyceridemia. Am J Cardiol 2016, 117: 1444-1448.

[19] Reyes-Soffer G, Pavlyha M, Ngai C, et al. Effects of PCSK9 Inhibition With Alirocumab on Lipoprotein Metabolism in Healthy Humans. Circulation 2017, 135: 352-362.

[20] Watts GF, Chan DC, Dent R, et al. Factorial Effects of Evolocumab and Atorvastatin on Lipoprotein Metabolism. Circulation 2017, 135: 338-351.

[21] Seidah NG, Awan Z, Chretien M, et al. PCSK9: a key modulator of cardiovascular health. Circ Res 2014, 114: 1022-1036.

[22] Rosenson RS, Jacobson TA, Preiss D, et al. Efficacy and Safety of the PCSK9 Inhibitor Evolocumab in Patients with Mixed Hyperlipidemia. Cardiovasc Drugs Ther 2016, 30: 305-313.

[23] Sattar N, Preiss D, Robinson JG, et al. Lipid-lowering efficacy of the PCSK9 inhibitor evolocumab (AMG 145) in patients with type 2 diabetes: a meta-analysis of individual patient data. Lancet Diabetes Endocrinol 2016, 4: 403-410.

[24] Sabatine MS, Leiter LA, Wiviott SD, et al. Cardiovascular safety and efficacy of the PCSK9 inhibitor evolocumab in patients with and without diabetes and the effect of evolocumab on glycaemia and risk of new-onset diabetes: a prespecifed analysis of the FOURIER randomised controlled trial. Lancet Diabetes Endocrinol 2017, 5: 941-950.

[25] Elfar A, Thompson PD. Variability in low density lipoprotein-cholesterol concentrations after alirocumab injection. J Clin Lipidol 2017, 11:307.

译者: 李连涛, 福建省立医院内分泌科

[点 评2]

2型糖尿病合并高血脂的最佳调脂策略是什么?

心血管疾病是2型糖尿病(T2DM)患者死亡的重要原因。T2DM患者经常存在混合型高脂血症,混合型血脂异常通常与T2DM的发病机制——胰岛素抵抗相关,这是造成极低密度脂蛋白(VLDL)肝脏产生增加,乳糜微粒肠道产生增加以及肝脏富含TG的脂蛋白(TRL)清除率降低的原因[1]。混合型血脂异常的处理是临床实践中持续存在的挑战。低密度脂蛋白胆固醇(LDL-C)与心血管风险之间的关系已经确立。然而近来,non-HDL-C被认为是心血管风险更好的预测指标,特别是在T2DM合并混合型血脂异常患者[2-4]。国家脂质协会推荐non-HDL-C作为同LDL-C一样重要但更优于LDL-C的治疗目标。最近的欧洲指南也推荐non-HDL-C作为实际的替代治疗目标。但是目前以non-HDL-C为治疗目标的研究仍很少。

在接受他汀类药物治疗的DM患者中观察到心血管事件显着降低。然而,真实世界的研究往往报告他汀类药物利用不足和剂量不够。额外的降脂治疗与他汀类药物联合使用以解决混合型血脂异常,包括依折麦布,贝特类,烟酸和ω-3脂肪酸,但许多DM患者仍然持续存在脂质异常[5-7],从而暴露于残余的心血管风险。

目前仍然不清楚什么是最好的治疗策略,以控制血脂异常,减少DM合并混合型血脂异常患者的心血管风险。alirocumab是一种完全人源化单克隆抗体,能够结合并抑制前蛋白转化酶枯草杆菌蛋白酶/kexin 9型(PCSK9),这是一种血浆LDL-C代谢的关键调节因子。alirocumab在DM患者群中的有效性和安全性尚未在ODYSSEY项目的专门研究中进行评估,也没有任何其他PCSK9抑制药临床研究使用non-HDL-C作为主要终点。

ODYSSEY DM-DYSLIPIDEMIA试验旨在调查alirocumab与常规调脂治疗在改善T2DM合并混合型血脂异常患者的non-HDL-C和其他脂质参数方面的优势。这是ODYSSEY项目首次将non-HDL-C评估为主要疗效终点的试验。该研究还评估了alirocumab有效性和安全性。

2017年6月ADA年会上公布了ODYSSEY DM-DYSLIPIDEMIA研究的结果。在治疗24周时,与安慰剂组相比,alirocumab显著降低了non-HDL-C水平(两组差异为32.5%,$P<0.001$),同时改善了其他脂类水平,不影响HbA1c和空腹血糖水平,具有良好的安全性和耐受性。

该研究提示alirocumab显著降低非HDL-C及LDL-C水平,这是意料之中的事。但能否长期应用带来心血管获益,这仍需要长期的大样本的研究来解答。正在进行的ODYSSEY OUTCOMES试验[8]是在急性冠状动脉综合征后1年内随机分组患者,其中就包括相当数量的DM患者。该研究预计2018年将公布关于alirocumab对心血管发病率和病死率的数据。这可能多少会解答我们的疑惑。

另外,虽然ODYSSEY DM-DYSLIPIDEMIA证实了短期内alirocumab用药的安全性,但长期用药的结果仍需更多的证据。且由于随着时间的推移,作为生物制剂的alirocumab是否会出现丧失功效和免疫原性也是日后需要进一步关注和研究的方面。

他汀的"6%降脂法则"加上少数患者的药物不良反应是其治疗的瓶颈。越来越多的临床研究证实了在他汀基础上加用其他调脂药物可以带来更多的心血管获益。调脂药物从"一枝独秀"到了"百花齐放"。这进一步压缩了T2DM患者残余心血管风险的空间。强效降低LDL-C的PCSK9抑制药给我们带来了更多的希望。他汀基础上加PCSK9抑制药或单独的PCSK9抑制药，能否降低全因死亡——这才是最硬的临床试验终点，这需要更多的临床研究在未来带给我们答案。

参考文献

[1]　Vergès B. Pathophysiology of diabetic dyslipidaemia: where are we? Diabetologia 2015, 58: 886–899.

[2]　Modi KD, Chandwani R, Ahmed I, et al. Discordance between lipid markers used for predicting cardiovascular risk in patients with type 2 diabetes. Diabetes Metab Syndr 2016, 10: S99–S102.

[3]　Puri R, Nissen SE, Shao M, et al. Non HDL cholesterol and triglycerides: implications for coronary atheroma progression and clinical events. Arterioscler Thromb Vasc Biol 2016, 36: 2220–2228.

[4]　Verbeek R, Hovingh GK, Boekholdt SM. Non high density lipoprotein cholesterol: current status as cardiovascular marker. Curr Opin Lipidol 2015, 26: 502–510.

[5]　Wong ND, Chuang J, Zhao Y, et al. Residual dyslipidemia according to low density lipoprotein cholesterol, non high density lipoprotein cholesterol, and apolipoprotein B among statin treated US adults: National Health and Nutrition Examination Survey 2009–2010. J Clin Lipidol 2015, 9: 525–532.

[6]　Leiter LA, Lundman P, da Silva PM, et al. Persistent lipid abnormalities in statin treated patients with diabetes mellitus in Europe and Canada: results of the Dyslipidemia International Study. Diabet Med 2011, 28: 1343–1351.

[7]　Wong ND, Zhao Y, Patel R, et al. Cardiovascular risk factor targets and cardiovascular disease event risk in diabetes: a pooling project of the atherosclerosis risk in communities study, multi ethnic study of atherosclerosis, and Jackson Heart Study. Diabetes Care 2016, 39: 668–676.

[8]　Roth E M.Alirocumab for hyperlipidemia: ODYSSEY Phase Ⅲ clinical trial results and US FDA approval indications. Future Cardiol 2016, 12: 115-128.

作者：李连涛，福建省立医院内分泌科

第三十二章　AdDIT试验：ACEI和他汀类药物应用于青少年1型糖尿病，未能改善尿微量白蛋白与肌酐比值

原文标题：ACE Inhibitors and Statins in Adolescents with Type 1 Diabetes

原文作者：Marcovecchio ML[1], Chiesa ST[1], Bond S[1], Daneman D[1], Dawson S[1], Donaghue KC[1], Jones TW[1], Mahmud FH[1], Marshall SM[1], Neil HAW[1], Dalton RN[1], Deanfield J[1], Dunger DB[1]; AdDIT Study Group

[1]From the Department of Paediatrics (M.L.M., D.B.D.) and the Wellcome Trust-Medical Research Council Institute of Metabolic Science (D.B.D.), University of Cambridge, and the Cambridge Clinical Trials Unit, Cambridge University Hospitals NHS Foundation Trust, Addenbrooke's Hospital (S.B., S.D.), Cambridge, the National Centre for Cardiovascular Prevention and Outcomes, University College London (S.T.C., J.D.), and the WellChild Laboratory, Evelina London Children's Hospital, St. Thomas' Hospital (R.N.D.), London, the Institute of Cellular Medicine (Diabetes), Faculty of Clinical Medical Sciences, Newcastle University, Newcastle upon Tyne (S.M.M.), and the Oxford Centre for Diabetes, Endocrinology and Metabolism, University of Oxford, Oxford (H.A.W.N.) - all in the United Kingdom; the Department of Paediatrics, Hospital for Sick Children and University of Toronto, Toronto (D.D., F.H.M.); and the Institute of Endocrinology and Diabetes, Children's Hospital at Westmead and University of Sydney, Sydney (K.C.D.), and the Telethon Kids Institute, University of Western Australia, Perth (T.W.J.) - both in Australia.

刊载信息：N Engl J Med. 2017 Nov 2;377(18):1733-1745

尿微量白蛋白及大量蛋白尿是心血管、肾脏疾病的危险因素。青少年1型糖尿病（T1DM）患者基于血糖、血脂、血压等诸多因素的影响，在未出现尿微量白蛋白或大量蛋白尿之前就已出现尿蛋白的排泄增加。研究者尝试在这部分患者当中使用血管紧张素转换酶抑制药（ACEI）和他汀类药物，观察这部分患者能否从中获益。由此引出了AdDIT试验（Adolescent Type 1 Diabetes Cardio-Renal Intervention Trial，青少年T1DM心肾干预试验）。该试验是一个2×2析因设计的双盲、随机、安慰剂对照研究，目的是观察在青少年T1DM患者中应用ACEI及他汀类药物能否降低患者的尿白蛋白排泄。该研究由多个国家（包括英国、加拿大、澳大利亚）的32个中心共同完成，评价了在10~16岁伴有尿微量白蛋白高危风险的青少年T1DM患者中应用ACEI

和他汀类药物对心血管疾病（CVD）以及心血管危险因素的相关影响。研究中心从4 407名患者中，删选出1 287名高危患者（尿微量白蛋白/肌酐比值在正常范围内的上1/3区间的患者），从中入组443名患者作为研究对象，并随机分为4组，分别为安慰剂组、ACEI治疗组（依那普利5~10 mg/d）、他汀治疗组（阿托伐他汀10 mg/d）、ACEI及他汀联合治疗组（依那普利5~10 mg/d、阿托伐他汀10 mg/d）。每6个月复查尿微量白蛋白/肌酐，平均随访2.6年，研究的主要终点是观察尿白蛋白排泄的变化，次要终点观察尿微量白蛋白、糖尿病视网膜病变的进展、GFR的变化、血脂水平以及其他CVD风险因子，如颈动脉内膜中层厚度、高敏C反应蛋白、非对称性二甲基精氨酸等。研究结果提示这部分患者使用三种不同的医学干预措施（依那普利、阿托

伐他汀或两者的联合治疗），未改善尿白蛋白排泄（主要终点）。与安慰剂对照，依那普利组进展为尿微量白蛋白尿的比率略低，但统计学上差异不显著。他汀类治疗可以明显降低总胆固醇、低密度脂蛋白胆固醇、非高密度脂蛋白胆固醇、甘油三脂、载脂蛋白B/载脂蛋白A1。这两种药物对于颈动脉内膜中层厚度以及其他CVD标志物、肾小球滤过率、糖尿病视网膜病变的进展均无明显改善。75%研究对象坚持完成研究，各组中严重不良反应发生少，且组间无明显差异性。

总结：田建卿，厦门弘爱医院内分泌科

针对于青少年1型糖尿病患者，在肾脏、心血管疾病进展及相关危险因素方面进行相应医疗干预所面临的挑战

原文标题：AdDIT Editorial Comment- Challenges in Medication Treatment of Renal and Cardiovascular diseases and Risk factors in Adolescents with Type 1 diabetes

原文作者：Fariba Ahmadizar[1] , Anke H. Maitland-van der Zee[2]

[1]Department of Epidemiology, Erasmus University Medical Center, Rotterdam, The Netherlands; [2]Department of Respiratory Medicine, Academic Medical Centre, University of Amsterdam, Amsterdam, The Netherlands

Correspondence to: Prof. Dr. Anke H. Maitland-van der Zee. Professor Precision Medicine in Respiratory Disease, Academisch Medisch Centrum (AMC), Afdeling Longziekten (Respiratory Disease) F5-259, Postbus 22660, 1100 DD Amsterdam, The Netherlands. Email: a.h.maitland@amc.uva.nl.

Provenance: This is an invited Editorial commissioned by Section Editor Jianqing Tian, MD (Department of Endocrinology, Renji Hospital Shanghai Jiaotong University School of Medicine, Shanghai, China).

Comment on: Marcovecchio ML, Chiesa ST, Bond S, et al. ACE inhibitors and statins in adolescents with type 1 diabetes. N Engl J Med 2017;377:1733-45.

刊载信息：Ann Transl Med 2018. doi: 10.21037/atm.2018.03.25

View this article at: http://atm.amegroups.com/article/view/19030

青少年1型糖尿病（T1DM）患者糖尿病相关并发症发病率高于一般人群，其糖尿病相关并发症的发生与发展大大增加了心血管疾病（CVD）的发病率与病死率[1-2]。如大家所知，现有或长期糖尿病并发症可增加T1DM患者心血管病死率。数据显示，26.1%的全因死亡都与糖尿病并发症相关[3]。

多种因素都可用来预测肾、CVD的发生，如肾小球、肾小管基底膜增厚，肾小球滤过率（GFR）升高，血脂紊乱，动脉壁增厚及颈动脉内膜中层厚度[4-5]。糖尿病肾病是T1DM相关的常见并发症，在病程更长的糖尿病和血糖控制不佳的患者中更为常见。青少年T1DM患者随着患病时间的延长，加之血糖控制不佳等因素，常常会并发尿微量白蛋白，即糖尿病肾病并发症。一

般情况下，病史7年以上的T1DM患者中约有30%患者合并有尿微量白蛋白[6]，尿白蛋白排泄在30~299 g/d或白蛋白/肌酐为30~299 mg/g即微量蛋白尿。微量蛋白尿可以进一步发展为大量蛋白尿（尿白蛋白≥300 mg/d或白蛋白/肌酐比值≥300 mg/g），提示着糖尿病肾病的发生[6-7]。相较没有糖尿病肾病的T1DM患者，合并有糖尿病肾病的患者有更高风险发生CVD。糖尿病肾病是发达国家终末期肾病（ESRD）的首要原因[8]。

糖尿病血管并发症的发病机制很有可能包括由基因、生化、环境等诱发的代谢和功能因素。性别、种族、家族CVD史、高血压、高血脂、饮食、生活方式、吸烟、糖尿病病程都是T1DM患者发展有并发症的风险因子[9]。贫困也被发现会增加蛋白尿的风险，并引

起CVD的发展，而在贫困人群中往往可测得微量蛋白尿[10]。另外，成人T1DM患者往往会因胰岛素敏感性降低而导致血糖控制不佳，这和血管相关并发症的发生也有相关性[11]。已经证实，强化胰岛素治疗及改善血糖控制可以降低血管相关并发症[12]。

针对于其他代谢因素的干预措施，如ACEI和他汀类药物，常常被应用于成人糖尿病患者中，但在青少年患者中应用较少，尚缺乏相应的数据和资料。尽管有些指南[13-14]建议，对有CVD高风险的青少年T1DM患者应用这些药物，但实际上应用率却很低[1-2]。在一项纳入了罹患T1DM的青少年和未罹患T1DM青少年的大型研究中，研究人员随访了20年后发现，罹患T1DM的青少年中，50%的人同时有高血压，53%的人同时有高血脂，这些青少年在最初2~5年内都没有得到及时的治疗[2]。

近期，剑桥大学的Marcovecchio等公布了AdDIT试验结果[15]，这是第一个测试有蛋白尿的青少年T1DM患者是否能从ACEI及他汀类药物中获益的双盲、随机、空白对照试验。这项试验揭示，白蛋白在青少年T1DM患者中的排泄不受依那普利、阿托伐他汀或二者联用这三种治疗的影响。但次要终点结果显示，与对照组相比，依那普利可以降低微量蛋白尿的发生率。尽管从统计学上看这没有意义，但在临床上对有蛋白尿高风险的青少年患者而言却可能十分重要。DCCT试验及EDIC研究发现，蛋白尿的进展或糖尿病肾病会使CVD风险及其相关危险因子升高[16]。FinnDiane试验也证实，肾病缓解后，CVD事件的发生有所降低[17]。毫不意外，研究发现阿托伐他汀可很好降血脂，可前期已知效果一致。近期，一项纳入42名合并有高LDL胆固醇的青少年T1DM患者的小型随机、双盲、空白对照研究发现，单用阿托伐他汀降低了血脂水平[18]。但很少有研究探索他汀类药物对CVD结果的作用。PADIT评估了阿托伐他汀治疗12周对T1DM患者血管厚度及内皮功能的作用，结果没有发现CVD结局有所改善[19]。在AdDIT试验中，依那普利和阿托伐他汀均未能改善颈动脉内膜中层厚度及其他CVD标志物。这或与受试者年龄、干预治疗的观察时间、药物治疗依从性、研究对象的人数、药物的选择与药物的剂量都有一定的相关性。

AdDIT试验总体来说存在着一定的局限性。首先，该试验可能存在对尿蛋白判定分类的误差。青少年尿蛋白发生率高达75%~95%，这其中不少是由于运动、

发热、寒冷、压力等原因引起的一过性或体位性蛋白尿[20]。持续性蛋白尿的判定需要重复测量尿蛋白排泄，并排除上述原因所导致的一过性或体位性蛋白尿的可能。其次，尿蛋白排泄或尿蛋白/肌酐比值可能会受到年龄、体型、性别、种族的影响而存在差异[21]。本研究采用统一的标准（男性大31 mg/g，女性35.4 mg/g）衡量不同的个体，可能在尿蛋白排出判定方面存在不准确。第三，试验中所有的生化指标由统一中心实验室进行，但诸如颈动脉内膜中层厚度等检查，由多中心、不同的仪器设备测量，可能会影响到研究的结果。第四，选择性偏移也是影响试验结果的一个原因。入组的患者与未参加研究的患者相比，或更愿意积极治疗，治疗的依从性更好。第五，相对较短的干预时限（2~4年）也是该研究的局限性。"代谢记忆效应"往往需要数年甚至数十年才能见成效，这或是该试验阴性结果的最佳解释答案。第六，药物依从性可能也会影响试验结果[22]，不良药物依从性往往疗效不佳。总体来说，相较其他儿科人群，青少年T1DM患者药物依从性会更差[23]。在AdDIT试验中，通过计算未服用的退回的药片数量来评估依从性，75%是和之前通过问卷方式进行调查的结果相一致的[24]，也比之前的一些研究中的依从性要明显高一些[22]。

由于青少年及儿童T1DM患者的亚临床CVD及CVD高危因素风险很高，也由于CVD是儿童初发确诊为T1DM的患者在30岁之后的主要死亡原因（33.6%）[25]，心血管危险因素的干预，特别是对于降低青少年T1DM心血管并发症及日后心血管病死率意义深远。目前美国和欧洲指南均推荐ACEI和他汀用于伴有明确的高血压、持续蛋白尿、高脂血症的青少年糖尿病患者，其有效性及安全性已得到证实，并能减低CVD的相关危险因素。但是，目前针对于长期预防青少年T1DM相关并发症治疗的最佳措施尚存争议，因为这些尚有待更长时间的观察研究来获得循证医学的相关证据。AdDIT研究也进一步说明了这个问题，对于CVD高危的青少年T1DM迫切需要开展干预时间更长的相关研究。

参考文献

[1] Ahmadizar F, Fazeli Farsani S, Souverein PC, et al. Cardiovascular medication use and cardiovascular disease in children and adolescents with type 1 diabetes: A population-based cohort study. Pediatr Diabetes 2016, 17: 433-440.

[2] Ahmadizar F, Souverein P, de Boer A, et al. Undertreatment of hypertension and hypercholesterolaemia in children and adolescents with type 1 diabetes: Long-term follow-up on time trends in the occurrence of cardiovascular disease, risk factors and medications use. Br J Clin Pharmacol 2018, 84: 776-785.

[3] IDF Diabetes Atlas, 8th ed. Brussels, Belgium: International Diabetes Federation, 2016.

[4] Gourgari E, Dabelea D, Rother K. Modifiable risk factors for cardiovascular disease in children with type 1 diabetes: Can early intervention prevent future cardiovascular events? Curr Diab Rep 2017, 17: 134.

[5] Ahmadizar F, Voortman T. Arterial stiffness in childhood: A predictor for later cardiovascular disease? Eur J Prev Cardiol 2018, 25: 100-102.

[6] Gheith O, Farouk N, Nampoory N, et al. Diabetic kidney disease: World wide difference of prevalence and risk factors. J Nephropharmacol 2015, 5: 49-56.

[7] Glassock RJ. Is the presence of microalbuminuria a relevant marker of kidney disease? Curr Hypertens Rep 2010, 12: 364-368.

[8] Gross JL, de Azevedo MJ, Silveiro SP, et al. Diabetic nephropathy: Diagnosis, prevention, and treatment. Diabetes Care 2005, 28: 164-176.

[9] de Ferranti SD, de Boer IH, Fonseca V, et al. Type 1 diabetes mellitus and cardiovascular disease: A scientific statement from the American heart association and American diabetes association. Diabetes Care 2014, 37: 2843-2863.

[10] Daneman D. Early diabetes-related complications in adolescents: Risk factors and screening. Horm Res 2005, 63: 75-85.

[11] Shankar A, Klein R, Klein BE, et al. Association between glycosylated hemoglobin level and cardiovascular and all-cause mortality in type 1 diabetes. Am J Epidemiol 2007, 166: 393-402.

[12] Nathan DM, Cleary PA, Backlund JY, et al. Intensive diabetes treatment and cardiovascular disease in patients with type 1 diabetes. N Engl J Med 2005, 353: 2643-2653.

[13] American Diabetes Association. standards of medical care in diabetes-2016 abridged for primary care providers. Clin Diabetes 2016, 34: 3-21.

[14] Donaghue KC, Wadwa RP, Dimeglio LA, et al. ISPAD clinical practice consensus guidelines 2014. microvascular and macrovascular complications in children and adolescents. Pediatr Diabetes 2014, 15 Suppl 20: 257-269.

[15] Marcovecchio ML, Chiesa ST, Bond S, et al. ACE inhibitors and statins in adolescents with type 1 diabetes. N Engl J Med 2017, 377: 1733-1745.

[16] de Boer IH, Gao X, Cleary PA, et al. Albuminuria changes and cardiovascular and renal outcomes in type 1 diabetes: The DCCT/EDIC study. Clin J Am Soc Nephrol 2016, 11: 1969-1977.

[17] Jansson FJ, Forsblom C, Harjutsalo V, et al. Regression of albuminuria and its association with incident cardiovascular outcomes and mortality in type 1 diabetes: The FinnDiane study. Diabetologia 2018, 61: 1203-1211.

[18] Canas JA, Ross JL, Taboada MV, et al. A randomized, double blind, placebo-controlled pilot trial of the safety and efficacy of atorvastatin in children with elevated low-density lipoprotein cholesterol (LDL-C) and type 1 diabetes. Pediatr Diabetes 2015, 16: 79-89.

[19] Haller MJ, Stein JM, Shuster JJ, et al. Pediatric atorvastatin in diabetes trial (PADIT): A pilot study to determine the effect of atorvastatin on arterial stiffness and endothelial function in children with type 1 diabetes mellitus. J Pediatr Endocrinol Metab 2009, 22: 65-68.

[20] Leung AK, Wong AH, Barg SS. Proteinuria in children: Evaluation and differential diagnosis. Am Fam Physician 2017, 95: 248-254.

[21] Mattix HJ, Hsu CY, Shaykevich S, et al. Use of the albumin/creatinine ratio to detect microalbuminuria: Implications of sex and race. J Am Soc Nephrol 2002, 13: 1034-1039.

[22] Gandhi K, Vu BK, Eshtehardi SS, et al. Adherence in adolescents with type 1 diabetes: Strategies and considerations for assessment in research and practice. Diabetes Manag (Lond) 2015, 5: 485-498.

[23] Borus JS, Laffel L. Adherence challenges in the management of type 1 diabetes in adolescents: Prevention and intervention. Curr Opin Pediatr 2010, 22: 405-411.

[24] Kyngäs HA. Predictors of good adherence of adolescents with diabetes (insulin-dependent diabetes mellitus). Chronic Illn 2007, 3: 20-28.

[25] Gagnum V, Stene LC, Jenssen TG, et al. Causes of death in childhood-onset type 1 diabetes: Long-term follow-up. Diabet Med 2017, 34: 56-63.

译者：田建卿，厦门弘爱医院内分泌科

第三十三章　FOURIER试验预设分析：PCSK9抑制药evolocumab对糖尿病和非糖尿病患者的心血管安全性和疗效及其对血糖和新发糖尿病风险的影响

原文标题：Cardiovascular safety and efficacy of the PCSK9 inhibitor evolocumab in patients with and without diabetes and the effect of evolocumab on glycaemia and risk of new-onset diabetes: a prespecified analysis of the FOURIER randomised controlled trial

原文作者：Sabatine MS[1], Leiter LA[2], Wiviott SD[3], Giugliano RP[3], Deedwania P[4], De Ferrari GM[5], Murphy SA[3], Kuder JF[3], Gouni-Berthold I[6], Lewis BS[7], Handelsman Y[8], Pineda AL[9], Honarpour N[9], Keech AC[10], Sever PS[11], Pedersen TR[12]

[1]TIMI Study Group, Division of Cardiovascular Medicine, Brigham and Women's Hospital and Harvard Medical School, Boston, MA, USA. Electronic address: msabatine@bwh.harvard.edu; [2]Li Ka Shing Knowledge Institute of St Michael's Hospital, University of Toronto, Toronto, ON, Canada; [3]TIMI Study Group, Division of Cardiovascular Medicine, Brigham and Women's Hospital and Harvard Medical School, Boston, MA, USA; [4]UCSF Fresno, Fresno, CA, USA; [5]Department of Molecular Medicine, University of Pavia, and Cardiac Intensive Care Unit and Laboratories for Experimental Cardiology, IRCCS Fondazione Policlinico San Matteo, Pavia, Italy; [6]Polyclinic for Endocrinology, Diabetes, and Preventive Medicine, University of Cologne, Cologne, Germany; [7]Lady Davis Carmel Medical Center and the Ruth and Bruce Rappaport School of Medicine, Technion-IIT, Haifa, Israel; [8]Metabolic Institute of America, Tarzana, CA, USA; [9]Amgen, Thousand Oaks, CA, USA; [10]Sydney Medical School, NHMRC Clinical Trials Centre, University of Sydney, Sydney, NSW, Australia; [11]International Centre for Circulatory Health, National Heart and Lung Institute, Imperial College London, London, UK; [12]Oslo University Hospital, Ullevål and Medical Faculty, University of Oslo, Oslo, Norway.

刊载信息：Lancet Diabetes Endocrinol. 2017 Dec;5(12):941-950

　　在FOURIER试验中发现枯草溶菌素转化酶9（PCSK-9）抑制药evolocumab减少了LDL胆固醇和心血管事件。而在这项对FOURIER预先设定的分析中，作者调查了糖尿病状态下evolocumab的疗效和安全性以及evolocumab对血糖和发生糖尿病风险的影响。

　　该研究发现：在研究基线时，11 031名（40%）患者患有糖尿病，16 533名（60%）患者未患糖尿病（其中10 344人处于糖尿病前期，6 189人血糖正常）。

　　在心血管结局方面，该研究发现，无论在研究基线时是否有糖尿病，evolocumab都能显著降低心血管风险。对于主要复合终点事件，糖尿病患者的危险比（HR）为0.83（95% CI：0.75~0.93；P=0.0008），而无糖尿病的患者为0.87（0.79~0.96；P=0.0052）。对于关键的二级终点事件，糖尿病患者HR为0.78（0.69~0.89；P=0.0002），而无糖尿病的患者为0.82（0.72~0.93；P=0.0021）。

　　在对血糖和发生糖尿病风险的影响方面，该研究发现，对于在研究基线时没有糖尿病的患者（包括糖尿病前期），evolocumab没有增加新发糖尿病的风险[（HR 1.05，0.94~1.17），（糖尿病前期者：HR 1.00，

0.89~1.13）]。无论是糖尿病，糖尿病前期还是正常血糖的患者，随着时间的推移，HbA1c和FPG水平在Evolocumab组和安慰剂组都是相似。

该研究还发现，在研究基线有糖尿病的患者中，evolocumab组患者发生不良反应事件的比例为78.5%（5 313例患者中有4 327例），而安慰剂组为78.3%（5 502例患者中有4 307例）。而在研究基线时没有糖尿病的患者中，evolocumab组不良反应事件的发生率为76.8%（8 256例患者中有6 337例），安慰剂组为76.8%（8 254例患者中有6 337例）。

这项研究表明无论是否有糖尿病，PCSK9抑制药evolocumab都能显着降低患者的心血管风险。evolocumab没有增加新发糖尿病的风险，也没有使血糖恶化。因此evolocumab对于动脉粥样硬化是有效的，且无论是否有糖尿病，evolocumab都是安全的。

总结：蔡梁椿，福建省立医院内分泌科

Evolocumab—枯草溶菌素转化酶9（PCSK-9）抑制药：强效降低低密度脂蛋白胆固醇（LDL-C）并改善心血管结局而不增加患糖尿病的风险

原文标题：Proprotein convertase subtilisin/kexin type 9 (PCSK9) inhibition with evolocumab: Powerful low-density lipoprotein cholesterol (LDL-C) lowering and improved cardiovascular outcomes without an increase in the risk of diabetes mellitus

原文作者：Constantine E. Kosmas[1], Andreas Sourlas[2], Kyriaki V. Bouza[3], Eddy DeJesus[4], Delia Silverio[5], Peter D. Montan[5], Eliscer Guzman[6]

[1]Department of Medicine, Division of Cardiology, Mount Sinai Hospital, New York, NY, USA; [2]School of Medicine, University of Crete, Heraklion, Greece; [3]Iatriki Diagnosi Group, PC, Athens, Greece; [4]Department of Medicine, Bronx-Lebanon Hospital Center, Bronx, NY, USA; [5]Cardiology Clinic, Cardiology Unlimited, PC, New York, NY, USA; [6]Department of Medicine, Division of Cardiology, Montefiore Medical Center, Bronx, NY, USA

Correspondence to: Constantine E. Kosmas, MD, PhD. 168-24 Powells Cove Blvd., Beechhurst, NY 11357, USA. Email: cekosmas1@gmail.com.

Provenance: This is a Guest Editorial commissioned by Section Editor Kaiping Zhang (AME College, AME Group, China) and Guest Section Editor Hengrui Liang (Nanshan Clinical Medicine School, Guangzhou Medical University, Guangzhou, China).

Comment on: Sabatine MS, Leiter LA, Wiviott SD, et al. Cardiovascular safety and efficacy of the PCSK9 inhibitor evolocumab in patients with and without diabetes and the effect of evolocumab on glycaemia and risk of new-onset diabetes: a prespecified analysis of the FOURIER randomised controlled trial. Lancet Diabetes Endocrinol 2017;5:941-50.

刊载信息：Ann Transl Med 2018. doi: 10.21037/atm.2018.02.20

View this article at: http://atm.amegroups.com/article/view/18681

心血管疾病（CVD）是全球主要死因，每年因CVD死亡人数约占全世界死亡总人数的30%[1]。在美国，CVD很常见并影响了超过1/3的人口[2]。众所周知，低密度脂蛋白胆固醇（LDL-C）参与了动脉粥样硬化的发病机制，降低LDL-C的药物治疗在一级[3]和二级[4]预防中都显著降低了心血管风险。

他汀类药物仍然是治疗标准。大量的临床试验证据已经证明了它们降低LDL-C和心血管风险的有效性[5-6]。然而，仍有患者使用他汀类药物未能达到预期的LDL-C目标，或者由于不良反应（主要是肌痛）而不耐受他汀类药物治疗。

此外，他汀类药物的使用与糖尿病的发病率增加有关。在一项随机、双盲、安慰剂对照的多中心试验中（"预防性使用他汀类药物的理由：评价瑞舒伐他汀的干预试验"——JUPITER），瑞舒伐他汀与25%新增的医生报告的新诊断糖尿病的发病率相关[7]。在一项包括平均随访3.9年的57 593名患者的Meta分析中，他汀类药物的使用导致糖尿病风险增加了13%[8]。在另一项大型的Meta分析中，纳入了13项他汀的试验，包含91 140名参与者。他汀类药物治疗导致糖尿病的风险增加了9%[9]。一项大规模的Meta分析，包括29项试验，163 039名参与者，结果显示，他汀类药物能明显导致糖尿病发病率增加了12%。阿托伐他汀80 mg与患糖尿病的最高风险相关（OR值为1.34），其次为瑞舒伐他汀（OR值为1.17）[10]。最后，一项糖尿病预防项目（DPP，该项目是一项关于具有糖尿病高风险的超重和肥胖个体的队列研究），该研究随访了上述糖尿病的发生率，证明了他汀类药物的治疗可以增加36%的糖尿病发病风险[11]。

因此，目前正在进行大量的研究以开发具有较少不良反应的（单独使用或与他汀类药物联合使用）、能够显著地降低LDL-C并减少心血管风险的新药[12-13]。

枯草溶菌素转化酶9（PCSK9）是一种丝氨酸蛋白酶，在肝脏、小肠和肾脏高表达。在人类中，PCSK9基因位于染色体1p32.3上，编码一种由692个氨基酸组成的无活性的糖蛋白，该糖蛋白能在内质网中进行分子内自催化过程[14]。PCSK9通过靶向受体使其被溶酶体破坏而诱导LDL受体的降解。因此，LDL受体的再循环减少，LDL-C从循环中的清除率降低[15-17]。

已经开发或正在开发一些具有不同作用机制的新药以减少PCSK9的循环水平，包括PCSK9自我剪切为活性形式的抑制，增强弗林蛋白酶对其的剪切以及阻断其与LDL受体结合[18]。然而，到目前为止，人类单克隆抗体evolocumab和aliroumab是唯一被批准的PCSK9抑制药，它们能明显地减少LDL-C和其他apoB结合脂蛋白，如脂蛋白（A）的水平[19]。

一些研究已经评估了PCSK9抑制药的降脂效果。一项长期评估低密度脂蛋白胆固醇1（OSLER-1）和低密度脂蛋白胆固醇2（OSLER-2）的开放性研究显示，与标准治疗相比，evolocumab治疗12周后LDL-C的水平降低了61%，这种效应随着时间的推移保持一致[20]。在一项"alirocumab对于经过调脂治疗未能完全控制高脂血症的心血管高危患者的长期安全性和耐受性的影响（ODYSSEY LONG TERM）"的试验中，与安慰剂相比，在他汀类药物最大耐受剂量的基础上，单用alirocumab或与其他降低LDL-C的药物联合使用，可使LDL-C降低61.9%[21]。

考虑到PCSK9抑制药显著降低LDL-C水平，建立其降低CVD风险的真实临床获益的结局研究亟需创建。最近，在"PCSK9抑制药对高风险受试者的进一步的心血管结果研究（FOURIER）"这一试验中，在他汀类药物治疗背景下使用evolocumab抑制PCSK9，经过平均2.2年的随访后，能够减少15%的主要结果（包括心血管死亡、心肌梗死、卒中、冠状动脉血管重建术或者不稳定型心绞痛住院治疗）和20%的关键次要结果（包括心血管死亡、心肌梗死或者卒中）。这种影响似乎也随着时间的推移而增加。除了evolocumab的注射部位反应更为频繁，两个研究组间的不良事件（包括神经认知事件）的发生率无显著性差异[22]。

正如前面提到的，他汀类药物治疗与增加患糖尿病的风险有关。另一方面，也有证据表明某些与降低LDL-C相关的PSK9变异体与较高的空腹血糖（FPG）水平、体重和腰臀比有关，也使患2型糖尿病的风险增加了29%[23]。

因此，我们对FOURIER试验进行了预先指定的分析，以探讨evolocumab在糖尿病基础状态下的疗效和安全性以及对血糖和发展为糖尿病的风险的影响。主要终点事件包括心血管死亡、心肌梗死、卒中、不稳定型心绞痛住院或冠状动脉血管重建术，关键的次要终点事件包括心血管死亡、心肌梗死或卒中。基线时糖尿病患者11 031例（40%例），非糖尿病组16 533例（其中糖尿病前期10 344例，血糖正常6 189例）。研究表明，无论有无糖尿病患病基础，evolocumab都能显著降低心血管风险。更具体地说，对于主要终点，evolocumab对糖尿病患者和非糖尿病患者的风险比（HR）分别为0.83和0.87。对于关键次要终点，evolocumab对糖尿病和非糖尿病患者的风险比（HR）分别为0.82和0.78。此外，evolocumab对无糖尿病基础的患者（HR1.05）、包括糖尿病前期（HR1.00）的患者不会增加新发糖尿病的风险。在evolocumab组和安慰剂组中，糖化血红蛋白（HbA1c）和FPG在糖尿病、糖尿病前期或非糖尿病患者中的水平随着时间的推移并没有明显的差异[24]。

这项分析明确确定了evolocumab在糖尿病患者和非糖尿病患者中降低心血管风险的良好临床效果。此外，研究还清楚地表明，这些有益的效果发生在没有增加糖尿病风险的情况下。虽然，在FOURIER试验中随访时间的中位数只有2.2年，但有证据表明，使用evocumab更长时间，最长4年，也不会导致糖尿病风险的增加。更具体而言，"长期评估LDL-C的开放性研究（OSLER-1）"的扩展研究经过4年的研究结果显示，单用医疗服务的标准治疗组新发糖尿病的年发病率为4%，而在调整evolocumab给药时间后联合使用evolocumab及医疗服务的标准治疗组的新发糖尿病年发病率为2.8%[25]。

因此，使用evolocumab抑制PCSK9能强有力的降低LDL-C及改善心血管结局，且不增加糖尿病的风险。关于其他PCSK9抑制药（alirocumab）以及其他PCSK9靶向药物（Inclisiran）的进一步研究亟需进行，以证实（或否认）任何药物诱导的PCSK9水平减少与糖尿病发病风险的增加无关。

参考文献

[1] Roth GA, Johnson C, Abajobir A, et al. Global, Regional, and National Burden of Cardiovascular Diseases for 10 Causes, 1990 to 2015. J Am Coll Cardiol 2017, 70: 1-25.

[2] Writing Group Members, Mozaffarian D, Benjamin EJ, Go AS, et al. American Heart Association Statistics Committee; Stroke Statistics Subcommittee. Heart Disease and Stroke Statistics-2016 Update: A Report From the American Heart Association. Circulation 2016, 133: e38-e360.

[3] O'Keefe JH Jr, Cordain L, Harris WH, et al. Optimal low-density lipoprotein is 50 to 70 mg/dl: lower is better and physiologically normal. J Am Coll Cardiol 2004, 43: 2142-2146.

[4] LaRosa JC, Grundy SM, Waters DD, et al. Intensive lipid lowering with atorvastatin in patients with stable coronary disease. N Engl J Med 2005, 352: 1425-1435.

[5] Waters DD. What the statin trials have taught us. Am J Cardiol 2006, 98: 129-134.

[6] Grundy SM, Cleeman JI, Merz CN, et al. Implications of recent clinical trials for the National Cholesterol Education Program Adult Treatment Panel III guidelines. Circulation 2004, 110: 227-239.

[7] Ridker PM, Danielson E, Fonseca FA, et al. JUPITER Study Group. Rosuvastatin to prevent vascular events in men and women with elevated C-reactive protein. N Engl J Med 2008, 359: 2195-2207.

[8] Rajpathak SN, Kumbhani DJ, Crandall J, et al. Statin therapy and risk of developing type 2 diabetes: a meta-analysis. Diabetes Care 2009, 32: 1924-1929.

[9] Sattar N, Preiss D, Murray HM, et al. Statins and risk of incident diabetes: a collaborative meta-analysis of randomised statin trials. Lancet 2010, 375: 735-742.

[10] Thakker D, Nair S, Pagada A, et al. Statin use and the risk of developing diabetes: a network meta-analysis. Pharmacoepidemiol Drug Saf 2016, 25: 1131-1149.

[11] Crandall JP, Mather K, Rajpathak SN, et al. Statin use and risk of developing diabetes: results from the Diabetes Prevention Program. BMJ Open Diabetes Res Care 2017, 5: e000438.

[12] Kosmas CE, Frishman WH. New and emerging LDL cholesterol-lowering drugs. Am J Ther 2015, 22: 234-241.

[13] Kosmas CE, DeJesus E, Morcelo R, et al. Lipid-lowering interventions targeting proprotein convertase subtilisin/kexin type 9 (PCSK9): an emerging chapter in lipid-lowering therapy. Drugs Context 2017, 6: 212511.

[14] Seidah NG, Prat A. The biology and therapeutic targeting of the proprotein convertases. Nat Rev Drug Discov 2012, 11: 367-383.

[15] Leren TP. Sorting an LDL receptor with bound PCSK9 to intracellular degradation. Atherosclerosis 2014, 237: 76-81.

[16] Lambert G, Charlton F, Rye KA, et al. Molecular basis of PCSK9 function. Atherosclerosis 2009, 203: 1-7.

[17] Qian YW, Schmidt RJ, Zhang Y, et al. Secreted PCSK9 downregulates low density lipoprotein receptor through receptor-mediated endocytosis. J Lipid Res 2007, 48: 1488-1498.

[18] Marais DA, Blom DJ, Petrides F, et al. Proprotein convertase subtilisin/kexin type 9 inhibition. Curr Opin Lipidol 2012, 23: 511-517.

[19] Norata GD, Ballantyne CM, Catapano AL. New therapeutic principles in dyslipidaemia: focus on LDL and Lp (a) lowering drugs. Eur Heart J 2013, 34: 1783-1789.

[20] Sabatine MS, Giugliano RP, Wiviott SD, et al. Open-Label Study of Long-Term Evaluation against LDL Cholesterol (OSLER) Investigators. Efficacy and safety of evolocumab in reducing lipids and cardiovascular events. N Engl J Med 2015, 372: 1500-1509.

[21] Robinson JG, Farnier M, Krempf M, et al. ODYSSEY LONG TERM Investigators. Efficacy and safety of alirocumab in reducing lipids and cardiovascular events. N Engl J Med 2015, 372: 1489-1499.

[22] Sabatine MS, Giugliano RP, Keech AC, et al. FOURIER Steering Committee and Investigators. Evolocumab and clinical outcomes in patients with cardiovascular disease. N Engl J Med 2017, 376: 1713-1722.

[23] Schmidt AF, Swerdlow DI, Holmes MV, et al. PCSK9 genetic variants and risk of type 2 diabetes: a mendelian randomisation study. Lancet Diabetes Endocrinol 2017, 5: 97-105.

[24] Sabatine MS, Leiter LA, Wiviott SD, et al. Cardiovascular safety and efficacy of the PCSK9 inhibitor evolocumab in patients with and without diabetes and the effect of evolocumab on glycaemia and risk of new-onset diabetes: a prespecified analysis

of the FOURIER randomised controlled trial. Lancet Diabetes Endocrinol 2017, 5: 941-950.

[25] Koren MJ, Sabatine MS, Giugliano RP, et al. Long-term Low-Density Lipoprotein Cholesterol-Lowering Efficacy, Persistence, and Safety of Evolocumab in Treatment of Hypercholesterolemia: Results Up to 4 Years From the Open-Label OSLER-1 Extension Study. JAMA Cardiol 2017, 2(6): 598-607.

译者：蔡梁椿，福建省立医院内分泌科

第三十四章　JPAD随机对照研究之10年后续试验发现：小剂量阿司匹林在2型糖尿病患者心血管事件一级预防中无明显获益

解读文献：《小剂量阿司匹林对2型糖尿病患者心血管事件的一级预防：随机对照试验之10年后续研究》

原文标题： Low-Dose Aspirin for Primary Prevention of Cardiovascular Events in Patients with Type 2 Diabetes:10-year Follow-up of a Randomized Controlled Trial

原文作者： Saito Y[1], Okada S[2], Ogawa H[2], Soejima H[2], Sakuma M[2], Nakayama M[2], Doi N[2], Jinnouchi H[2], Waki M[2], Masuda I[2], Morimoto T[2]; JPAD Trial Investigators

[1]From First Department of Internal Medicine (Y.S., S.O.) and Department of Diabetology (S.O.), Nara Medical University, Kashihara, Japan; National Cerebral and Cardiovascular Center, Suita, Osaka, Japan (H.O.); Department of Cardiovascular Medicine, Graduate School of Medical Science, Kumamoto University, Cyuo-ku, Japan (H.S.); Department of Clinical Epidemiology, Hyogo College of Medicine, Nishinomiya, Japan (M.S., T.M.); Nakayama Cardiovascular Clinic, Amakusa, Kumamoto, Japan (M.N.); Department of Cardiology, Nara Prefecture Western Medical Center, Sango-cho, Ikoma-gun, Japan (N.D.); Diabetes Center, Jinnouchi Hospital, Chuo-ku, Kumamoto, Japan (H.J.); Department of Internal Medicine, Shizuoka City Hospital, Japan (M.W.); and Medical Examination Center, Takeda Hospital, Shimogyo- ku, Kyoto, Japan (I.M.). yssaito@naramed-u.ac.jp. [2]From First Department of Internal Medicine (Y.S., S.O.) and Department of Diabetology (S.O.), Nara Medical University, Kashihara, Japan; National Cerebral and Cardiovascular Center, Suita, Osaka, Japan (H.O.); Department of Cardiovascular Medicine, Graduate School of Medical Science, Kumamoto University, Cyuo-ku, Japan (H.S.); Department of Clinical Epidemiology, Hyogo College of Medicine, Nishinomiya, Japan (M.S., T.M.); Nakayama Cardiovascular Clinic, Amakusa, Kumamoto, Japan (M.N.); Department of Cardiology, Nara Prefecture Western Medical Center, Sango-cho, Ikoma-gun, Japan (N.D.); Diabetes Center, Jinnouchi Hospital, Chuo-ku, Kumamoto, Japan (H.J.); Department of Internal Medicine, Shizuoka City Hospital, Japan (M.W.); and Medical Examination Center, Takeda Hospital, Shimogyo- ku, Kyoto, Japan (I.M.).

刊载信息： Circulation. 2017 Feb 14;135(7):659-670

小剂量阿司匹林的长期应用对于2型糖尿病（T2DM）患者心血管事件一级预防安全性及有效性尚未定论。开放、随机对照的JPAD试验（The Japanese Primary Prevention of Atherosclerosis with Aspirin for Diabetes trial，阿司匹林对日本糖尿病患者动脉硬化的一级预防试验）观察了日本2 539名未合并心血管疾病（CVD）的T2DM患者使用小剂量阿司匹林后对于心血管事件的影响。患者随机分为阿司匹林组（阿司匹林81~100 mg/d）与非阿司匹林组，试验于2008年结束。JPAD2试验则在保持JPAD原方案的基础上，后续观察随访至2015年，主要终点事件为心血管事件，包括猝死、致死性或非致死性冠心病、致死性或非致死性卒中以及外周血管疾病。药物安全性分析主要针对于出血性事件，包括胃肠道出血、出血性卒中以及任何部位的出血。JPAD2试验平均随访10.3年，2 160（85%）名患者维持原分组方案进入试验，最终1 621（64%）名患者完成了研究。结果显示，阿司匹林并未降低心血管事件发生率。阿司匹林组胃肠道出血发生25例，非阿司匹林组发生12例，组间统计学差异性显著（P=0.03），出血性卒中的发生率两组无明显差异。JPAD2试验结果提示，T2DM患者心血管一级预防应用小剂量阿司匹林未降低心血管事件发生风险，未增加出血性卒中的风险，但是增加了胃肠道出血风险。由此该研究认为在日本，对于没有动脉粥样硬化CVD的T2DM患者不推荐使用小剂量阿司匹林。此结果是否适合其他人群尚不确定，有待国际性的研究来进一步评估。

作者在讨论部分提到，既往在一般人中应用阿司匹林的临床研究显示可以降低心血管事件发生率，近期的Meta分析也支持阿司匹林的一级预防作用，特别是在心血管高危人群中效能尤为显著。然而JPAD2研究，糖尿病患者给予阿司匹林治疗并未看到一级预防的获益，这可能与糖尿病伴有血小板功能障碍、血小板转换率增加或阿司匹林抵抗等原因相关，而削弱了阿司匹林的获益。此外，支持阿司匹林一级预防获益的临床研究大多开展于20世纪，当时的临床指南对低密度脂蛋白的目标值并没有特别的强调，他汀类药物并未在临床广泛应用，吸烟率较高，血压为严格强化控制。当前特别是高强度的他汀治疗可能掩盖了阿司匹林的获益。

作者还提到，越来越多的证据提示，阿司匹林可以预防肿瘤，特别是降低结肠癌的发生率。JPAD试验平均随访4.4年，观察了阿司匹林有降低肿瘤发生的趋势，JPAD2观察时间更长，但这部分数据目前尚未解析。

总结：田建卿，厦门弘爱医院内分泌科

[点 评1]

小剂量阿司匹林用于糖尿病患者心血管事件一级预防，这个问题你怎么看？

原文标题：Low-dose aspirin for primary cardiovascular prevention in diabetic patients: the issue to believe it or not

原文作者：Priscilla Lamendola[1]*, Angelo Villano[1]*, Augusto Fusco[2] , Massimo Leggio[3]

[1]Institute of Cardiology, Catholic University of the Sacred Heart, University Hospital Policlinic A. Gemelli Foundation, Rome, Italy; [2]Physical Medicine and Neurorehabilitation Operative Unit, Salus Infirmorum Clinic, Rome, Italy; [3]Department of Medicine and Rehabilitation, Cardiac Rehabilitation Operative Unit, San Filippo Neri Hospital – Salus Infirmorum Clinic, Rome, Italy.

*These authors contributed equally to this work.

Correspondence to: Massimo Leggio, MD, PhD. Department of Medicine and Rehabilitation, Cardiac Rehabilitation Operative Unit, San Filippo Neri Hospital – Salus Infirmorum Clinic, Via della Lucchina 41, 00135 Rome, Italy. Email mleggio@libero.it.

Provenance: This is an invited Editorial commissioned by Section Editor Jianqing Tian, MD (Department of Endocrinology, Department of Endocrinology, Xiamen Humanity Hospital, Xiamen , China).

Comment on: Saito Y, Okada S, Ogawa H, et al. Low-Dose Aspirin for Primary Prevention of Cardiovascular Events in Patients With Type 2 Diabetes Mellitus: 10-Year Follow-Up of a Randomized Controlled Trial. Circulation 2017;135:659-70.

刊载信息：Ann Transl Med 2018. doi: 10.21037/atm.2018.04.01

View this article at: http://atm.amegroups.com/article/view/19058

阿司匹林自1899年问世以来，临床用于抗血栓、抗血小板治疗近60年，其心血管疾病（CVD）一级预防作用一直是关注的焦点，对于没有动脉粥样硬化的患者而言，阿司匹林一级预防增加的出血风险，或抵消了其心血管事件的收益[1]。与此相对，在CVD二级预防中，阿司匹林的收益要远远大于出血风险[2]。

糖尿病明显增加了动脉粥样硬化血栓性疾病的初发和再发风险，2000年糖尿病患者数已达1.71亿，预计2030年患者数将达到3.66亿。CVD的防治工作再度被推到了风口浪尖上[3]。阿司匹林用于糖尿病患者，在CVD的二级预防治疗方面的获益毋庸置疑[2]，但用于一级预防的干预治疗获益一直存有争议。糖尿病是CVD的高

危因素[4-5]，CVD是糖尿病患者主要的致死原因[6-7]，因此防治糖尿病的主要目标就是预防CVD的发生。JPAD研究提示，小剂量阿司匹林作为一级预防并不能降低心血管事件风险，同时也未增加出血性卒中及胃肠道出血发生率[8]。其次，根据美国推荐标准，依据年龄以及并存的心血管风险因素，如吸烟、高血压、血脂异常、冠心病家族史和蛋白尿等，将患者分为高危组与低危组，其中合并危险因素的老龄高危患者占了较大比重。尽管这部分高危组人群心血管事件发生率高，但阿司匹林也并未降低其心血管事件发生率。阿司匹林对于不合并有高危因素的老年患者及年轻患者的低危组均未能降低心血管事件发生率，甚至在糖尿病高

危组中应用阿司匹林也没有明显的获益[9]。JPAD研究平均随访4.4年，可能存在观察时间较短，统计功效不足的缺陷。但JPAD2后续研究平均随访10.3年，也未得出支持阿司匹林用于心血管事件一级预防的证据。JPAD2研究证实，小剂量阿司匹林一级预防治疗并不能改善T2DM患者的CVD风险，同时还增加了胃肠道出血发生[10]。

JPAD及JPAD2研究结论值得关注，谈到阿司匹林的获益与风险问题，以下几点值得探讨。

首先，现有证据显示，阿司匹林的获益与风险与性别或相关，阿司匹林减低男性心血管事件风险，在女性中无此获益；阿司匹林能减低女性卒中发生风险，而在男性中无此收益[11-12]。研究中发现，阿司匹林增加了胃肠道出血及出血性卒中发生率，这些风险与女性年龄密切相关。女性健康研究的亚组分析显示，阿司匹林能减少65岁以上女性卒中及心肌梗死的发生率[11]。这些研究将性别与年龄考虑在内，得出有利于阿司匹林的结论。老龄与更年期状态使得女性的CVD风险高于同龄的男性[13]。但JPAD2研究的亚组分析并未观察到不同年龄和性别的组间差异。然而最近一篇文章认为，更年期阶段的女性应用阿司匹林有预防CVD的获益[14]，也有Meta分析提示，小剂量阿司匹林可以减少女性卒中事件、男性心肌梗死事件[15]，但在JPAD2的亚组研究和三个小剂量阿司匹林的随机对照研究中[16-18]并没有观察到高危患者，或是因为不同性别、糖尿病、非糖尿病亚组患者的CVD风险的减低。因此，当前小剂量阿司匹林的获益是否与性别相关，仍不明确。

第二，阿司匹林用于一级预防的随机对照试验将胃肠道出血风险增加（包括既往有消化道溃疡者）的患者排除在外，加之研究中老年患者比例也缺乏一定的代表性，因此研究得出的这些结果或不能代表每日常规应用阿司匹林的真实风险，现实生活中的出现风险或更高。因此患者在已经采取有效地预防心血管风险的策略（如他汀治疗、降压治疗、戒烟等）上是否需要冒风险而加用阿司匹林需要权衡。支持阿司匹林安全性及有效性的证据目前并不多，最近有一篇Meta分析显示，阿司匹林可以减少10%的心血管事件[19]，但ETDRS试验[20]在其中起了关键作用，如果将此试验剔除，则就得不出上述结论。有研究使用小剂量阿司匹林干预期可以观察到卒中风险的下降[21]。总体而言，现有的阿司匹林应用于糖尿病的干预研究都存在一定

的局限性，如观察入组人数、事件发生率低等，因此对于研究结果要综合分析。此外还应关注阿司匹林的非CVD收益问题，如静脉血栓、结肠癌或其他肿瘤的预防，降低痴呆的神经保护等作用。

第三，1型糖尿病（T1DM）与T2DM均增高了CVD风险。关于T1DM与动脉粥样硬化性疾病的病理生理机制知之甚少，阿司匹林应用于T1DM是否与T2DM的结论相似尚不可知。最近有研究发现，血糖控制稳定的T1DM中，女性患者血小板激活增加，氧化应激激活，出现微血管病变[22]。T1DM患者无明显阿司匹林抵抗，因此有待开展小剂量阿司匹林对于T1DM患者的有效性和安全性的临床研究。

总而言之，阿司匹林用于CVD的二级预防毋庸置疑，合并CVD的患者应用阿司匹林获益大于出血风险。但在JPAD研究及其后续10年的JPAD2研究中，T2DM患者长期应用小剂量阿司匹林进行CVD预防并未观察到心血管事件的减低，相反增加了胃肠道出血风险，因此对无明显CVD的患者是否应该起始小剂量阿司匹林的干预治疗，需要权衡利弊[23]。

参考文献

[1] Piepoli MF, Hoes AW, Agewall S, et al. Authors/Task Force Members. 2016 European Guidelines on cardiovascular disease prevention in clinical practice: The Sixth Joint Task Force of the European Society of Cardiology and Other Societies on Cardiovascular Disease Prevention in Clinical Practice (constituted by repre-sentatives of 10 societies and by invited experts) Developed with the special con-tribution of the European Association for Cardiovascular Prevention & Rehabilita-tion (EACPR). Eur Heart J 2016, 37: 2315-2381.

[2] Ferreiro JL, Angiolillo DJ. Diabetes and antiplatelet therapy in acute coronary syndrome. Circulation 2011, 123: 798-813.

[3] Wild S, Roglic G, Green A, et al. Global prevalence of diabetes: estimates for the year 2000 and projections for 2030. Diabetes Care 2004, 27: 1047-1053.

[4] Haffner SM, Lehto S, Rönnemaa T, et al. Mortality from coronary heart disease in subjects with type 2 diabetes and in nondiabetic subjects with and without prior myocardial infarction. N Engl J Med 1998, 339: 229-234.

[5] American Diabetes Association. 8: Cardiovascular Disease and Risk Management. Diabetes Care 2016, 39(suppl 1): S60-S71.

[6] Brun E, Nelson RG, Bennett PH, et al. Verona Diabetes Study. Diabetes duration and cause-specific mortality in the Verona Diabetes Study. Diabetes Care 2000, 23: 1119-1123.

［7］ Roper NA，Bilous RW，Kelly WF，et al. South Tees Diabetes Mortality Study. Cause-specific mortality in a population with diabetes：South Tees Diabetes Mortality Study. Diabetes Care 2002，25：43-48.

［8］ Ogawa H，Nakayama M，Morimoto T，et al. Japanese Primary Prevention of Atherosclerosis With Aspirin for Diabetes（JPAD）Trial Investigators. Low-dose aspirin for primary prevention of atherosclerotic events in patients with type 2 dia-betes：a randomized controlled trial. JAMA 2008，300：2134-2141.

［9］ Okada S，Morimoto T，Ogawa H，et al. investigators for the Japanese Primary Prevention of Atherosclerosis with Aspirin for Diabetes（JPAD）trial. Effect of low-dose aspirin on primary prevention of cardiovascular events in Japanese dia-betic patients at high risk. Circ J 2013，77：3023-3028.

［10］ Saito Y，Okada S，Ogawa H，et al. JPAD Trial Investigators.. Low-Dose Aspirin for Primary Prevention of Cardiovascular Events in Patients With Type 2 Diabetes Mellitus：10-Year Follow-Up of a Randomized Controlled Trial. Circulation 2017，135：659-670.

［11］ Ridker PM，Cook NR，Lee IM，et al. A randomized trial of low-dose aspirin in the primary prevention of cardiovascular disease in women. N Engl J Med 2005，352：1293-1304.

［12］ Steering Committee of the Physicians' Health Study Research Group. Final report on the aspirin component of the ongoing Physicians' Health Study. N Engl J Med 1989，321：129-135.

［13］ Campesi I，Occhioni S，Tonolo G，et al. Ageing/Menopausal Status in Healthy Women and Ageing in Healthy Men Differently Affect Cardiometabolic Parameters. Int J Med Sci 2016，13：124-132.

［14］ Clayton JA，Tannenbaum C. Reporting Sex，Gender，or Both in Clinical Research? JAMA 2016，316：1863-1864.

［15］ De Berardis G，Sacco M，Strippoli GF，et al. Aspirin for primary prevention of cardiovascular events in people with diabetes：meta-analysis of randomised con-trolled trials. BMJ 2009，339：b4531.

［16］ Belch J，MacCuish A，Campbell I，et al; Prevention of Progression of Arterial Disease and Diabetes Study Group; Diabetes Registry Group; Royal College of Physicians Edinburgh. The prevention of progression of arterial disease and diabe-tes（POPADAD）trial：factorial randomised placebo controlled trial of aspirin and antioxidants in patients with diabetes and asymptomatic peripheral arterial disease. BMJ 2008，337：a1840.

［17］ Fowkes FG，Price JF，Stewart MC，et al. Aspirin for Asymptomatic Atherosclerosis Trialists. Aspirin for prevention of cardiovascular events in a general population screened for a low ankle brachial index：a randomized controlled trial. JAMA 2010，303：841-848.

［18］ Ikeda Y，Shimada K，Teramoto T，et al. Low-dose aspirin for primary prevention of cardiovascular events in Japanese patients 60 years or older with atherosclerotic risk factors：a randomized clinical trial. JAMA 2014，312：2510-2520.

［19］ Kunutsor SK，Seidu S，Khunti K. Aspirin for primary prevention of cardiovascular and all-cause mortality events in diabetes：updated meta-analysis of randomized controlled trials. Diabet Med 2017，34：316-327.

［20］ ETDRS Investigators. Aspirin effects on mortality and morbidity in patients with diabetes mellitus. JAMA 1992，268：1292-1300.

［21］ Ryden L，Grant PJ，Anker SD，et al. ESC guidelines on diabetes，pre-diabetes，and cardiovascular diseases developed in collaboration with the EASD：the task force on diabetes，prediabetes，and cardiovascular diseases of the European Society of Cardiology（ESC）and developed in collaboration with the European Associa-tion for the Study of Diabetes（EASD）. Eur Heart J 2013，34：3035-3087.

［22］ Zaccardi F，Rizzi A，Petrucci G，et al. In Vivo Platelet Activation and Aspirin Responsiveness in Type 1 Diabetes. Diabetes 2016，65：503-509.

［23］ Leggio M，Bendini MG，Caldarone E，et al. Low-dose aspirin for primary prevention of cardiovascular events in patients with diabetes: Benefit or risk? Dia-betes Metab 2017. doi：10.1016/j.diabet.2017.11.002. [Epub ahead of print].

译者：田建卿，厦门弘爱医院内分泌科

[点 评2]

阿司匹林与糖尿病心血管疾病的一级预防，悬而未决

原文标题：Aspirin and DM in primary prevention: the Endless Conundrum

原文作者：Rubén Casado-Arroyo

Department of Cardiology, Hôpital Erasme, Université Libre de Bruxelles, Brussels, Belgium Correspondence to: Rubén Casado-Arroyo. Department of Cardiology, Hôpital Erasme, Université Libre de Bruxelles, 1070 Brussels, Belgium. Email: Ruben.Casado.Arroyo@erasme.ulb.ac.be.

Provenance: This is a Guest Editorial commissioned by Section Editor Jianqing Tian, MD (Department of Endocrinology, Department of Endocrinology, Xiamen Humanity Hospital, Xiamen , China).

Comment on: Saito Y, Okada S, Ogawa H, et al. Low-Dose Aspirin for Primary Prevention of Cardiovascular Events in Patients With Type 2 Diabetes Mellitus: 10-Year Follow-Up of a Randomized Controlled Trial. Circulation 2017;135:659-70.

刊载信息：Ann Transl Med 2018. doi: 10.21037/atm.2018.03.26

View this article at: http://atm.amegroups.com/article/view/19105

心血管疾病（CVD）的高患病率与病死率是当今主要面临的问题[1]。动脉硬化性斑块的破裂会形成血栓，引发急性梗死[2]。阿司匹林作为血栓素B2抑制药，经过大规模的安慰对照临床试验后开始应用[3]，自此，小剂量阿司匹林作为冠心病的基础用药已有35年之久。很多临床研究观察了小剂量阿司匹林对于健康人群的一级预防或对于已出现急性心脑血管事件高危人群的二级预防的效能。研究结果认为，小剂量阿司匹林用于CVD的二级预防的获益是明确的。阿司匹林的一级预防与二级预防相比较，在降低心血管事件发生率上无明显差异[4]，但是阿司匹林二级预防的心血管事件绝对风险明显减低。

在最早期的六个抗血栓治疗进行CVD一级预防的试验中[4-10]，小剂量阿司匹林明显降低心血管事件0.06%/年，结果中主要是以降低非致死性心肌梗死为主（0.05%/年）。卒中、致死性CVD无明显降低。与此同时，小剂量阿司匹林增加胃肠道出血0.04%/年。Meta分析CVD获益大于出血风险。

今天，更多的可以管理的风险因素被积极地干预和治疗，如鼓励健康的生活、他汀类药物的调脂治疗、戒烟、减重、高血压的药物治疗、糖尿病的优化治疗、心衰以及房颤的治疗，这使得小剂量阿司匹林干预治疗不再像之前的试验研究那样，获益与风险或旗鼓相当。基于此现状，展开了JPAD试验（日本糖尿病患者应用阿司匹林动脉粥样硬化一级预防试验），结果未降低心血管事件，同时也未增加出血性疾病（如出血性卒中及胃肠道出血）风险[11]。之前关于糖尿病患者使用小剂量阿司匹林的亚组分析与此结论不同[4,6,12-13]。去年发表的四项Meta分析研究也显示，小剂量阿司匹林不能降低中风、心血管全因病死率以及冠心病风险[12-18]。这些结论与早期研究结果不相一致[11-13]。

JPAD2为JPAD试验的10年后续研究，顺延原方案继续观察[19]。结果显示，小剂量阿司匹林无明显心血管获益，但胃肠道出血风险较安慰剂组增加两倍。JPAD2研究从严格意义上说不是一个随机对照研究，而是随机对照试验的后续观察性研究。JPAD与JPAD2研究中对

出血事件的定义存在差异，前者将出血事件仅界定为出血性中风及严重的胃肠道出血。而后者将出血事件界定为所有出血，包括胃肠道出血、出血性卒中、任何部位的出血。如果以JPAD标准界定JPAD2出血事件，那么小剂量阿司匹林组的出血风险与安慰剂对照组相当（表1）。

小剂量阿司匹林应用后未达到预期的心血管获益，可能与糖尿病患者血小板转化率增加[20]，血小板COX-1抑制时间缩短，24 h的给药间隔时间过长，血小板已恢复成TXA2的能力有关。基于这一点，对于这部分患者建议一日服用2次阿司匹林。在肥胖患者当中，可能存在高降解率及低吸收率的问题，低浓度的药物不足以抑制COX-1。这两点在肥胖糖尿病患者中尤为需要关注。小剂量阿司匹林不能降低总体人群的心血管事件风险，因此目前仅被推荐用于高危患者的一级预防[21]。此外，小剂量阿司匹林能预防肿瘤[22-24]，减少肿瘤远处转移的风险，特别是腺瘤的远处转移[22]，这个也需要给予关注（表2）。

表1　针对JPAD2试验中一级预防的获益与出血并发症情况，两种统计方法的数据如下

临床结果	符合方案数据分析	意向性治疗分析
小剂量阿司匹林获益	HR =1.14；95% CI（0.91~1.42）	HR =1.01；95% CI（0.82~1.25）
胃肠道出血	12/992（1.2%）vs. 12/1 168（1%）；P=0.7	25/1 262（2%）vs. 12/1 277（0.9%）；P=0.03
出血事件	48/992（5%）vs. 64/1 168（5%）；P=0.5	80（6%）vs. 67（5%）；P=0.2

LDA，低剂量阿司匹林。

表2　下列八个要点，有助于提升临床医生在糖尿病患者心血管疾病一级预防中使用小剂量阿司匹林的获益，并降低出血风险

评估冠状动脉疾病与出血风险（CV/GI 风险计算[25]）

规避风险，注意药物间的相互作用，避免与布洛芬、萘普生联合使用

上消化道出血高风险患者联合胃肠道保护类药物，使用质子泵抑制药

如果存在阿司匹林使用禁忌证，换用其他抗血小板药物，如氯吡格雷

对每一位进行小剂量阿司匹林干预治疗的患者进行评估

评估结肠癌家族史

充分征求患者的意愿

每次随访对阿司匹林及其他治疗进行评估

参考文献

[1] Word Health Organization. [homepage on the Internet]. Available from: http://www.who.int/en/ last accessed in May 2015.

[2] Patrono C, García Rodríguez LA, Landolfi R, et al. Low-dose Aspirin for the Prevention of Atherothrombosis. N Engl J Med 2005, 353: 49-59.

[3] Patrignani P, Filabozzi P, Patrono C. Selective cumulative inhibition of platelet thromboxane production by low-dose aspirin in healthy subjects. J Clin Invest 1982, 69: 1366-1372.

[4] Baigent C, Blackwell L, Collins R, et al. Aspirin in the primary and secondary prevention of vascular disease: collaborative meta-analysis of individual participant data from randomised trials. Lancet 2009, 373: 1849.

[5] Peto R, Gray R, Collins R, et al. Randomised trial of prophylactic daily aspirin in British male doctors. Br Med J (Clin Res Ed) 1988, 296: 313.

[6] The Steering Committee of the Physicians' Health Study Research Group. Findings from the aspirin component of the ongoing Physicians' Health Study. N Engl J Med 1988, 318: 262.

[7] Thrombosis prevention trial: randomised trial of low-intensity oral anticoagulation with warfarin and low-dose aspirin in the primary prevention of ischaemic heart disease in men at increased risk. The Medical Research Council's General Practice Research Framework. Lancet 1998, 351: 233.

[8] Hansson L, Zanchetti A, Carruthers SG, et al. Effects of

intensive blood-pressure lowering and low-dose aspirin in patients with hypertension: principal results of the Hypertension Optimal Treatment (HOT) randomised trial. HOT Study Group. Lancet 1998, 351: 1755.

[9] de Gaetano G, Collaborative Group of the Primary Prevention Project. Low-dose aspirin and vitamin E in people at cardiovascular risk: a randomised trial in general practice. Collaborative Group of the Primary Prevention Project. Lancet 2001, 357: 89.

[10] Ridker PM, Cook NR, Lee IM, t al. A randomized trial of low-dose aspirin in the primary prevention of cardiovascular disease in women. N Engl J Med 2005, 352: 1293.

[11] Ogawa H, Nakayama M, Morimoto T, et al. Low-Dose Aspirin for Primary Prevention of Atherosclerotic Events in Patients With Type 2 Diabetes: A Ran-domized Controlled Trial. JAMA 2008, 300: 2134-2141.

[12] Sacco M, Pellegrini F, Roncaglioni MC, et al. Primary prevention of cardiovascular events with lowdose as-pirin and vitamin E in type 2 diabetic patients: results of the Primary Prevention Project (PPP) trial. Diabetes Care 2003, 26: 3264-3272.

[13] Fowkes FG, Price JF, Stewart MC, et al. Aspirin for prevention of cardiovascular events in a general population screened for a low ankle brachial index: a random-ized controlled trial. JAMA 2010, 303: 841-848.

[14] Belch J, MacCuish A, Campbell I, et al. The prevention of progression of arterial disease and diabetes (POPADAD) trial: factorial randomised placebo controlled trial of aspirin and antioxidants in patients with diabetes and asymptomatic periph-eral arterial disease. BMJ 2008, 337: a1840.

[15] Bartolucci AA, Tendera M, Howard G. Meta-analysis of multiple primary prevention trials of cardiovascular events using aspirin. Am J Cardiol 2011, 107: 1796-1801.

[16] Raju N, Sobieraj-Teague M, Hirsh J, et al. Effect of aspirin on mortality in the primary prevention of cardiovascular disease. Am J Med 2011, 124: 621-629.

[17] Berger JS, Lala A, Krantz MJ, et al. Aspirin for the prevention of cardiovascular events in patients without clinical cardiovascular disease: a meta-analysis of randomized trials. Am Heart J 2011, 162: 115-124.e2.

[18] Seshasai S, Wijesuriya S, Sivakumaran R, et al. Effect of Aspirin on Vascular and Nonvascular Outcomes: Meta-analysis of Randomized Controlled Trials. Arch In-tern Med 2012, 172: 209-216.

[19] Ikeda Y, Shimada K, Teramoto T, et al. Low-dose aspirin for primary prevention of cardiovascular events in Japanese patients 60 yearsor older with ath-erosclerotic risk factors: a randomized clinical trial. JAMA 2014, 312: 2510-2520.

[20] Patrono C, Rocca B. Type 2 Diabetes, Obesity, and Aspirin Responsiveness. J Am Coll Cardiol 2017, 69: 613-615.

[21] Fox CS, Golden SH, Anderson C, et al. Update on Prevention of Cardiovascular Disease in Adults With Type 2 Diabetes Mellitus in Light of Recent Evidence: A Scientific Statement From the American Heart Association and the American Diabetes Association. Diabetes Care 2015, 38: 1777-1803.

[22] Rothwell PM1, Wilson M, Price JF, et al. Effect of daily aspirin on risk of cancer metastasis: a study of incident cancers during randomised controlled trials. Lancet 2012, 379: 1591-1601.

[23] Mills EJ, Wu P, Alberton M, et al. Low-dose aspirin and cancer mortality: a meta-analysis of randomized trials. Am J Med 2012, 125: 560-567.

[24] Algra AM1, Rothwell PM. Effects of regular aspirin on long-term cancer incidence and metastasis: a systematic comparison of evidence from observational studies versus randomised trials. Lancet Oncol 2012, 13: 518-527.

[25] Lanas A, Polo-Tomás M, Casado-Arroyo R. The aspirin cardiovascu-lar/gastrointestinal risk calculator--a tool to aid clinicians in practice. Aliment Pharmacol Ther 2013, 37: 738-748.

译者: 田建卿, 厦门弘爱医院内分泌科

第三十五章　DAMO2CLES：一项关于高压氧治疗糖尿病下肢缺血溃疡的多中心随机临床研究

原文标题：Hyperbaric Oxygen Therapy in the Treatment of Ischemic Lower- Extremity Ulcers in Patients With Diabetes: Results of the DAMO2CLES Multicenter Randomized Clinical Trial

原文作者：Santema KTB[1], Stoekenbroek RM[1], Koelemay MJW[1], Reekers JA[2], van Dortmont LMC[3], Oomen A[4], Smeets L[5], Wever JJ[6], Legemate DA[1], Ubbink DT[7]; DAMO2CLES Study Group

[1]Department of Surgery, Academic Medical Center, Amsterdam, the Netherlands. [2]Department of Radiology, Academic Medical Center, Amsterdam, the Netherlands. [3]Department of Surgery, Vlietland Hospital, Schiedam, the Netherlands. [4]Department of Surgery, St. Anna Hospital, Geldrop, the Netherlands. [5]Department of Surgery, Rijnstate Hospital, Arnhem, the Netherlands. [6]Department of Surgery, Haga Hospital, Den Haag, the Netherlands. [7]Department of Surgery, Academic Medical Center, Amsterdam, the Netherlands d.ubbink@amc.nl.

刊载信息：Diabetes Care. 2018;41(1):112-119. doi: 10.2337/dc17-0654. Epub 2017 Oct 26

下肢慢性缺血性溃疡是糖尿病患者健康的大敌，在糖尿病患者中发生率为3%~11%。糖尿病足（DFU）下肢缺血性溃疡的传统治疗方式（包括减压，血糖控制，血管重建和伤口局部护理）效果较差，花费巨大，截肢率一直居高不下。高压氧在DFU慢性缺血性溃疡中的治疗效果存在极大的争议。DAMO2CLES研究的目的在于评估高压氧治疗对于DFU下肢缺血性溃疡的患者是否具有获益。

DAMO2CLES研究自2013年6月—2015年12月，招募了120例DFU下肢缺血性溃疡的患者，他们被随机分配到标准治疗组和标准治疗+高压氧治疗组。研究的主要终点事件是治疗12个月后的保肢概率和溃疡愈合率。其他的终点事件包括无截肢生存率和死亡。

每组各有60名患者，在标准治疗组中有47名患者保肢成功，标准治疗+高压氧治疗组有53名患者保肢成功（风险差异为10%，95% CI：-4~23）；经过12个月

的治疗，标准治疗组有28名患者痊愈，标准治疗+高压氧治疗组有30名患者痊愈（风险差异为3%，95% CI：-14~21）；标准治疗组有41名患者无截肢生存，标准治疗+高压氧治疗组有49名患者无截肢生存（风险差异为13%，95% CI：-2~28）；两组的溃疡再发率也无显著差别，均为19例；标准治疗组死亡人数为9人而标准治疗+高压氧治疗组死亡人数为5人，后一组有两例高压氧有关的严重不良事件。在标准治疗+高压氧治疗组有21名患者未能完成计划中的高压氧治疗。这些人中大截肢更少，无截肢生存率更高（无截肢生存的风险差异为26%，95% CI：10~38）。

因此，综合以上，本研究提示，高压氧的辅助治疗并没有改善DFU下肢缺血性溃疡患者的伤口愈合率和保肢率。阴性结果可能的原因是，糖尿病合并下肢缺血性溃疡的患者一般情况和血管状况较差，依从性也不好，因此治疗的效果都比较差。DAMO2CLES最大

的特点是，它是目前最大的关于高压氧治疗DFU下肢缺血性溃疡的临床研究，而纳入其中的患者很多接受过血管重建手术，血管情况不佳。当然，该研究最大的局限性在于，没有设盲，没有与其他研究一样用高压空气做对照，对实施治疗的医生也没有设盲，使得

他们可能具有倾向性。此外，在患者的选择纳入标准上也有一定的偏倚。

总结：吴绮楠，重庆大学附属肿瘤医院

高压氧疗对下肢缺血性溃疡有效？一项多中心研究的新发现

原文标题：Is effective the hyperbaric oxygen therapy for the treatment of ischemic lower extremity ulcers? New insights from a multicenter study

原文作者：Bruno Rivas-Santiago, Medical Research Unit-Zacatecas-IMSS

刊载信息：Ann Transl Med 2018. doi: 10.21037/atm.2018.04.37

View this article at: http://atm.amegroups.com/article/view/19458

糖尿病流行呈上升趋势，且愈演愈烈，过去40年，糖尿病患病率在发达国家及发展中国家均有所增加。国际糖尿病联盟发布称，如今全球有4.25亿人，8.8%的20~79岁成年人可能患有糖尿病。而如果把年龄范围扩大至18~99岁，糖尿病患者人数将增加至4.51亿。如果这种趋势继续下去，至2045年，将有6.93亿人患有糖尿病。这种严峻的形似将导致仅仅2017年就会有4百万名20~79岁的患者死于糖尿病[1]。

糖尿病本身就是一个巨大的健康问题，而且它并不会独立存在，当血糖控制欠佳时，所有类型的糖尿病将产生并发症，导致频繁的住院率及过早的去世。糖尿病患者一系列严重问题增加了对健康的风险，也增加了关于并发症如血管损伤及周围神经病变的医疗费用。周围神经病变是糖尿病神经病变中最常见的并发症之一，其影响远端神经病变，特别是足部的神经病变[1-2]。然而，至少50%的糖尿病足（DFU）患者通常由动脉粥样硬化导致的周围动脉病变进展而来。动脉病变是创面愈合受损和下肢截肢的一个重要的危险因素。大多数DFU合并两种危险因素：周围神经病变和缺血。DFU有一套完整的治疗指南[2]，包括减压、代谢控制、抗感染、局部创面护理、患者教育及恢复皮肤灌注来促进氧供等。当然，也包括血管再生及高压氧疗（HBOT），通过系统供氧，以2倍大气压的压力向患者伤口局部提供氧气。

HBOT的疗效和确切机制仍不清楚，一些实验及临床研究显示，该治疗方法可对创面愈合产生影响，然而，研究的结果却是模棱两可的。一些研究结果是阳性的，另一些研究认为没有影响或者阴性结果[3-4]。

几十年来，HBOT在全球得到了广泛应用。因此，通过临床证据来评估治疗的有效性至关重要。Santema等试图研究HBOT辅助治疗是否对糖尿病患者及腿部缺血性溃疡的患者有效[3]。既往研究表明，尽管HBOT使用得比较广泛，但根据这些研究的结果来进行临床疗效的价值评估实际上很有限，因为随访周期短，方法权威性不够，参与该研究的人数少[6-8]。本研究是一个设计严谨、执行良好的多中心研究（25家医院）。在为期12个月的研究中，收集并分析了所有患者的数据。将患有缺血性溃疡的120个糖尿病患者随机分为2组，他们均接受标准治疗，部分患者接受HBOT。HBOT组中患者接受5 d一次的治疗，最多40次或者直至创面愈合。之后，综合分析比较各组中的临床数据，如随访终点的创面愈合情况，创面愈合的中位时间，截肢指数，额外的血管再生，保肢指数，未截肢生存率等。这些结果表明，在缺血性DFU的患者中，就保肢或创面愈合而言，HBOT辅助治疗与对照组之间并没有显著的统计学意义。他们还发现，大多数患者可能没有完成完整的HBOT计划，可能的原因是对治疗过程感到不适。在诊疗过程中，造成阴性结果最重要的因素可能是，因为入组的大多数患者均有十年以上的糖尿病病程，这是健康已经受到损害的一个重要因素。当然，HBOT有几个广为人知的不良反应如肺水肿、血压影响、晶状体后纤维组织形成、肺氧中毒、中枢神经系统性氧中毒甚至气压性牙伤[9]。所有这些，都可能损害患者的健康，抵消HBOT带来的益处。事实上，该研究中，尽管这些患者都是经过专业医生评估之后再行HBOT，仍有不良事件发生，这些情况强有力的证明了在HBOT和随访期间，医院的评估并不总是合理的，患者前期需要进行更加严谨的评估。

在荷兰，对于HBOT的效果尚不确切，认为只是一种可供选择的方法，而在其他几个国家中，HBOT被认为是治疗DFU的重要方法。该研究显示，HBOT并没有改善DFU的临床结局，评估HBOT是否有用非常重要，因为除了其不良反应，其治疗价格不菲。在一个高收入国家中，糖尿病患者每年的溃疡发生率大约为2%，而在低中等发达国家，DFU占到了糖尿病患者人数的30%。因此，类似的多中心研究应该由这些国家来进行评估成本效益，尽管得到的结果可能是相似的。

总之，新的证据显示HBOT没有改善DFU，我们需要继续努力开展新的研究来发现促进糖尿病创面愈合的有效治疗方法。

参考文献

[1] Federation ID. IDF Diabetes Atlas, 8th edition. 2017.

[2] Schaper NC, Van Netten JJ, Apelqvist J, et al. Prevention and management of foot problems in diabetes: A Summary Guidance for Daily Practice 2015, based on the IWGDF guidance documents. Diabetes Res Clin Pract 2017, 124: 84-92.

[3] de Smet GHJ, Kroese LF, Menon AG, et al. Oxygen therapies and their effects on wound healing. Wound Repair Regen 2017, 25: 591-608.

[4] Rodriguez PG, Felix FN, Woodley DT. The role of oxygen in wound healing: a review of the literature. Dermatol Surg 2008, 34: 1159-1169.

[5] Santema KTB, Stoekenbroek RM, Koelemay MJW, et al. Hyperbaric Oxygen Therapy in the Treatment of Ischemic Lower-Extremity Ulcers in Patients With Diabetes: Results of the DAMO2CLES Multicenter Randomized Clinical Trial. Diabetes Care 2018, 41: 112-119.

[6] Faglia E, Favales F, Aldeghi A, et al. Adjunctive systemic hyperbaric oxygen therapy in treatment of severe prevalently ischemic diabetic foot ulcer. A randomized study. Diabetes Care 1996, 19: 1338-1343.

[7] Fedorko L, Bowen JM, Jones W, et al. Hyperbaric Oxygen Therapy Does Not Reduce Indications for Amputation in Patients With Diabetes With Nonhealing Ulcers of the Lower Limb: A Prospective, Double-Blind, Randomized Controlled Clinical Trial. Diabetes Care 2016, 39: 392-399.

[8] Londahl M, Katzman P, Nilsson A, et al. Hyperbaric oxygen therapy facilitates healing of chronic foot ulcers in patients with diabetes. Diabetes Care 2010, 33: 998-1003.

[9] Heyboer M 3rd, Sharma D, Santiago W, et al. Hyperbaric Oxygen Therapy: Side Effects Defined and Quantified. Adv Wound Care (New Rochelle) 2017, 6: 210-224.

译者：冷蔚玲，第三军医大学（陆军军医大学）第一附属医院内分泌科

[点 评2]

高压氧之于糖尿病足溃疡，爱你在心口难开

糖尿病足（DFU）已逐渐成为糖尿病研究领域的热点话题之一，一方面是因为随着糖尿病发病率的上升，DFU已然成为非外伤性截肢可能性最大的原因，另一方面，面对各国入不敷出的医保系统，DFU常规治疗手段糟糕的效果在巨大的花费面前显得如此的黯然失色。

这个世界从来不缺乏解决问题的办法，纵然这些办法自诞生期间就伴随着争议，高压氧治疗（HBOT）用于DFU的治疗也是这样。自从1987年*Diabetes Care*发表了第一篇HBOT能显著减少DFU患者截肢率的队列研究[1]，同年另一篇评论文章就指出HBOT用于老年糖尿病大血管病变的足病患者中是无效的[2]。次年，*Diabetes Care*发表了第一篇HBOT DFU的随机对照试验（RCT）研究，时间（总共14 d）较短，例数（28人）较少，两组之间的效果差异也不明显[3]，但这似乎并没有影响支持者们将之应用于DFU治疗的热情。2010年，历时一年的随机单中心双盲的HODFU研究发表，治疗组的慢性DFU溃疡（>3个月）患者接受HBOT、对照组接受高压空气治疗，1年内伤口完全愈合。重要的是，起始治疗2个月后伤口即开始愈合，1年内逐渐改善，完全起效则需要一定的时间。并且HBOT并没有引起任何视力变化、视网膜病变。溃疡的经皮氧分压（$tcPO_2$）而不是脚趾血压或踝肱指数（ABI）是预测伤口愈合的一个很好指标。在HODFU研究的随刊评论中，学者们认为：对于慢性DFU溃疡，在传统的治疗方法效果不佳时，加用HBOT能够改善伤口的长期愈合[4-5]。基于此，2015年的国际DFU工作组（IWGDF）指南推荐了考虑使用全身HBOT慢性DFU溃疡（轻/中度推荐），尽管强调了还需要进一步的双盲RCT明确其成本效益以及最可能受益的人群[6]。Löndahl博士宣布，HODFU后续研究结果表明，患者经HBOT后3年生存率明显升高[7-8]。一篇荟萃了9个RCT研究的分析文章提到，HBOT可能会改善DFU溃疡的愈合速度，但对截肢率和溃疡愈合率没有显著影响。当然，后面仍然有很多研究认为HBOT的治疗能够改善DFU患者溃疡的预后[9-12]，不一一列举。

如前面所说，从能检索到发表的第一篇HBOT DFU的论文起，怀疑论就从来就没有消失过，在2008年ADA会议上，牛津大学Berendt博士就对HBOT足部溃疡提出质疑。Fedorko博士是糖尿病慢性下肢溃疡HBOT试验的主要研究者。他们发现，经过一系列措施干预12周后，HBOT组与对照组溃疡愈合率没有显著差异。此外，在HBOT的其他临床试验中，对照组患者的治愈率非常低。他们认为，慢性DFU溃疡患者在经过合适和全面的伤口护理后，20%~49%的患者就能够在12~16周愈合，这并不能归功于HBOT[13]。随后，Löndahl和Abidia的试验以及Duzgun的非盲研究结果显示治愈率更低。在后一项研究中，对照组50例患者在92周时足部溃疡仍未愈合[14-15]。而Margolis的一项观察中，与对照组相比，HBOT的DFU溃疡患者在伤口愈合和截肢率方面并没有明显的改善[16]。有学者认为，HBOT不仅耗时长（通常需要40次，90 min/d），同时价格也非常昂贵，性价比不高。当然，Fedorko博士一直坚持不懈的认为HBOT对于DFU无效，包括2017年他们团队发表的一项研究中，他们认为，HBOT对于DFU患者的生活质量也是没有显著改善的[17]。如此争议的话题，以至于Health Quality Ontario评价小组对于HBOT DFU的卫生经济学价值表示，"对于DFU溃疡的治疗，常规的伤口护理加上HBOT是否具有更好的性价比，仅凭目前的证据难以做出准确的判断"[18]。

2017年，*Diabetes Care*在线发表Fedorko等的研究和

随后的DAMO2CLES研究，这两项都是前瞻性、双盲RCT，旨在探讨HBOT能否有效地减少糖尿病患者的重大截肢、改善伤口愈合、治疗慢性DFU溃疡。Fedorko等的研究评估了157例糖尿病合并足部病变（Wagner 2~4级）的患者，结果显示，对照组54例患者中有13例符合重大截肢标准，HBOT组49例患者中有11例符合重大截肢标准；对照组有22例（22%）患者痊愈，HBOT组则有10例（20%），上述组间差异均无统计学意义。两组间其他伤口愈合指标也未见显著的统计学差异。DAMO2CLES研究入组了120例患者，在标准治疗的同时加用或不用HBOT，结果显示HBOT并不能显著提高糖尿病下肢缺血伤口完全愈合能力以及保肢成功几率。两项研究的研究者都认为，HBOT并不能通过综合的伤口护理而减少糖尿病合并慢性DFU患者的截肢或促进伤口愈合[19-20]。这是迄今为止规模最大的两项评估HBOT用于DFU治疗的RCT研究。

但争议却是非常明显的，这两项研究中虽然以Wagner分级2~4级作为入选标准，但所入选的患者45%都是Wagner溃疡分级为2级，指南并不推荐这些患者进行HBOT。这一方面造成了资源的浪费，另一方面，结果也会有很大的偏倚。此外，与既往该领域的相关文献不同，Fedorko等的研究确定截肢结局时是通过外科医生远程会诊阅片来决定是否需要截肢的，而既往临床试验都以实际截肢率作为结局。DFU感染性骨髓炎并非都需要截肢，而本研究则将其认定为截肢，虽然实际上这些人很多都没有截肢。而DAMO2CLES研究存在的争议更明显，该研究把患者的小截肢算作治愈，而通常任何形式的截肢都应该算作未愈；研究中尚有21名接受过HBOT的患者中途退出，而他们的大截肢较少而无截肢生存率更高，提示HBOT或许对他们有一定获益。针对这些问题，其至有评论员认为"糟糕的研究设计无助于证明HBOT在慢性DFU溃疡中的治疗作用"[21]。若能更广泛地入选适合行HBOT干预的，Wagner溃疡分级为3级及3级以上的溃疡患者，不统计截肢的适应证而是统计实际截肢的情况，则可能更能为患者带来更多获益，为决策者提供更准确的信息。

总体来说，HBOT用于DFU治疗，虽然对于资本和投资商来说，前景和市场非常诱人，未来非常可期，但目前的研究证据等级较低，研究人数少，用于评价的指标参差不齐，主观因素较多，这些都是制约HBOT用于推荐DFU治疗的因素。当然，我们除了期待着更

大规模，设计更客观的研究出来证实其效果以外，如何去选择合适的对象和合适的指标来对一项措施进行客观公正的评价也许是更为重要的，选择永远超过努力，不是吗？

参考文献

[1] Baroni G, Porro T, Faglia E, et al. Hyperbaric oxygen in diabetic gangrene treatment. Diabetes Care 1987, 10: 81-86.

[2] Davis JC. The use of adjuvant hyperbaric oxygen in treatment of the diabetic foot. Clin Podiatr Med Surg 1987, 4: 429-437.

[3] Leslie CA, Sapico FL, Ginunas VJ, et al. Randomized controlled trial of topical hyperbaric oxygen for treatment of diabetic foot ulcers. Diabetes Care 1988, 11: 111-115.

[4] Löndahl M, Katzman P, Nilsson A, et al. Hyperbaric oxygen therapy facilitates healing of chronic foot ulcers in patients with diabetes. Diabetes Care 2010, 33: 998-1003.

[5] Löndahl M, Katzman P, Hammarlund C, et al. Relationship between ulcer healing after hyperbaric oxygen therapy and transcutaneous oximetry, toe blood pressure and ankle-brachial index in patients with diabetes and chronic foot ulcers. Diabetologia 2011, 54: 65-68.

[6] Game FL, Apelqvist J, Attinger C, et al. Effectiveness of interventions to enhance healing of chronic ulcers of the foot in diabetes: a systematic review. Diabetes Metab Res Rev 2016, 32 Suppl 1: 154-168.

[7] Fagher K, Löndahl M. The impact of metabolic control and QTc prolongation on all-cause mortality in patients with type 2 diabetes and foot ulcers. Diabetologia. 2013, 56: 1140-1147.

[8] Fagher K, Nilsson A, Löndahl M. Heart rate-corrected QT interval prolongation as a prognostic marker for 3-year survival in people with Type 2 diabetes undergoing above-ankle amputation. Diabet Med 2015, 32: 679-685.

[9] Hayes PD, Alzuhir N, Curran G, et al. Topical oxygen therapy promotes the healing of chronic diabetic foot ulcers: a pilot study. J Wound Care 2017, 26: 652-660.

[10] Driver VR, Reyzelman A, Kawalec J, et al. Controlled Trial Comparing Transdermal Continuous Oxygen Delivery to Moist Wound Therapy for the Treatment of Diabetic Foot Ulcers. Ostomy Wound Manage 2017, 63: 12-28.

[11] Oliveira N, Rosa P, Borges L, et al. Treatment of diabetic foot complications with hyperbaric oxygen therapy: a retrospective experience. Foot Ankle Surg 2014, 20: 140-143.

[12] Zhao D, Luo S, Xu W, et al. Efficacy and Safety of Hyperbaric Oxygen Therapy Used in Patients With Diabetic Foot: A Meta-analysis of Randomized Clinical Trials. Clin Ther 2017, 39:

2088-2094.e2.

[13] O'Reilly D，Linden R，Fedorko L，et al. A prospective, double-blind, randomized, controlled clinical trial comparing standard wound care with adjunctive hyperbaric oxygen therapy (HBOT) to standard wound care only for the treatment of chronic, non-healing ulcers of the lower limb in patients with diabetes mellitus: a study protocol. Trials 2011，12：69.

[14] Löndahl M，Katzman P，Nilsson A，et al. A prospective study: hyperbaric oxygen therapy in diabetics with chronic foot ulcers. J Wound Care 2006，15：457-459.

[15] Duzgun AP，Satir HZ，Ozozan O，et al. Effect of hyperbaric oxygen therapy on healing of diabetic foot ulcers. J Foot Ankle Surg 2008，47：515-519.

[16] Margolis DJ，Gupta J，Hoffstad O，et al. Lack of effectiveness of hyperbaric oxygen therapy for the treatment of diabetic foot ulcer and the prevention of amputation: a cohort study. Diabetes Care 2013，36：1961-1966.

[17] Li G，Hopkins RB，Levine MAH，et al. Relationship between hyperbaric oxygen therapy and quality of life in participants with chronic diabetic foot ulcers: data from a randomized controlled trial. Acta Diabetol 2017，54：823-831.

[18] Health Quality Ontario. Hyperbaric Oxygen Therapy for the Treatment of Diabetic Foot Ulcers: A Health Technology Assessment. Ont Health Technol Assess Ser 2017，17：1-142.

[19] Fedorko L，Bowen JM，Jones W，et al. Hyperbaric Oxygen Therapy Does Not Reduce Indications for Amputation in Patients With Diabetes With Nonhealing Ulcers of the Lower Limb: A Prospective, Double-Blind, Randomized Controlled Clinical Trial. Diabetes Care 2016，39：392-399.

[20] Santema KTB，Stoekenbroek RM，Koelemay MJW，et al. Hyperbaric Oxygen Therapy in the Treatment of Ischemic Lower- Extremity Ulcers in Patients With Diabetes: Results of the DAMO2CLES Multicenter Randomized Clinical Trial. Diabetes Care 2018，41：112-119.

[21] Mutluoglu M，Uzun G，Bennett M，et al. Poorly designed research does not help clarify the role of hyperbaric oxygen in the treatment of chronic diabetic foot ulcers. Diving Hyperb Med 2016，46：133-134.

作者：吴绮楠，重庆大学附属肿瘤医院

第三十六章　一种可预测糖尿病足足底溃疡的利器——智能温度监测足垫

原文标题：Feasibility and Efficacy of a Smart Mat Technology to Predict Development of Diabetic Plantar Ulcers

原文作者：Frykberg RG[1], Gordon IL[2], Reyzelman AM[3], Cazzell SM[4], Fitzgerald RH[5], Rothenberg GM[6], Bloom JD[7], Petersen BJ[7], Linders DR[7], Nouvong A[8], Najafi B[9,10]

[1]Phoenix VA Health Care System, Phoenix, AZ robert.frykberg@va.gov. [2]VA Long Beach Healthcare System, Long Beach, CA. [3]Center for Clinical Research, Castro Valley, CA. [4]Limb Preservation Platform Inc., Fresno, CA. [5]Greenville Health System, Greenville, SC. [6]University of Michigan, Ann Arbor, MI. [7]Podimetrics, Inc., Somerville, MA. [8]VA Greater Los Angeles Healthcare System, Los Angeles, CA. [9]University of Arizona, Tucson, AZ. [10]Baylor College of Medicine, Houston, TX.

刊载信息：Diabetes Care. 2017;40(7):973-980

美国约有3千万糖尿病患者，每年约170万糖尿病患者可能出现一个或多个溃疡。有研究指出，在糖尿病足初发并愈合的12个月之内，大概有30%~40%的患者会反复出现复发性溃疡。如何在溃疡出现之前早期诊断显得非常重要。皮温监测系统最早出现于1970年，用于评估患者皮肤溃疡的风险性。有公司开发设计了一种新型远程无线智能温度监测足垫系统，可监测足底温度的变化和不对称性，研究者将其应用于既往有糖尿病足溃疡的患者中，评价了该设备预测这些患者再发糖尿病足溃疡的精确性。

这是一项前瞻性，多中心，在高危人群中进行的临床队列研究。研究招募了132名既往发生过糖尿病足溃疡但已痊愈的患者参与这项为期34周的队列研究（ClinicalTrials.gov注册号：NCT02647346）。该设备是一种可用于日常生活中的无线温度足温监测脚垫，用于感知足部温度的变化和不对称性。该系统包括一个无线底板，在防水罩下有一系列温度传感器。患者只需要站在垫子上20 s便可获取足底温度数据。研究的主要终点是患者再次出现非创伤性糖尿病足溃疡，主要疗效分析指标是该设备通过多个温度不对称性阈值预测糖尿病足溃疡再次发生的准确率。

总共129名参与者完成了该研究，有37名患者（28.7%）出现了53处糖尿病足溃疡（每人年溃疡发生率为62%）。如既往研究一般，当该设备使用2.22 ℃的温差阈值时，足垫可以在症状出现之前平均提前37 d检测出97%的非创伤性糖尿病足溃疡，假阳性率为57%。将温度阈值提高到3.2 ℃，平均检测时间为35 d，虽然敏感度下降到70%，但假阳性率也下降了32%。从依从性上来说，大概有86%的患者完成了每周至少3 d的评估。

研究的局限性在于本研究为非干预性研究，并没有评估其他可能影响糖尿病足溃疡发生的因素和花费。研究由特定的厂家赞助且未对医疗工作者设盲，会造成一定的偏倚。再者，该研究纳入的患者均为糖尿病足再发溃疡的高危患者，忽视了对相对低危人群的观察。而且，研究只发表了60 d的敏感度和特异性检测数据，而糖尿病足溃疡的发生发展通常会超过这个时间。尽管如此，本研究的结果仍然是鼓舞人心的，由于糖尿病足患者对社会和家庭的负担较大，使用该设备可显著减少致死致残率，避免医疗资源浪费。

总结：吴绮楠，重庆大学附属肿瘤医院

[点 评]

远程家庭式足温监控无线脚垫高精、便利预测糖尿病足溃疡发生

原文标题：Remote home monitoring to identify and prevent diabetic foot ulceration

原文作者：P. Andrew Crisologo, Lawrence A. Lavery

Department of Plastic Surgery, University of Texas Southwestern Medical Center, Dallas, Texas, USA Correspondence to: Lawrence A. Lavery, DPM, MPH. Department of Plastic Surgery, University of Texas Southwestern Medical Center, 5323 Harry Hines Blvd, Dallas, Texas, USA. Email: lklavery@yahoo.com.

Provenance: This is an invited Editorial commissioned by Section Editor Dr. Kaiping Zhang, PhD (AME College, AME Group, China).

Comment on: Frykberg RG, Gordon IL, Reyzelman AM, et al. Feasibility and Efficacy of a Smart Mat Technology to Predict Development of Diabetic Plantar Ulcers. Diabetes Care 2017;40:973-80.

刊载信息：Ann Transl Med 2017. doi: 10.21037/atm.2017.08.40
View this article at: http://atm.amegroups.com/article/view/16460

1 远程家庭式足温监控无线脚垫可提前5周预测糖尿病足溃疡发生，精确度达97%，患者依从性达86%

50%糖尿病足溃疡会感染，15%中重度糖尿病足溃疡感染需截肢,预防性护理可降低一半溃疡率[1-3]。目前，糖尿病足预防的护理标准包括糖尿病足教育，定期评估糖尿病足，以及治疗鞋和定制鞋垫[4-11]。

糖尿病足教育有助于减少糖尿病足溃疡和截肢。糖尿病教育提倡患者做足部自我检查，但糖尿病患者视力及运动障碍极大阻碍了这项检查的开展。糖尿病足治疗鞋、鞋垫等护理可减少30%~50%溃疡复发率，但溃疡复发率仍高达30%[10]。

目前，糖尿病足溃疡复发的速度依赖于是否得到标准预防护理及患者的依从性。糖尿病教育已被证实对减少糖尿病足溃疡和截肢是有益的。Malone等在一项前瞻性随机研究[12]中发现，糖尿病足教育可以减少1/3的溃疡及截肢率。Litzelman等在一项随机对照试验中报道，糖尿病教育不仅是聚焦在患者身上，也对临床工作者有帮助[13]。

Lavery等之前发现，糖尿病患者往往有眼疾，40%的患者没有能力自如移动髋部、膝及脚踝，所以他们的脚无法被检查到[14]。Locking-Cusolito等发现了类似的局限性：25%视觉有损害和40%运动有障碍[15]。

研究人员试图通过使用先进的鞋垫设计和温度作为自我评估工具来改进标准护理治疗的结果。在一项随机对照试验中，Lavery等研究了299名接受标准治疗或穿减压鞋垫治疗患者，结果发现标准治疗组的患者发生溃疡的风险要比穿鞋垫组的高出3.5倍[16]。通过改良的鞋垫、优化设计和减压效果来改善治疗鞋垫，如更好减压效果（通过额外的检测和改良可减少20%的峰值压力）的改良版定制鞋垫，溃疡复发率有显著的降低[17]。与那些接受标准治疗措施的患者相比，接受电脑设计改良鞋垫干预的患者足部溃疡或非溃疡性足部损伤（如出血性痂壳的形成）的发生率更小（分别为37.9%和45.3%）[18]。

2 相较标准护理，足温评估+标准护理降低溃疡复发生率3~10倍

或许，在预防糖尿病足溃疡发生方面，最有前景的当属家庭温度监控。早在45年前，足温监控就被提倡作为鉴定组织损伤的一种方法。发现温度升高与组织损伤相关，最早是在1971年由Goller等报道的[19]，之后才被Benbow等倡议用作预测糖尿病足并发症[20]。

糖尿病足患者的视觉、运动等障碍可被如自动化足部温度监控等方法最大程度地降低，患者只需要站在特制的垫子上即可完成。

在三个随机对照试验中，温度监测是一个有效的预防工具，当患者使用自我温度评估和标准护理时，与单纯的标准护理相比，溃疡复发的发生率降低了3~10倍[8,21-22]。这些随机对照试验使用了一个手持红外测温仪。虽然这个设备易于使用，但它每次应用的时候只能单点采取温度。因此，需要多次测量单足，然后患者必须手动将这些温度记录在本子上。患者负责识别温度的增高，并通过减少自己的运动来控制足部温度恢复到正常范围。其主要局限之一是不能鉴别依从性差的患者，他们通常都不超过10周的监测评估。80%的溃疡参入者都不能完成研究[8]。

3 远程家庭式足温监控无线脚垫成功研发自动分析足底温度不对称性

Frykberg等[23]最近研制了一个新的温度检测器，可使用一个无线脚垫来反馈温度，其准确度为±0.6 ℃、精确度0.1 ℃。该垫子里包埋了2 000个嵌入式热敏电阻传感器，平均每20 s就从两只脚收集一组数据。温度垫可收集整个脚底的数据，传送到网上分析并马上出报告，患者无需费力。

Frykberg的研究目的是为了明确新的温度检测方法在预防糖尿病足部溃疡、识别溃疡复发时间中是否有效，以及为了评估实用性及依从性。该研究增强了我们关于预测溃疡的温度阈值和在溃疡发生前显示异常温度的时间节点方面的理解。当设置报警温差为2.22 ℃时，令人印象深刻的是该鞋垫提供了一个37 d溃疡形成周期。另外，当设置温差为3.2 ℃时，形成溃疡的周期是35 d（97%敏感性，57%假阳性）。虽然2.22 ℃的假阳性率高，但其预防溃疡复发方面的潜力还是值得让患者不厌其烦的通过减少运动以使患侧温度保持与对侧脚相差不到2.22 ℃。

远程家庭式足温监控无线脚垫令人期待的另一重要原因：患者依从性高达86%。研究中坚持使用远程温度检测系统者多达86%，虽然很少有人每天都使用，但研究发现依从性差的患者也将从中受益。除了提供客观的数据，该技术还能识别出依从性差的患者甚至停止使用该系统的患者，并可以通过联系这些患者进一步跟踪随访、评估及深度个人教育来进行改正。

鉴于患者对定制的鞋和鞋垫的依从性往往都很不好[24-25]，以上这些数据就格外地令人振奋了。据报道，患者对糖尿病鞋和鞋垫的依从性浮动在15%~67%之间[25]。

对高危糖尿病患者而言，远程温度监控备受期待。Frykberg等的研究会推进我们对糖尿病足溃疡病因及预防的理解更进一步[23]。

参考文献

[1] Lavery LA, Armstrong DG, Wunderlich RP, et al. Diabetic foot syndrome: evaluating the prevalence and incidence of foot pathology in Mexican Americans and non-Hispanic whites from a diabetes disease management cohort. Diabetes Care 2003, 26: 1435-1438.

[2] Lipsky BA, Berendt AR, Cornia PB, et al. 2012 infectious diseases society of america clinical practice guideline for the diagnosis and treatment of diabetic foot infections. J Am Podiatr Med Assoc 2013, 103: 2-7.

[3] Ramsey SD, Newton K, Blough D, et al. Incidence, outcomes, and cost of foot ulcers in patients with diabetes. Diabetes Care 1999, 22: 382-387.

[4] Bus SA, van Netten JJ, Lavery LA, et al. IWGDF guidance on the prevention of foot ulcers in at-risk patients with diabetes. Diabetes Metab Res Rev 2016, 32 Suppl 1: 16-24.

[5] Busch K, Chantelau E. Effectiveness of a new brand of stock 'diabetic' shoes to protect against diabetic foot ulcer relapse. A prospective cohort study. Diabet Med 2003, 20: 665-669.

[6] Chantelau E, Haage P. An audit of cushioned diabetic footwear: relation to patient compliance. Diabet Med 1994, 11: 114-116.

[7] Lavery LA, Armstrong DG. Temperature monitoring to assess, predict, and prevent diabetic foot complications. Curr Diab Rep 2007, 7: 416-419.

[8] Lavery LA, Higgins KR, Lanctot DR, et al. Preventing diabetic foot ulcer recurrence in high-risk patients: use of temperature monitoring as a self-assessment tool. Diabetes Care 2007, 30: 14-20.

[9] Rizzo L, Tedeschi A, Fallani E, et al. Custom-made orthesis and shoes in a structured follow-up program reduces the incidence of neuropathic ulcers in highrisk diabetic foot patients. Int J Low Extrem Wounds 2012, 11: 59-64.

［10］Uccioli L，Faglia E，Monticone G，et al. Manufactured shoes in the prevention of diabetic foot ulcers. Diabetes Care 1995，18：1376-1378.

［11］van Netten JJ，Price PE，Lavery LA，et al. Prevention of foot ulcers in the at-risk patient with diabetes：a systematic review. Diabetes Metab Res Rev 2016，32 Suppl 1：84-98.

［12］Malone JM，Snyder M，Anderson G，et al. Prevention of amputation by diabetic education. Am J Surg 1989，158：520-523；discussion 523-524.

［13］Litzelman DK，Slemenda CW，Langefeld CD，et al. Reduction of lower extremity clinical abnormalities in patients with non-insulin-dependent diabetes mellitus. A randomized，controlled trial. Ann Intern Med 1993，119：36-41.

［14］Lavery LA，Armstrong DG，Vela SA，et al. Practical criteria for screening patients at high risk for diabetic foot ulceration. Arch Intern Med 1998，158：157-162.

［15］Locking-Cusolito H，Harwood L，Wilson B，et al. Prevalence of risk factors predisposing to foot problems in patients on hemodialysis. Nephrol Nurs J 2005，32：373-384.

［16］Lavery LA，LaFontaine J，Higgins KR，et al. Shearreducing insoles to prevent foot ulceration in high-risk diabetic patients. Adv Skin Wound Care 2012，25：519-524；quiz 525- 526.

［17］Bus SA，Waaijman R，Arts M，et al. Effect of custommade footwear on foot ulcer recurrence in diabetes：a multicenter randomized controlled trial. Diabetes Care 2013，36：4109-4116.

［18］Ulbrecht JS，Hurley T，Mauger DT，et al. Prevention of recurrent foot ulcers with plantar pressure-based in-shoe orthoses：the CareFUL prevention multicenter randomized controlled trial. Diabetes Care 2014，37：1982-1989.

［19］Goller H，Lewis DW，McLaughlin RE. Thermographic studies of human skin subjected to localized pressure. Am J Roentgenol Radium Ther Nucl Med 1971，113：749-754.

［20］Benbow SJ，Chan AW，Bowsher DR，et al. The prediction of diabetic neuropathic plantar foot ulceration by liquidcrystal contact thermography. Diabetes Care 1994，17：835-839.

［21］Lavery LA，Higgins KR，Lanctot DR，et al. Home monitoring of foot skin temperatures to prevent ulceration. Diabetes Care 2004，27：2642-2647.

［22］Armstrong DG，Holtz-Neiderer K，Wendel C，et al. Skin temperature monitoring reduces the risk for diabetic foot ulceration in high-risk patients. Am J Med 2007，120：1042-1046.

［23］Frykberg RG，Gordon IL，Reyzelman AM，et al. Feasibility and Efficacy of a Smart Mat Technology to Predict Development of Diabetic Plantar Ulcers. Diabetes Care 2017，40：973-980.

［24］Armstrong DG，Abu-Rumman PL，Nixon BP，et al. Continuous activity monitoring in persons at high risk for diabetes-related lower-extremity amputation. J Am Podiatr Med Assoc 2001，91：451-455.

［25］Waaijman R，Keukenkamp R，de Haart M，et al. Adherence to wearing prescription custom-made footwear in patients with diabetes at high risk for plantar foot ulceration. Diabetes Care 2013，36：1613-1618.

译者：冷蔚玲，第三军医大学（陆军军医大学）第一附属医院内分泌科

第三十七章　连续动态血糖监测在1型糖尿病孕妇中的应用（CONCEPTT研究）：一项国际多中心随机对照试验

原文标题：Continuous glucose monitoring in pregnant women with type 1 diabetes (CONCEPTT): a multicentre international randomised controlled trial

原文作者：Feig DS[1], Donovan LE[2], Corcoy R[3], Murphy KE[4], Amiel SA[5], Hunt KF[6], Asztalos E[7], Barrett JFR[7], Sanchez JJ[7], de Leiva A[3], Hod M[8], Jovanovic L[9], Keely E[10], McManus R[11], Hutton EK[12], Meek CL[13], Stewart ZA[13], Wysocki T[14], O'Brien R[15], Ruedy K[15], Kollman C[15], Tomlinson G[16], Murphy HR[17]; CONCEPTT Collaborative Group

[1]Department of Medicine, Sinai Health System, Toronto, ON, Canada; Lunenfeld-Tanenbaum Research Institute, Toronto, ON, Canada; Department of Medicine, University of Toronto, Toronto, ON, Canada. Electronic address: d.feig@utoronto.ca; [2]Department of Medicine, University of Calgary, Calgary, AB, Canada; [3]Department of Endocrinology and Nutrition, Hospital de la Santa Creu I Sant Pau CIBER-BBN, Barcelona, Spain; [4]Department of Obstetrics & Gynecology, Sinai Health System, Toronto, ON, Canada; Lunenfeld-Tanenbaum Research Institute, Toronto, ON, Canada; Department of Medicine, University of Toronto, Toronto, ON, Canada; [5]Diabetes Research Group, Faculty of Life Sciences and Medicine, King's College London, London, UK; [6]Diabetes Research Group, Faculty of Life Sciences and Medicine, King's College London, London, UK; Diabetes Service, Devision of Urgent Care, Planned Care and Allied Critical Services, King's College Hospital NHS Foundation Trust, London, UK; [7]Sunnybrook Research Institute, Toronto, ON, Canada; [8]Department of Obstetrics and Gynecology, Helen Schneider Hospital for Women, Rabin Medical Center, Petah, Tikvah, Israel; [9]Division of Endocrinology, University of Southern California, Los Angeles, CA, USA; Department of Chemistry, University of California, Santa Barbara, CA, USA; [10]Department of Medicine, University of Ottawa, and The Ottawa Hospital, Ottawa, ON, Canada; [11]Department of Medicine, St Joseph Health Care London, ON, Canada; Department of Medicine, University of Western ON, London, ON, Canada; [12]Department of Obstetrics & Gynecology, McMaster University Hamilton, ON, Canada; [13]Wolfson Diabetes and Endocrine Centre, Cambridge University Hospitals NHS Foundation Trust, Cambridge, UK; [14]Nemours Children's Health System, Jacksonville, FL, USA; [15]Jaeb Center For Health Research, Tampa, FL, USA; [16]Department of Medicine, University of Toronto, Toronto, ON, Canada; Department of Medicine, University Health Network, Toronto, ON, Canada; [17]Department of Women and Children's Health, St Thomas' Hospital, King's College London, London, UK; Wolfson Diabetes and Endocrine Centre, Cambridge University Hospitals NHS Foundation Trust, Cambridge, UK; Department of Medicine, University of East Anglia, Norwich, UK

刊载信息：Lancet. 2017 Nov 25;390(10110):2347-2359. doi: 10.1016/S0140-6736(17)32400-5. Epub 2017 Sep 15

1型糖尿病（T1DM）孕妇是不良妊娠结局的高危人群。尽管对这些孕妇进行了严格的血糖管理，但T1DM孕妇血糖控制情况仍未能令人满意，由于母体高血糖所带来的母婴不良结局仍明显高于预期。该研究的目的是检验连续动态血糖监测对T1DM孕妇血糖控制及妊娠/新生儿结局的影响。试验采用国际多中心、开放、随机对照研究，纳入标准为至少使用胰岛素强化治疗的18~40岁的T1DM患者，同时进行了妊娠

（≤13周+6 d）和计划妊娠患者两项临床试验。在这两项试验中，通过胰岛素注射方式（泵或多次皮下注射）及基础糖化血红蛋白（HbA1c）水平进行随机分层，参入者被随机分到末梢血糖监测配合动态血糖监测（CGM）组（动态血糖监测采用美敦力公司的Guardian REAL-Time或MiniMed Minilink系统）或单纯末梢血糖监测组。试验最终纳入325名T1DM妇女（215名妊娠，110名计划妊娠）分别进行末梢血糖监测配合CGM（108名妊娠妇女和53名计划妊娠妇女）和单纯末梢血糖监测（107名妊娠和57名计划妊娠）。试验的主要终点是评估所有具有基线资料的患者从随机分组后到妊娠34周时HbA1c的变化；计划妊妊娠患者从基线到24周或发现妊娠时HbA1c的变化。次要终点包括妊娠和新生儿健康结局，并对所有提供的数据进行分析。试验结果发现，在使用CGM的妊娠妇女中HbA1c与基线相比有显著差异（平均差：−0.19%；95% CI：−0.34~−0.03；P=0.0207）；需要超过24 h进行重症监护的新生儿比例减少（0.48；0.26~0.86；P=0.0157）；新生儿低血糖的发生率较低（0.45；0.22~0.89；P=0.0250）；住院天数缩短1 d（P=0.0091）。但是在计划怀孕组，使用CGM的妇女中未发现血糖控制的显著改善。在

妊娠组，不良事件的发生率在CGM组和对照组分别是51（48%）和43（40%）。在计划妊娠组，不良事件的发生率在CGM组和对照组分别是12（27%）和21（37%）。最常见的不良事件是皮肤反应，在妊娠组中，使用CGM组的发生率是48%，对照组的发生率是8%；在计划妊娠组，使用CGM组的发生率是44%，对照组的发生率是9%。在严重不良反应方面，妊娠组中有13个（6%）患者发生了严重的不良事件[8个（7%）CGM组，5个（5%）对照组]。在计划妊娠组中有3个（3%）患者发生严重不良事件[2个（4%）CGM组和1个（2%）对照组]。最常见的严重不良事件是恶心、呕吐等胃肠道反应（妊娠组4个，计划妊娠组3个）。该临床试验表明，在T1DM孕妇中，CGM的使用可使母体高血糖暴露减少，有助于新生儿健康结局的改善。这项研究具有重大意义，它第一次证实了CGM的使用还具有改善血糖外的健康结局的潜在作用。基于该研究的结果，研究者推荐在所有使用胰岛素强化治疗的T1DM孕妇中进行CGM监测，从而改善妊娠和新生儿健康结局。

总结：黄延玲，厦门大学附属中山医院内分泌科

妊娠期间应用连续动态血糖监测能否改善1型糖尿病孕妇的血糖和健康结局?——CONCEPTT试验研究结果解读

原文标题：Does continuous glucose monitoring during pregnancy improve glycaemic and health outcomes in women with type 1 diabetes? What the CONCEPTT trial adds

原文作者：Diane Farrar[1], Matthew D Campbell[2]

[1]Bradford Institute for Health Research, Bradford Royal Infirmary, Bradford, UK; [2]Institute of Sport, Physical Activity, and Leisure, Leeds Beckett University, Leeds, UK

Correspondence to: Diane Farrar. Bradford Institute for Health Research, Bradford Royal Infirmary, Bradford BD9 6RJ, UK Department of Health Sciences, University of York, York YO10 5DD, UK. Email: Diane.Farrar@bthft.nhs.uk.

Provenance: This is an invited Editorial commissioned by Section Editor Kaiping Zhang (AME College, AME Group, China) and Guest Section Editor Hengrui Liang (Nanshan Clinical Medicine School, Guangzhou Medical University, Guangzhou, China).

Comment on: Feig DS, Donovan LE, Corcoy R, et al. Continuous glucose monitoring in pregnant women with type 1 diabetes (CONCEPTT): a multicentre international randomised controlled trial. Lancet 2017;390:2347-59.

刊载信息：Ann Transl Med 2018. doi: 10.21037/ atm.2018.03.08

View this article at: http://atm.amegroups.com/article/view/18873

与健康孕妇相比，1型糖尿病（T1DM）孕妇的不良妊娠结局风险明显增加，包括：流产、先天畸形、子痫前期、早产、大于胎龄儿、新生儿重症监护等[1-3]。这些风险的增加与糖化血红蛋白（HbA1c）升高[1,4]和（或）胎盘及血管反应性增加[5]等因素有关。目前血糖的变异性与妊娠不良结局之间的关系还不是很明确[6]。HbA1c可以提供近3个月的平均血糖水平[7]，英国国家优质健康和护理机构（the National Institute for Health and Care Excellence NICE）建议，HbA1c可用于评估不良妊娠结局的危险程度，但不推荐用于评估妊娠期血糖的控制情况[8]。同样，美国糖尿病协会（ADA）也建议，HbA1c只能作为自我血糖监测外的一种辅助手段。因此，孕妇大多使用间歇性末梢血糖监测来评估其总体血糖控制情况和即时血糖水平，并根据监测结果相应调整胰岛素剂量。

近年来，连续动态血糖监测（CGM）得到越来越广泛的应用。它通过位于皮肤和皮下的传感器可以测量组织间隙的葡萄糖浓度。传感器可以在原位保持数天，甚至有些植入的传感器可以持续3个月时间，起到长时间连续监测血糖的作用。CGM可以提供实时血糖测量，使患者可以根据实时的血糖情况及时调整胰岛素剂量，为胰岛素泵和每日多次注射胰岛素的血糖调控带来便利[9]。在非怀孕人群中的试验研究表明，CGM应用与间歇性末梢血糖监测相比能使HbA1c得到更好的控制[10-12]。然而，目前支持在孕妇中使用CGM的循证依据十分有限。最近的一项荟萃分析[13]也仅纳入了2个评估CGM与间歇末梢血糖监测的临床试验[14-15]。该荟萃分析结果表明，在CGM组中，HbA1c水平更低，但是研究没有评估其他血糖控制的指标及健康服务的经济成本，两组间在围产期的健康结局无差异[13]。且该荟萃分析纳入的临床试验样本量较小，试验规模也较小，证据被评估为低至中等质量。

2017年9月，Denice Feig等在《柳叶刀》杂志发表了CONCEPTT试验的研究结果。该研究包括了两项针对T1DM妇女进行CGM监测的平行试验。其中一项是针对已经妊娠的T1DM妇女[16]，另外一项是针对计划妊娠的T1DM妇女。均为已接受胰岛素强化治疗的18~40岁的T1DM妇女。在这两项试验中，通过胰岛素注射方式（泵或多次皮下注射）及基础HbA1c水平进行随机分层，参与者被随机分到末梢血糖监测配合CGM组或单纯末梢血糖监测组。

试验的主要终点是评估所有具有基线资料的患者从随机分组后到妊娠34周时HbA1c的变化及计划妊娠患者从基线到24周或发现妊娠时HbA1c的变化。为了达到两组间HbA1c的差异达5%的统计学效力，试验共纳入了215例妊娠和110例计划妊娠的T1DM患者。试验的次要终点包括血糖控制情况：血糖在目标范围内的时间、低血糖事件、血糖的变异（标准差、最大血糖波动幅度和血糖波动频率）和孕产妇及新生儿的健康结局，包括：妊娠期高血压、先兆子痫、剖宫产、大于胎龄儿、需要静脉葡萄糖输注的新生儿低血糖和需要超过24 h进行重症监护的新生儿比例。

在妊娠组，虽然CGM组和对照组间HbA1c变化幅度的差异并没有预期的那么大，但它还是显示了有利于CGM组的具有统计学意义的差异（-0.19%，95% CI：0.34~0.03；P=0.02）。计划妊娠组虽然也存在HbA1c变化的差异，但由于样本量相对较小（相对于妊娠组），其统计学效力较低，置信区间很宽（-0.17%，95% CI：-0.43~0.09；P=0.20），两组间的差异无统计学意义。健康结局在计划妊娠组间没有显著差异。

对于非妊娠人群，HbA1c是评估血糖控制的一个很好的指标[10-11,17]，但在妊娠期间分析HbA1c结果时需要考虑到与妊娠相关的血液学变化，而目前很少有研究能提供妊娠特定的参考范围[18]。此外，大部分妊娠妇女，因妊娠早期红细胞转换率增加，HbA1c的水平在妊娠早期会降低。而在妊娠晚期HbA1c水平会有所上升，但有些孕妇可能会下降；HbA1c也会因妊娠中常见的未治疗的缺铁性贫血而升高[18-20]。这些因素的存在，使得HbA1c在评估妊娠期的血糖控制上具有一定的局限性。

在本试验中，尽管HbA1c在评价妊娠期血糖控制上有局限性且妊娠34周时，两组间在HbA1c变化上差异很小，但在妊娠组，与单纯使用间歇末梢血糖监测组相比，使用CGM的T1DM孕妇血糖在控制目标范围内的时间更长，且高于目标血糖的时间更短。而低血糖事件并没有因CGM的应用而改善。在妊娠结局的次要终点上，两组间没有差别。其原因可能是因为妊娠结局更多地受妊娠的潜在生理反应影响，而受两组间的血糖控制的微小差异影响较小[5]。然而，在一些重要的新生儿健康结局上，CGM治疗组更有利，包括：大于胎龄儿、新生儿低血糖，需要超过24 h的新生儿重症监护，婴儿住院时长，而其他的新生儿结局无显著差异。值得关注的是，在临床上看来极其微小的HbA1c差异，却能导致新生儿的结局有显著意义的改善。造成这种影响可能与CGM组血糖水平比较平稳，血糖的波动较少有关。例如CGM组显示了更好的血糖控制及血糖波动的减少（表现在处于目标控制范围内的时间更长，高于血糖控制目标时间减少，标准差、血糖波动幅度及波动频率减少）。此外，CGM小组进行了更多的计划内和计划外的访视，尽管这些访视多数是由于传感器问题而非糖尿病管理问题，但是更多的访视及与医务人员的接触可能有助于改善CGM组血糖的控制从而改善新生儿的结局[21]。

尽管能够参加本试验的妇女可能比其他计划妊娠和妊娠的糖尿患者群更具有主观能动性和更好的依从性，但是这些T1DM妇女中也只有70%妊娠妇女和77%计划妊娠妇女在超过75%的时间里使用CGM。在这两项试验中，约50%的参与者使用胰岛素泵来控制血糖，而这往往需要参与者具有更高的主观能动性，更多的血糖监测和更好的依从性，尤其是使用内置CGM系统的胰岛素泵的妇女。对于这些患者来说，依从性不佳将影响CGM的使用效力并影响试验结果。Feig等[16]只报告了CGM组孕妇每天接受CGM设备的培训和指导，但是没有报告使用CGM的时间，也没有描述是否采取措施来监督使用情况并增加患者的依从性。此外，不良事件（主要是皮肤反应），在使用CGM组中发生率更高。这可能也导致了CGM组依从性的下降。试验无法评估间歇性末梢血糖监测组的依从性，因为Feig等[16]在研究中只提到建议CGM组和对照组监测末梢血糖至少一天七次（餐前及餐后1~2 h）。而关于末梢血糖监测频率的信息缺失。但其实这点很重要，因为间歇性末梢血糖监测的频率可能会影响HbA1c，特别是当它的测量结果与医疗工作者的访视相关联时[22-23]，正如之前提到的，在CGM组中比对照组有更多计划内和计划外的访视。然而，目前妊娠期间歇性末梢血糖监测频率与HbA1c之间相关性的临床证据也十分有限[13]。

非常遗憾的是，在试验中，有20%的HbA1c测量结果和CGM数据缺失。尽管这些缺失是在预期范围内，试验结果与通过完整数据进行估算的结果是相似的，对试验结果影响小，但是在今后的临床试验中仍要尽量避免这样的数据缺失。

综上所述，CONCEPTT试验纳入了计划妊娠和已经妊娠的T1DM妇女，在试验中有一半的参与者使用胰岛素泵治疗，如此高的胰岛素泵使用率可能无法代表大多数国家和医学中心的治疗情况。它代表的群体是一组具有较高主观能动性及受到良好教育的妇女。与使用间歇性末梢血糖监测的妇女相比，随机分配到CGM组的妇女在妊娠的34周期间，HbA1c下降更明显，血糖的控制更好，血糖的变异性更小。尽管妊娠结局无差异，但是在新生儿健康结局的某些重要指标上具有显著获益。

该试验也存在一些不足，例如，有些信息提供不全面，特别是未能提供可能影响主要终点的间歇性末梢血糖监测的频率。同时，在目前医疗卫生服务压力不断增大的情况下，关于干预治疗的成本效益分析在文中没有进行分析和报道。在CONCEPTT中，CGM使用组进行了更多的有医疗工作者参与的访视，而这些医疗服务成本是昂贵的。此外，与间歇性末梢血糖监测相比，CGM的使用（设备和耗材）需要的费用明显更高。然而，CGM的使用与婴儿的健康获益相关，这种获益可能超过医疗成本的增加。总的来说，这项试验提供了令人鼓舞的结果，表明使用CGM对怀孕妇女的血糖控制和新生儿的健康结局都有好处。

今后还需要进行进一步的试验来证实这些发现，希望在今后的试验中能进行更多的改进，包括将胰岛素输注方式（例如笔和泵）的差异纳入分析，使用具有低血糖报警功能，并具有暂停胰岛素泵输注装置的新一代CGM。同时，试验还应该报告间歇性末梢血糖监测的频率，提供有效的干预措施以增加患者的依从性，并收集医疗服务和个人费用的相关信息。

参考文献

[1] Suhonen L, Hiilesmaa V, Teramo K. Glycaemic control during early pregnancy and fetal malformations in women with type I diabetes mellitus. Diabetologia 2000, 43: 79-82.

[2] Evers IM, de Valk HW, Visser GHA. Risk of complications of pregnancy in women with type 1 diabetes: nationwide prospective study in the Netherlands. BMJ 2004, 328: 915.

[3] Lin S-F, Kuo C-F, Chiou M-J, et al. Maternal and fetal outcomes of pregnant women with type 1 diabetes, a national population study. Oncotarget 2017, 8: 80679-80687.

[4] Ylinen K, Aula P, Stenman UH, et al. Risk of minor and major fetal malformations in diabetics with high haemoglobin A1c values in early pregnancy. BMJ 1984, 289: 345-346.

[5] Colatrella A, Loguercio V, Mattei L, et al. Hypertension in diabetic pregnancy: impact and long-term outlook. Best Pract Res Clin Endocrinol Metab 2010, 24: 635-651.

[6] Dalfrà MG, Chilelli NC, Di Cianni G, et al. Glucose Fluctuations during Gestation: An Additional Tool for Monitoring Pregnancy Complicated by Diabetes. Int J Endocrinol 2013, 2013: 279021.

[7] Hughes RCE, Rowan J, Florkowski CM. Is There a Role for HbA1c in Pregnancy? Curr Diab Rep 2016, 16: 5.

[8] National Institute for Health and Care Excellence. Diabetes in pregnancy: management of diabetes and its complications from preconception to the postnatal period. National collaborating centre for Women's and Children's Health. 2015; https://www.nice.org.uk/guidance/ng3.

[9] Rodbard D. Continuous Glucose Monitoring: A Review of Recent Studies Demonstrating Improved Glycemic Outcomes. Diabetes Technology Therapeutics 2017, 19: S25-S37.

[10] Klonoff DC. Continuous Glucose Monitoring Roadmap for 21st century diabetes therapy. Diabetes Care 2005, 28: 1231-1239.

[11] Ahmad J, Rafat D. HbA1c and iron deficiency: A review. Diabetes Metab Syndr 2013, 7: 118-122.

[12] Pickup JC, Freeman SC, Sutton AJ. Glycaemic control in type 1 diabetes during real time continuous glucose monitoring compared with self monitoring of blood glucose: meta-analysis of randomised controlled trials using individual patient data. BMJ 2011, 343.

[13] Moy FM, Ray A, Buckley BS, et al. Techniques of monitoring blood glucose during pregnancy for women with pre-existing diabetes. Cochrane Database Syst Rev 2017, 6: CD009613.

[14] Murphy HR, Rayman G, Lewis K, et al. Effectiveness of continuous glucose monitoring in pregnant women with diabetes: randomised clinical trial. BMJ 2008, 337: a1680.

[15] Secher AL, Ringholm L, Andersen HU, et al. The Effect of Real-

Time Continuous Glucose Monitoring in Pregnant Women With Diabetes: A randomized controlled trial. Diabetes Care 2013, 36: 1877-1883.

[16] Feig DS, Donovan LE, Corcoy R, et al. Continuous glucose monitoring in pregnant women with type 1 diabetes (CONCEPTT): a multicentre international randomised controlled trial. The Lancet 2017, 390: 2347-2359.

[17] Pickup J, Mattock M, Kerry S. Glycaemic control with continuous subcutaneous insulin infusion compared with intensive insulin injections in patients with type 1 diabetes: meta-analysis of randomised controlled trials. BMJ 2002, 324: 705.

[18] Nielsen LR, Ekbom P, Damm P, et al. HbA1c Levels Are Significantly Lower in Early and Late Pregnancy. Diabetes Care 2004, 27(5): 1200-1201.

[19] Hughes RC, Rowan J, Florkowski CM. Is There a Role for HbA1c in Pregnancy? Curr Diab Rep 2016, 16:5.

[20] Law GR, Gilthorpe MS, Secher AL, et al. Translating HbA1c measurements into estimated average glucose values in pregnant women with diabetes. Diabetologia 2017, 60: 618-624.

[21] Denison FC, MacGregor H, Stirrat LI, et al. Does attendance at a specialist antenatal clinic improve clinical outcomes in women with class III obesity compared with standard care? A retrospective case-note analysis. BMJ Open 2017, 7(5): e015218.

[22] Miller KM, Beck RW, Bergenstal RM, et al. Evidence of a Strong Association Between Frequency of Self-Monitoring of Blood Glucose and Hemoglobin A1c Levels in T1D Exchange Clinic Registry Participants. Diabetes Care 2013, 36: 2009-2014.

[23] Chow N, Shearer D, Aydin Plaa J, et al. Blood glucose self-monitoring and internet diabetes management on A1C outcomes in patients with type 2 diabetes. BMJ Open Diabetes Res Care 2016, 4: e000134.

译者：黄延玲，厦门大学附属中山医院内分泌科

第三十八章　PANORAMA：一项通过2型糖尿病患者反馈来预测生活质量的真实世界研究

原文标题：Predictors of Quality of Life and Other Patient-Reported Outcomes in the PANORAMA Multinational Study of People With Type 2 Diabetes

原文作者：Bradley C[1], Eschwège E[2], de Pablos-Velasco P[3], Parhofer KG[4], Simon D[5,6], Vandenberghe H[7], Gönder-Frederick L[8]

[1]Health Psychology Research Unit, Royal Holloway, University of London, Egham, U.K.; [2]INSERM, Paris, France; [3]Dr. Negrin Hospital, Research Institute of Biomedical and Health Sciences (IUIBS), University of Las Palmas de Gran Canaria, Las Palmas de Gran Canaria, Spain; [4]Medical Department 4, Grosshadern, Klinikum der Universität München, Munich, Germany; [5]Institute of Cardiometabolism and Nutrition, Hôpital de la Pitié-Salpêtrière, Paris, France; [6]Diabetes Department, Hôpital de la Pitié-Salpêtrière, Paris, France; [7]AstraZeneca, Uccle, Belgium; 8University of Virginia Health System, Charlottesville, VA

刊载信息：Diabetes Care. 2018 Feb;41(2):267-276. doi: 10.2337/dc16-2655. Epub 2017 Nov 28

PANORAMA研究是一项针对9个国家的2型糖尿病（T2DM）患者开展的跨国的真实世界横断面研究，NCT00916513，主要通过同时评估患者报告结局调查量表来评估患者的生活质量、健康状态以及其他问题，并调查与之相关的预测因素。

研究于2009年5月—2010年2月随机（荷兰、西班牙、美国）或连续（比利时、法国、德国、西班牙、意大利，土耳其）从9个国家的初级/二级护理机构中挑选了5 817例年龄>40岁、糖尿病病程>1年的T2DM患者，所有人接受了饮食和运动干预，绝大部分接受了口服降糖药物，胰岛素或GLP-1受体激动药类似物治疗，治疗方案保持3个月不变。排除标准为1型糖尿病（T1DM）、糖尿病酮症酸中毒、继发性糖尿病和妊娠患者。患者报告结局评估包括糖尿病相关的生活质量调查（ADDQoL）[一般生活质量量表和平均加权印象评分（AWI）]、糖尿病治疗满意度问卷[（dtsq）（患者和医生分别完成）]、低血糖的担心度量表调查Ⅱ和欧洲生活质量5维视觉模拟量表（EQ-VAS），反映患者报告结局评估。多元线性回归分析确定了每个患者报告结局评估的预测因素，包括患者特征、医生报告的依从性、并发症和糖化血红蛋白（HbA1c）。

在5 813名患者中（4名患者退出），平均患者报告结局评估得分提示，一般生活质量量表得分近似于"好"（得分0.93）；糖尿病对生活质量的影响方面的量表得分不太好（AWI得分-1.69）。治疗的满意度则超过了医生们的估计（患者报告结果：得分29.76，医生报告结果：得分27.75），但患者所感知的低血糖或高血糖事件频率方面也同样超过了医生们的估计。患者对于低血糖的担心是非常明显的（得分13.27）。三联口服药物或胰岛素强化治疗预示着更为糟糕的生活质量报告得分（AWI，$P<0.01$），单独应用胰岛素也预示着更差的生活质量评分（普通，$P<0.02$；AWI，$P<0.001$）以及对于低血糖的担心度得分（$P<0.007$）。治疗措施与欧洲生活质量5维视觉模拟量表所反映的健康状况无关。

不同的患者报告结局评估预测因素之间的差异是

非常明显的，这可以使我们更深入的去理解和思考如何改善这些重要的结局。强化治疗方案在除了欧洲生活质量5维视觉模拟量表所反映的健康状况之外的所有患者报告结局评估中都显示其有着显著的负面影响。这个发现一方面揭示了T2DM患者强化治疗的低血糖发生频率较高，对生活质量及其他患者报告的结局具有重要的不良影响；另一方面，提示了使用生活质量的评估联合其他形式的患者报告结局评估对于评价糖尿病治疗措施，保护生命质量，促进依从性和长期血糖控制是很重要的。

总结：吴绮楠，重庆大学附属肿瘤医院

[点 评1]

生活质量与治疗满意度与2型糖尿病患者报告结果高度相关

原文标题：Quality of life and treatment satisfaction are highly relevant to patient-reported outcomes in type 2 diabetes mellitus

原文作者：Didac Mauricio[1,2]

[1]Department of Endocrinology & Nutrition, Hospital de la Santa Creu i Sant Pau, Autonomous University of Barcelona, Barcelona, Spain; [2]CIBER of Diabetes and Associated Metabolic Diseases, Instituto de Salud Carlos III, Barcelona, Spain

Provenance: This is an invited Editorial commissioned by the Section Editor Kaiping Zhang (AME College, AME Group, China) and the Guest Section Editor Hengrui Liang (Nanshan Clinical Medicine School, Guangzhou Medical University).

Comment on: Predictors of Quality of Life and Other Patient-Reported Outcomes in the PANORAMA Multinational Study of People With Type 2 Diabetes. (Diabetes Care. 2018 Feb;41(2):267-276. doi: 10.2337/dc16-2655. Epub 2017 Nov 28.)

刊载信息：Ann Transl Med 2018. doi: 10.21037/atm.2018.04.07

View this article at: http://atm.amegroups.com/article/view/19173

对糖尿病患者而言，毫无疑问，最重要的治疗效果是不影响平均寿命，不增加日常生活的负担。

2型糖尿病（T2DM）会对患者的生活质量造成负面影响[1]。这种影响包括了糖尿病对生理及心理带来的超负荷。该病需要终生治疗，包括生活方式和药物治疗，通常需要多种药物治疗。生活质量是一种主观上对疾病相关的健康和幸福的衡量。虽然治疗的满意度也归类在生活质量下，患者反馈结局研究中坚持将满意度调查单独作为一项指标进行评价，这需要特殊的工具进行评估。治疗满意度是一个比较主观的衡量，其评估了患者的治疗经过和结果。此外，治疗的满意度低会导致患者依从性下降[2]，这可能使代谢指标控制不良，晚期的并发症和病死率风险升高[3-4]。

在这些患者反馈结局的研究中，需评估T2DM及其并发症对整个临床治疗的影响。有趣的是，Bradley等最近发布的一篇文章报道了在PANORAMA研究中[5]，研究者全面评估了包括人口统计、临床特点在内的项目[6]。ADDQoL用来评估生活质量[7]，DTSQ评估糖尿病治疗的满意度[8]。这两种量表被广泛用于这些糖尿病患者报告

结局中。此外，PANORAMA的研究者测试了其他的项目：低血糖和患者报告健康状态的恐惧。

关于生活质量，PANORAMA研究结果表明，尽管平均通用生活评分接近"好"，而糖尿病相关的生活评分是消极负面的。后者的结果和之前的其他研究结果一致[3,9-10]。生活质量问卷中ADDQoL的所有项目得分几乎都是负分。有趣的是，在PANORAMA研究中，用EQ-5D评估的患者报道健康状态，却得到了一个比较积极的分数，70.55（最高100）。这些发现证明，在研究某些特定的慢性疾病如糖尿病时，使用哪种量表来评估生活质量是非常重要的。应该强调的是，许多调查生活质量的问卷，并不适合糖尿病患者，包括UKPDS研究（英国糖尿病前瞻性研究）中的问卷[11]。此外，PANORAMA研究的作者指出，如何区别健康状态和生活质量是非常重要的。用于检测健康状态的问卷通常不能用于检测与健康相关的生活质量。因此，用ADDQoL而不是用EQ-5D来检测生活质量，至少一定程度上解释了为什么在多项研究中这两种测量方式所得出的结果是不同的。

ADDQoL问卷的所有项目中，最为人所诟病的是"任意进食"。最近我们小组的研究使用了ADDQoL和DTSQ，也表明坚持健康的饮食与治疗满意度和T2DM患者的生活质量有一定的关系[12]。

PANORAMA研究主要的有趣之处在于，可以通过多种变量分析评估患者报告结果中可能的预测因子。这一方法允许不同量表在对生活质量和治疗的满意度得分方面的贡献有所不同。对糖尿病相关的生活质量（平均影响评分）评分显示，随着年龄的增长，糖尿病所带来的负面影响较小。此外，胰岛素单独或与其他降糖药物联用对生活质量产生了重要的负面影响。其他对生活质量有负面影响的变量是血糖控制不佳、微血管并发症和抑郁症。普通生活质量评分显示，男性、良好的依从性（医生报告）和自我监测对生活质量有积极影响，而抑郁、睡眠障碍和胰岛素有强烈的负面影响。

治疗满意度问卷的结果显示，DTSQ评分普遍较高。作者还评估了对治疗医生的看法，医生对患者治疗的满意度低于患者自身的满意度，也就是说，医生低估了患者所能感知到的高血糖或低血糖的影响。这些发现强调了评估患者所报告的结果在糖尿病患者中的重要性。

在分析治疗满意度的预测因子时，虽然患者的性格与反馈结局之间没有相关性，但良好的血糖控制和医生所报告的良好的服药依从性与满意度呈正相关。与此同时，抑郁、体重增加、低血糖、治疗的复杂性均与治疗满意度差有关。重要的是，EQ-5D量表显示治疗方案与健康状况没有关系，说明EQ-5D量表并不是用于评价糖尿病治疗的临床研究的好方法。

PANORAMA研究证实患者反馈结局的各种相关预测因子之间差异很大。为了能有效的在以后的研究中得出关于生活质量的结论，我们应该用一个特定的工具来测量生活质量，而健康状况的得分并不能代替这个结果。除了饮食自由之外，胰岛素治疗和血糖控制不佳也与较差的生活质量和治疗满意度有关[3,7,9,13-16]。

遗憾的是，在PANORAMA研究中，抑郁症症状没有得到评估。但是，抑郁的诊断与较差的生活质量和治疗满意度有关。因此，这一领域未来的研究应该集中探索T2DM与抑郁患者反馈结局有关的各种治疗措施的相关因素。

卫生保健专业人员应该牢记"预防或延缓糖尿病并发症的出现，提高患者的生活质量"是糖尿病患者治疗的主要目标。但我们临床医生多针对一些替代的目标采取治疗决策，如用HbA1c来评价血糖、用血压和LDL-C的水平来评价降压和降脂的效果等，还包括与患者反馈结局相关的生活质量和治疗满意度等自我评估。另外，我们应该考虑到关于治疗措施选择的任何决定都会影响糖尿病患者的满意度。因此，这些患者反馈结局是医疗质量评估的重要指标，在临床环境中必须考虑，并在未来T2DM的管理中进行研究。

参考文献

[1] Rubin RR, Peyrot M. Quality of life and diabetes. Diabetes Metab Res Rev 1999, 15: 205-218.

[2] Biderman A, Noff E, Harris SB, et al. Treatment satisfaction of diabetic patients: what are the contributing factors? Fam Pract 2009, 26: 102-108.

[3] Sundaram M, Kavookjian J, Patrick JH, et al. Quality of life, health status and clinical outcomes in type 2 diabetes patients. Qual Life Res 2007, 16: 165-177.

[4] Khunti K, Seidu S, Kunutsor, et al. Association between adherence to pharmacotherapy and outcomes in type 2 diabetes: a meta-analysis. Diabetes Care 2017, 401588-401596.

[5] Bradley C, Eschwège E, De Pablos-Velasco P, et al. Predictors of quality of life and other patient-reported outcomes in the PANORAMA multinational study of people with type 2 diabetes. Diabetes Care 2018, 41: 267-276.

[6] Bradley C, De Pablos-Velasco P, Parhofer KG, et al. PANORAMA: a European study to evaluate quality of life and treatment satisfaction in patients with type 2 diabetes mellitus-study design. Prim Care Diabetes 2011, 5: 231-239.

[7] Bradley C, Todd C, Gorton T, et al. The development of an individualised questionnaire measure of perceived impact of diabetes on quality of life: the ADDQoL. Qual Life Res 1999, 8: 79-91.

[8] Bradley C. Diabetes treatment satisfaction questionnaire (DTSQ). In: Handbook of psychology and diabetes: a guide to psychological measurement in diabetes research and practice. Edited by Bradley C. New York: Harwood Academic Publishers, 1994: 111-32.

[9] Bradley C, Speight J. Patient perceptions of diabetes and diabetes therapy: assessing quality of life. Diabetes Metab Res Rev 2002, 18 Suppl 3: S64-S69.

[10] Alcubierre N, Rubinat E, Traveset A, et al. A prospective cross-sectional study on quality of life and treatment satisfaction in type 2 diabetic patients with retinopaty without other major late diabetic complications. Health Qual Life

Outcomes 2014,12:131.

[11] U.K. Prospective Diabetes Study Group. Quality of life in type 2 diabetic patients is affected by complications but not by intensive policies ti improve blood glucose or blood pressure control (UKPDS 37). Diabetes Care 1999,22: 1125-1136.

[12] Alcubierre N, Martinez-Alonso M, Valls J, et al. Relationship of the adherence to the Mediterranean diet with health-related quality of life and treatment satisfaction in patients with type 2 diabetes mellitus: a post-hoc analysis of a cross-sectional study. Health Qual Life Outcomes 2016,14: 69.

[13] Donald M, Dower J, Coll JR, et al. Mental health issues decrease diabetes-specific quality of lifer independent of glycaemic control and complications: findings from Australias's Living With Diabetes cohort study. Health Qual Life Outcomes 2013,11: 170.

[14] Kuznetsov L, Griffin SJ, Davies MJ, et al. Diabetes-specific quality of life but not health status is indenpendently associated with glycaemic control among patients with type 2 diabetes: a cross-sectional analysis of the ADDITION-Europe trial cohort. Diabetes Res Clin Pract 2014,104: 281-287.

[15] Granado-Casas M, Martínez-Alonso M, Alcubierre N, et al. Decreased quality of life and treatment satisfaction in patients with latent autoimmune diabetes of the adult. Peer J 2017,5: e3928.

[16] Boels AM, Vos RC, Hermans TGT, et al. What determines treatment satisfaction of patients with type 2 diabetes on insulin therapy? An observational study in eight European countries. BMJ Open 2017,7: e016180.

译者：冷蔚玲，第三军医大学（陆军军医大学）第一附属医院内分泌科

[点 评2]

将与患者相关的研究结果转化为实践——我们的教训

原文标题：Translating patient related outcome measures into practice— lessons to be learnt

原文作者：Waseem Majeed[1], Hood Thabit[1,2]

[1]Manchester University Hospitals NHS Foundation Trust, Manchester Academic Health Science Centre, Manchester, UK; [2]Division of Diabetes, Endocrinology and Gastroenterology, Faculty of Biology, Medicine and Health, University of Manchester, Manchester, UK

Correspondence to: Hood Thabit. Division of Diabetes, Endocrinology and Gastroenterology, Faculty of Biology, Medicine and Health, University of Manchester, Manchester, UK. Email: Hood.Thabit@mft.nhs.uk.

Provenance: This is an invited Editorial commissioned by Section Editor Qi-Nan Wu, MD, PhD (Associate Professor of Endocrinology Department, South West Hospital, Third Military Medical University, Diabetic Foot Diagnosis & Treatment Medical Center of Chongqing, Chongqing, China), and Guest Section Editor Xiaotian Lei [The First Hospital Affiliated to Army Medical University (Southwest Hospital), Chongqing, China].

Comment on: Bradley C, Eschwège E, de Pablos-Velasco P, et al. Predictors of Quality of Life and Other Patient-Reported Outcomes in the PANORAMA Multinational Study of People With Type 2 Diabetes. Diabetes Care 2018; 41:267-76.

刊载信息：Ann Transl Med 2018. doi: 10.21037/atm.2018.03.11

View this article at: http://atm.amegroups.com/article/view/18793

2型糖尿病（T2DM）的治疗前景不断发展。最近研究心血管和病死率的临床试验影响了临床实践的管理[1-2]。我们越来越明显感到T2DM是一个异质性疾病[3]。因此，临床治疗中应重视以患者为中心的治疗方法[3]，但在目前的临床实践中，对代谢和生化指标的管理仍然是糖尿病管理的主要指挥棒。基于患者反馈的结局（PROMs）在常规临床实践中的意义并不明确。本文探讨了最近发表的PANORAMA研究的发现及其临床意义[4]。

1 PANORAMA研究总结

PANORAMA研究对9个国家收集的横断面数据进行分析，评估了在T2DM中影响人们生活质量和健康状况的因素。PROMs分析包括：糖尿病特异性生活质量量表（ADDQol）、糖尿病治疗满意度问卷（DTSQ）、低血糖恐惧量表（HFS-Ⅱ）和欧洲五维健康量表（EQ-VAS）。分析的预测因素包括患者特征、医生报告的依从性、并发症和糖化血红蛋白（HbA1c）[4]。

尽管总体的生活质量评分被评为"好"，但有3/4的研究对象报告说，他们的生活质量在没有疾病的情况下会更好。"随心所欲"是影响生活质量最主要的因素。使用三种口服降糖药或胰岛素则预测更差的生活质量。糖尿病治疗满意度问卷的高评分与低HbA1c水平和医生报告的治疗依从性有关。

该研究的作者使用了EQ-VAS来评估健康状况，将其与报道的生活质量进行简单区分。抑郁症是影响患者健康状况的最强因素。其他健康状况较差的预测因素包括微血管和大血管疾病、较高的体重指数和就诊次数[4]。

PANORAMA研究的优势在于使用了多种多样的、经过充分验证的PROMs评估方法，招募了多个国家，使用不同治疗方案（包括口服药物、GLP-1激动药和胰岛素）的大样本人群，有利于深入了解可能影响患者病情的因素[4]。然而，一个重要的局限是，PANORAMA研究招募的参与者的基线HbA1c水平（52 mmol/mol，6.9%），低于很多国家T2DM的控制标准[5]，从而限制了该研究的普遍性。其他的局限包括对微血管病变患者的轻度选择偏倚以及在未建立电子健康记录的国家内招募的患者（未连续取样）。而采用横断面数据的研究也意味着无法确定其中的因果关系[4]。

2 对当前管理策略的影响

饮食调整是T2DM重要的干预手段，无论是单独进行还是与其他疗法相结合[6]。其效果已经得到证实，特别是在膳食糖类（碳水化合物）减量的研究中[7]。在PANORAMA研究中，所有参与者都得到了"饮食和运动建议"。但应该注意的是，大多数患者都是来自各国的初级保健机构，在繁忙的临床工作中，可用于饮食管理的时间和资源有限，可能会使人们对饮食管理在现实中的有效性产生一定怀疑。

最近发表的DiRECT研究可能提供了一些有趣的见解[8]。该研究招募了口服降糖药物治疗的病程少于6年的T2DM患者，接受为期12个月的强化初级保健体重管理计划。该研究报告的健康状况改善是因为减少了药物负担、药物相关的不良反应、肥胖、与疾病有关的病耻感、心理和生理并发症。生活方式的改变已经被证明是有成本效益的，而且在初级保健中更广泛的结构化实施可能会给患者和卫生服务带来多重好处[9]。值得注意的是，那些有复杂的多发病患者被排除在外，因此针对PROMs的个性化治疗方法可能更合适[8,10]。

不健康的饮食习惯与肥胖和T2DM密切相关[8,11]，更好地理解PROMs和生活方式改善之间的联系，可以帮助医护人员采取更合适的方法来帮助患者实现他们的目标[12]。

在T1DM中，结构化教育已经被证明能够成功地改善生活质量和糖尿病相关结局。正常饮食研究小组（DAFNE study group）评估了结构化教育对HbA1c、低血糖和生活质量的影响。结果观察到了HbA1c和生活质量的显著改善。值得注意的是，人们也看到了"饮食自由"的显著改善[13]。

对于T2DM患者来说，结构化教育策略的效用仍然存在争议。德斯蒙德的研究表明，以患者为中心的教育对新诊断T2DM患者减重和戒烟均有好处，但对HbA1c和生活质量无显著影响[14]，这一结果在为期三年的随访研究中得到进一步证实[15]。PANORAMA研究结果也证明，有必要为T2DM患者制定可持续的教育方法以改进PROMs，以确保患者能够坚持下去。

目前，治疗方案升级主要是以HbA1c为目标进行调整。PANORAMA研究显示，较低的治疗满意度与较高的HbA1c、胰岛素与口服降糖药联合治疗、医生报告患者不愿强化治疗、抑郁、体重增加和腹痛相关联。Rise等对一系列糖尿病生活方式教育进行了定性分析，包括饮食、活动和对口服降糖药的观念。研究显示，接受教育后，患者的治疗前景更为乐观[16]。缓和治疗是否会导致PROMs的改善，还有待观察。

由于频繁血糖监测需求、低血糖风险和增重，胰岛素通常被认为是一种更具侵入性和不必要的升级治疗。低血糖恐惧的独立预测因子包括胰岛素或磺脲类药物的使用、既往低血糖发作。有趣的是，高HbA1c水平与糖尿病相关的生活质量降低有关。这可能是由于高HbA1c水平意味着更常见的症状性低血糖、需要更高的治疗强度、治疗带来的相关不良反应以及微血管并发症。GUIDANCE研究观察了使用胰岛素治疗的T2DM的PROMs，发现DTSQ分数越高，患者糖尿病教育、大血管并发症和健康状况越好[17]。

除了降糖治疗，我们也应该评估其他治疗对PROMs的影响，如抗高血压药物和他汀类药物。在PANORAMA研究中发现，更高的血压和更好的生活质量相关，虽然不是显著相关。他汀类药物对PROMs的影响还没有专门研究，尽管我们的临床经验感觉到相当数量的患者报告他汀的不良反应对他们的生活质量产生了不良影响。SPRINT研究小组将高血压患者的PROMs与标准治疗进行了比较[18]。虽然作者报告两组并无差异，但该研究排除了糖尿病患者并使用了不同的生活质量评估[18]。然而，在PANORAMA研究中，因为联合了T2DM的治疗，因此患者有更高的治疗负担，故结果呈现较差的PROMs[4]。

3 PROMs在临床中的实践准备好了吗?

在忙碌的临床环境中，治疗重点更多地集中在可量化的疾病相关指标上，而不是与患者相关的结局。

在临床实践中测量生活质量可能有助于集中讨论对患者最重要的问题（比如抑郁），促进共同决策，评估治疗反应和患者依从性[19]。抑郁症是一种常见的不利因素，影响到一系列的PROMs[4]。PROMs主要被用作研究工具，大多数研究方法都是在固定时间内进行评估，而在临床实践中，对疾病状况和治疗效果动态的评估才是重点。PROMs评分将结果量化为均数或平均值，虽然这在研究中有一定价值，但由于实际个体间的显著性差异，它与临床实践的相关性不太明显。从实用的角度来看，在常规的临床实践中使用它们并不可行[19]。

因此，目前需要开发一个统一的标准化的PROMs，可以及时应用于临床实践。该系统应该是直观的、易于操作理解的评分系统，最好可与便携式设备技术（如平板电脑或手机应用程序）关联，从而提高卫生保健专业人员对PROMs的理解并促进实施。

4　未来的考虑

T2DM需要多种模式和多个学科共同参与来达到最佳的管理效果。在这方面，PROMs显然具有重要的作用。未来一个真正的多学科团队应包括医生、专科护士、营养师、物理治疗师和心理学家的个性化管理，才有可能改善临床和患者报告的结局[3,8,20]。

医生报告的治疗依从性与生活质量相关，也是患者治疗满意度最强有力的预测指标。然而，治疗依从性是一个复杂的领域，目前缺乏证据来帮助确定那些缺乏良好治疗依从性的患者的共同特征[19]。最近针对这一问题的Cochrane综述和系统综述均没有发现令人信服的改善治疗依从性的干预措施[21-22]。新的糖尿病设备和技术，如快速葡萄糖监测，是否将会提高糖尿病患者，尤其是使用胰岛素的糖尿病患者依从性，显示出改善生活质量的收益，还有待观察[23-24]。

遗憾的是，在我们以往糖尿病治疗的经验中，PROMs仍然没有被常规使用，而且大多数国家治疗指南也没有推荐使用[25]。因此我们需要在更大的患者群体中取得临床获益和有效性证据，让医护人员、纳税人和政策制定者确信它对患者治疗具有更深层次的价值。

参考文献

[1] Zinman B, Wanner C, Lachin JM, et al. Empagliflozin, Cardiovascular Outcomes, and Mortality in Type 2 Diabetes. N Engl J Med 2015, 373: 2117-2128.

[2] Marso SP, Daniels GH, Brown-Frandsen K, et al. Liraglutide and Cardiovascular Outcomes in Type 2 Diabetes. N Engl J Med 2016, 375: 311-322.

[3] Inzucchi SE, Bergenstal RM, Buse JB, et al. Management of hyperglycaemia in type 2 diabetes: a patient-centered approach. Position statement of the American Diabetes Association (ADA) and the European Association for the Study of Diabetes (EASD). Diabetologia 2012, 55: 1577-1596.

[4] Bradley C, Eschwège E, de Pablos-Velasco P, et al. Predictors of Quality of Life and Other Pa-tient-Reported Outcomes in the PANORAMA Multinational Study of People With Type 2 Diabetes. Diabetes Care 2018, 41: 267-276.

[5] Health and Social Care Information Centre. National Diabetes Audit 2014-2015 Report 1: Care Pro-cesses and Treatment Targets 2016.

[6] Nield L, Moore HJ, Hooper L, et al. Dietary advice for treatment of type 2 diabetes mellitus in adults. Cochrane Database Syst Rev 2007, (3): CD004097.

[7] Westman EC, Yancy WS Jr, Mavropoulos JC, et al. The effect of a low-carbohydrate, ketogenic diet versus a low-glycemic index diet on glycemic control in type 2 diabetes mellitus. Nutr Metab (Lond) 2008, 5: 36.

[8] Lean ME, Leslie WS, Barnes AC, et al. Primary care-led weight management for remission of type 2 diabetes (DiRECT): An open-label, cluster-randomised trial. Lancet 2018, 391: 541-551.

[9] Diabetes Prevention Program Reasearch Group. The 10-year cost-effectiveness of lifestyle interven-tion or metformin for diabetes prevention: an intent-to-treat analysis of the DPP/DPPOS. Diabetes Care 2012, 35: 723-730.

[10] American Diabetes Association, Bantle JP, Wylie-Rosett J, et al. Nutrition recommendations and interventions for diabetes: A position statement of the American Diabetes Association. Diabetes Care 2008, 31 Suppl 1: S61-S78.

[11] Maier JH, Barry R. Associations among Physical Activity, Diet, and Obesity Measures Change during Adolescence. J Nutr Metab 2015, 2015: 805065.

[12] Smith DE, Heckemeyer CM, Kratt PP, et al. Motivational Interviewing to Improve Adherence to a Behavioral Weight-Control Program for Older Obese Women With NIDDM: A pilot study. Diabetes Care 1997, 20: 52-54.

[13] DAFNE Study Group. Training in flexible, intensive insulin management to enable dietary freedom in people with type 1 diabetes: dose adjustment for normal eating (DAFNE) randomised controlled trial. BMJ 2002, 325: 746.

[14] Davies MJ, Heller S, Skinner TC, et al. Effectiveness of the diabetes education and self management for ongoing and newly diagnosed (DESMOND) programme for people with newly

diagnosed type 2 diabe-tes: cluster randomised controlled trial. BMJ 2008, 336: 491-495.

[15] Khunti K, Gray LJ, Skinner T, et al. Effectiveness of a diabetes education and self management pro-gramme (DESMOND) for people with newly diagnosed type 2 diabetes mellitus: three year follow-up of a cluster randomised controlled trial in primary care. BMJ 2012, 344: e2333.

[16] Rise MB, Pellerud A, Rygg LØ, et al. Making and maintaining lifestyle changes after participating in group based type 2 diabetes self-management educations: a qualitative study. PLoS One 2013, 8: e64009.

[17] Boels AM, Vos RC, Hermans TG, et al. What determines treatment satisfaction of patients with type 2 diabetes on insulin therapy? An observational study in eight European countries. BMJ Open 2017, 7: e016180.

[18] Berlowitz DR, Foy CG, Kazis LE, et al. Effect of Intensive Blood-Pressure Treatment on Pa-tient-Reported Outcomes. N Engl J Med 2017, 377: 733-744.

[19] Higginson IJ, Carr AJ. Measuring quality of life: Using quality of life measures in the clinical setting. BMJ 2001, 322: 1297-1300.

[20] Safren SA, Gonzalez JS, Wexler DJ, et al. A randomized controlled trial of cognitive behavioral therapy for adherence and depression (CBT-AD) in patients with uncontrolled type 2 diabetes. Diabetes Care 2014, 37: 625-633.

[21] Vermeire E, Wens J, Van Royen P, et al. Interventions for improving adherence to treatment rec-ommendations in people with type 2 diabetes mellitus. Cochrane Database Syst Rev 2005, (2): CD003638.

[22] Sapkota S, Brien JA, Greenfield J, et al. A systematic review of interventions addressing adherence to anti-diabetic medications in patients with type 2 diabetes--impact on adherence. PLoS One 2015, 10: e0118296.

[23] Haak T, Hanaire H, Ajjan R, et al. Flash Glucose-Sensing Technology as a Replacement for Blood Glucose Monitoring for the Management of Insulin-Treated Type 2 Diabetes: a Multicenter, Open-Label Randomized Controlled Trial. Diabetes Ther 2017, 8: 55-73.

[24] Thabit H, Bally L, Hovorka R. Available at a flash: a new way to check glucose. Lancet 2016, 388: 2213-2214.

[25] National Institute for Health and Care Excellence. Type 2 diabetes in adults: management. 2015: 1-57. Available online: https://www.nice.org.uk/guidance/ng28/resources/type-2-diabetes-in-adults-management-1837338615493

译者：雷小添，第三军医大学（陆军军医大学）第一附属医院

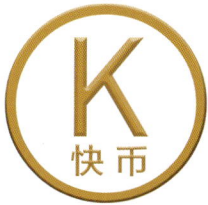

快币的由来？

欲穷千里目，快乐搞学术！AME 为学者提供一个平等、开放的学术平台，在这个平台上学者们能够快快乐乐搞学术，高高兴兴赚快币。

快币能做什么？

购买 AME 电子图书

购买 AME 咖啡：
AME 旗下咖啡店

敬请期待...

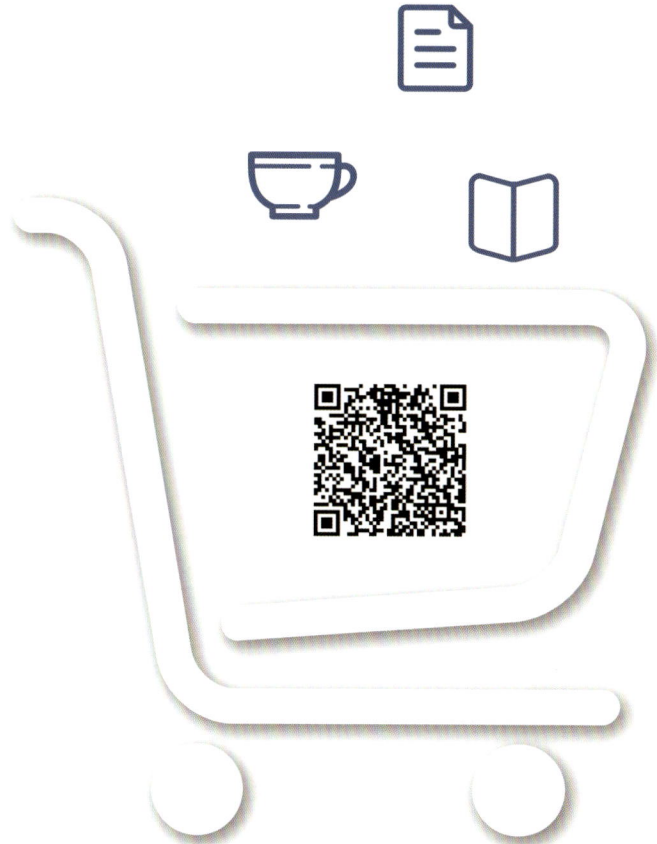

如何得到快币？

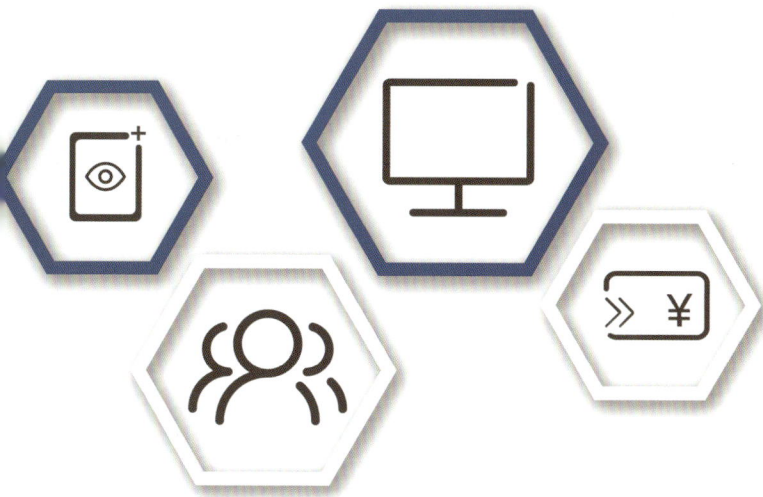

在 AME 认领系统认领并按时完成任务

参加 AME 组织的会议和活动

充值购买附赠

购买纸质图书附赠

敬请期待...

AME
Publishing Company

Print ISSN 2305-5839
Online ISSN 2305-5847

Vol 7, No 16 August 2019

ANNALS OF TRANSLATIONAL MEDICINE

AME JOURNALS

创立于2009年7月的AME Publishing Company（简称AME，代表Academic Made Easy, Excellent and Enthusiastic），是一家崇尚创新、具有国际化视野和互联网思维的医学出版公司。AME拥有专业的期刊运营团队，提供以国际组稿为核心竞争力的全流程出版服务，专注于国际医学期刊、书籍的出版和医疗科研资讯成果的推广，已在香港、台北、悉尼、广州、长沙、上海、北京、杭州、南京和成都等地设立办公室。目前出版了60余本涵盖肿瘤、心血管、胸部疾病、影像和外科等不同领域的学术期刊，已有18本被PubMed收录，13本被SCI收录，出版中英文医学专业图书近百本。

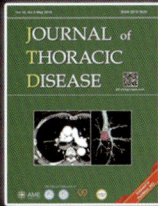

JOURNAL of THORACIC DISEASE
期刊名称：JTD
创刊时间：2009年12月
PubMed收录：2011年12月
SCI收录：2013年2月
影响因子（2018）：2.027

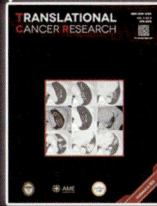

TRANSLATIONAL CANCER RESEARCH
期刊名称：TCR
创刊时间：2012年6月
SCI收录：2015年10月
影响因子（2018）：1.07

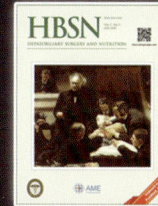

HBSN
期刊名称：HBSN
创刊时间：2012年12月
PubMed收录：2014年1月
SCI收录：2017年6月
影响因子（2018）：3.911

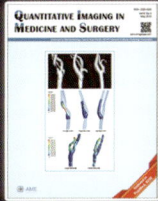

QUANTITATIVE IMAGING IN MEDICINE AND SURGERY
期刊名称：QIMS
创刊时间：2011年12月
PubMed收录：2012年12月
SCI收录：2018年1月
影响因子（2018）：3.074

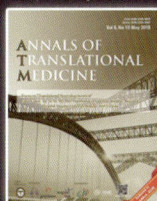

ANNALS OF TRANSLATIONAL MEDICINE
期刊名称：ATM
创刊时间：2013年4月
PubMed收录：2014年9月
SCI收录：2018年3月
影响因子（2018）：3.689

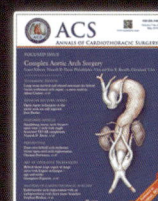

ACS
期刊名称：ACS
创刊时间：2012年5月
PubMed收录：2013年6月
SCI收录：2018年5月
影响因子（2018）：2.895

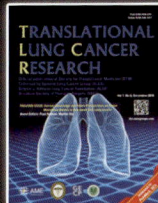

TRANSLATIONAL LUNG CANCER RESEARCH
期刊名称：TLCR
创刊时间：2012年3月
PubMed收录：2014年12月
SCI收录：2018年10月
影响因子（2018）：4.806

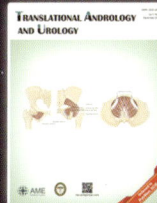

TRANSLATIONAL ANDROLOGY AND UROLOGY
期刊名称：TAU
创刊时间：2012年3月
PubMed收录：2015年12月
SCI收录：2018年12月
影响因子（2018）：2.113

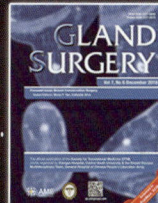

GLAND SURGERY
期刊名称：GS
创刊时间：2012年5月
PubMed收录：2014年6月
SCI收录：2019年1月
影响因子（2018）：1.922

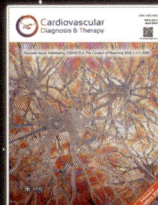

Cardiovascular Diagnosis & Therapy
期刊名称：CDT
创刊时间：2011年12月
PubMed收录：2013年10月
SCI收录：2019年1月
影响因子（2018）：2.006

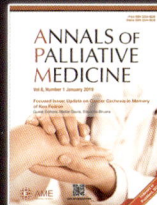

ANNALS OF PALLIATIVE MEDICINE
期刊名称：APM
创刊时间：2012年4月
PubMed收录：2015年3月
SCI收录：2019年1月
影响因子（2018）：1.262

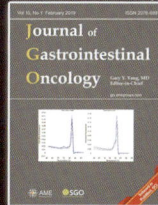

Journal of Gastrointestinal Oncology
期刊名称：JGO
创刊时间：2010年9月
PubMed收录：2012年7月
SCI收录：2019年2月

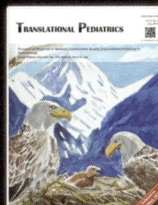

TRANSLATIONAL PEDIATRICS
期刊名称：TP
创刊时间：2012年7月
PubMed收录：2016年1月
SCI收录：2019年9月

Updated on September 26, 2019